写给中国人的中医

读得懂的中医入门

秦伯未 著

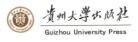

贵州大学出版社
Guizhou University Press

· 贵阳 ·

图书在版编目（ＣＩＰ）数据

读得懂的中医入门 / 秦伯未著. -- 贵阳 ： 贵州大
学出版社,2024.5
　　（写给中国人的中医三书）
　　ISBN 978-7-5691-0890-3

　　Ⅰ. ①读… Ⅱ. ①秦… Ⅲ.①中国医药学－基本知识
Ⅳ. ①R2

中国国家版本馆CIP数据核字(2024)第103528号

XIEGEI ZHONGGUOREN DE ZHONGYI SANSHU·DUDEDONG DE ZHONGYI RUMEN
写给中国人的中医三书·读得懂的中医入门
作　　　者：秦伯未

出 版 人：闵　军
责 任 编 辑：葛静萍

出 版 发 行：贵州大学出版社有限责任公司
　　　　　　　地址：贵阳市花溪区贵州大学东校区出版大楼
　　　　　　　邮编：550025 电话：0851-88291180
印　　　刷：三河市天润建兴印务有限公司
开　　　本：880mm × 1230mm 1/32
印　　　张：20.25
字　　　数：400 千字
版　　　次：2024 年 5 月第 1 版
印　　　次：2024 年 5 月第 1 次印刷

书　　　号：ISBN 978-7-5691-0890-3
定　　　价：168.00 元（全3册）

编者的话

中国传统医学（中医）博大精深，源远流长。

近些年来，学习中医的人越来越多，大家都希望能有一套供初学者入门的读物。鉴于此，我们编辑整理了著名中医学家秦伯未先生（1901—1970）的作品。

秦伯未先生是北京中医学院的创始人之一，参与了中华医学会的创建，1953年起开始担任卫生部的中医顾问。他学识渊博，治学严谨，医术精湛，是我国当之无愧的国宝级中医大师。周恩来总理曾题"杏林春意暖"赠他。

秦伯未先生一生著述丰富，又有多年的临床经验，其作品语言通俗易懂，是国人学习中医的绝佳首选。为了满足广大中医爱好者的愿望，我们决定整理经典旧作，重新编排，辅以插图，以让广大读者更好地阅读，也让秦伯未先生的中医思想在当下能得以更广泛地传播。

为了使读者阅读到原汁原味的著作，本套书在编排中，尽量保持了作品原貌。除对某些语句不甚符合现代语法规范之处、影响理解的部分进行了适当修改外，其余则不作修改。旧作中的部分病名、药名、计量单位等均未改动。对犀角、虎骨等现已禁止使用的部分药材也予以保留。

目 录

第一章｜理论之部.............................1

  第一节　中医的特点.........................2

  第二节　基本学说.........................12

  第三节　生理.............................30

  第四节　病因.............................52

第二章｜法则之部............................73

  第一节　辨症.............................74

  第二节　诊法.............................99

  第三节　治法............................124

第三章｜方剂之部...........................151

  第一节　方制............................152

  第二节　基本方剂和处方..................164

第四章｜药物之部...........................179

  第一节　采集和炮制......................180

  第二节　药性............................188

  第三节　使用............................206

第一章

理论之部

第一节　中医的特点

一、整体观念

中医治病，是从整体着眼的。首先把人体内脏和体表各组织及器官之间的关系，看作是不可分割的，同时还认为环境的变化对人体生理和病理有着重大的影响。因此，强调人体内部的统一性，也重视人体和外界环境的统一性。于是，在临症上总是从全面考虑问题，不单从有病的局部着想，并观察季节、气候和水土，注意病人的情绪和生活习惯等。这种整体观念是中医治病的基本观念，现在分几个方面来说明。

1. 人体的整体性

中医认为人体各部都是有机联系着的。首先把十二内脏看成十二种功能，称作"十二官"；又分为六脏、六腑，从作用上把一脏一腑分别结合，称作"表里"。这种内脏的归纳划分，不等于各自为政，恰恰相反，而是把生理活动或病理变化，理解作相互之间有不可分割的关系。这种关系不仅表现在脏腑，同时表现在脏腑和形体的各组织各器官方面。例如：心主脉、主舌，肝主筋、主目，脾主肉、主口，肺主皮毛、主鼻，肾主骨、主耳；再如脾主四肢，肾司二便，等等，都是说明脏腑的功能和脏腑与形体的关系。更重要的是，通过经络有系统地分布全身，循环往复，成为体内和体表的联络路线，这样，使人体在功能上保持内外相关的整体。正因为如此，治疗上关于内脏的病，不单治一脏，甚至不医治有病的一脏，而从其他内脏进行治疗得到痊愈，如胃病兼治脾脏，肺病可从治脾胃着手，以间接增强肺脏的抵抗力。尤其显著的，形体局部的病症，往往采取治内脏的办法来治愈，如风火红眼用清肝方法，虚火牙痛用温肾方法；又如脱疽（能使十个足趾零落），现代医学多用截除手术，中医用活血温经方法收到良好效果。此外，如皮肤病、肿疡、溃疡等外症，中医大多用内服药来消散或排脓、收口。

2. 人体和气候

大自然的一切，特别是生物的生存和发展，直接受到客观环境的影响。中医十分重视这个关系，认为人体健康和气候不能分开，必须和自然环境相适应才能无病和长寿。因而，从一年中找出春温、夏热、秋凉、冬寒等四季的特性，以及四季里的风、寒、暑、湿、燥、火等六种不同气候的变化规律，并指出应该怎样适应客观环境的方法和违背气候变化后可能招致的疾病。还根据这些原则，分析演绎出诊断和治疗等方法。例如非其时而有其气，即春应温而反寒或热，就是不正之气，称作"虚邪贼风"。这些不正之气，必须及时回避。至于四时气候有规律的变化，这对人体是有利的，称为"正气"。因此，常常利用春、夏、秋、冬四季的气候正常转变来调养和治疗疾病。举个浅显的病例来说，老年人常见的痰饮咳喘，春夏轻减，秋冬加重，原因是脾肾阳虚，湿浊凝聚为痰，临症上常用温药调养，并且主张利用夏季阳气最旺的时期来调理预防。又如血虚肝阳旺的病人，到了春天容易发作头晕、脑胀、目眩、耳鸣、精神疲倦等症。这种症状的发生是和气候息息相关的，故在冬季给予滋补，可以防止发病的机会。从这些例子中可以理解到中医对于养生和治病，密切注意内外环境的相互适应。

3. 人体与地土方宜

不同的水土，不同的生活习惯，可以产生不同的疾病。我国幅员广阔，西北地区气候寒冷，地高多燥，东南气候温和，地卑多湿。因而不同地区常有不同的病症。此外，对一般病的治法和用药及药量，南北方也有出入。中医惯常说：因时制宜、因人制宜、因地制宜。便是这个意思。

4. 其他

禀赋的强弱，形体的肥瘦，情绪的愉快、忧郁、急躁，以及精神刺激等，中医也是非常注意的，认为与疾病的发生和发展很有关系，在治疗时必须顾及。如强者耐受重药，体弱者不宜重剂；体丰肥者多湿多痰，瘦者多阴虚内热。这些虽然不是刻板的，但一接触具体病症，就有很现实的参考价值。

中医的理论体系，是在整体观的基础上建立起来的。从整体观念出发，中医在临症上有两个突出点就是：其一，不因着眼于疾病的局部症状而忽视其他部分所受到的影响；不因重视某一发病因素而忽视因此引起的其他因素。同时，在及时治疗之外，还利用季节来进行防治。例如咳嗽是一个肺脏疾患，经久不愈可以影响到心脏而兼见心痛，喉中介介如梗状，咽肿喉痹；或影响到肝脏而兼见两胁下痛，不能转动，转动则两胁胀满；也能影响到胃而呕吐，或影响到膀胱而咳时遗尿，称作心咳、肝咳、胃咳和膀胱咳，治法就各有不同。又如一个气郁病，或引起肠胃疾患，或妇女适值月经来潮而引起腹痛，必须兼顾肠胃和调经。还有如风湿性痹痛趁伏天治疗，肺劳病趁秋凉治疗，疗效都比冬季或夏季为优，这是由于病的性质和脏气的性质适宜于炎热和秋凉的关系。其二，认识到病和病人是不可分开来看的，每一个病都应从两面着想，一面是病邪，一面是正气，即病人的抵抗力和恢复能力。因而一面要祛除病邪和改善病况；另一面要调理病人的生理机能，增强其自然的抵抗力，帮助恢复健康。这就提出了"扶正"和"祛邪"两种治法，及"邪去则正自复，正充则邪自却"的两种战术方法。不难体会，疾病的过程就是正和邪两个方面矛盾斗争的过程，当邪气退却，正气进入恢复的阶段，这一斗争才算结束。邪正的斗争，有急有缓，有长有短，虽然因病因人而异，主要是决定于疾病发展过程中正和邪双方力量的对比。正气战胜邪，就走向痊愈，邪气战胜正，就导致病重。所以，中医在未生病时重视避邪，既受邪时又急于祛邪，但同时不忽视扶正，在某些情况下，还把扶正作为主体。这是中医整体观念的概况，说明这一观念是贯彻在生理、病理、诊断和治疗各个方面的。要进一步明白这些道理，必须学习《内经》，它是中医理论的渊薮，一直在指导中医实践。

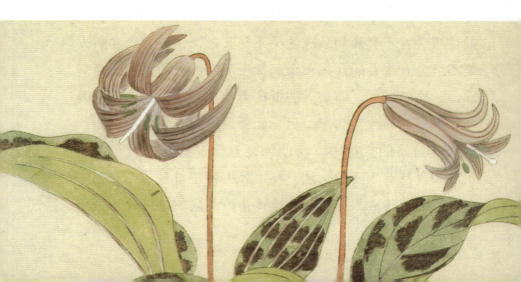

二、辨症论治

辨症论治为中医普遍应用的一个诊疗规律，从认识病症到给予治疗，都是依靠这个规律来完成的。辨症论治是综合理、法、方、药作为基础，离开了这个基础就无法进行。它是有理论有法则，理论和实践相结合的。

辨症论治的意义：辨，就是分析、鉴别；症，就是症状、现象；论，就是讨论、考虑；治，就是治疗的方针。症和治是现实的，辨和论是灵活的，要通过分析和思考的。前人告诉我们，有是症，用是法，用是药。究竟凭什么来认识这个症，以及凭什么用这种法和这类药，就需要下一番辨和论的功夫。疾病的发生必然有某种因素，某种因素就表现出某种症状，离开症状是无从辨别疾病的性质。同时仅仅注意症状也还不可能全面了解病情，有时症状的表现不一定反映真相，中医称之为"假象"，这就要求必须做到细致地辨症。总的说来，辨症，就是从疾病过程中找出疾病的客观规律，务使求得症状和病因的统一。引用辩证法的词句来说，就是"本质决定现象，现象表现本质"。故中医治病有一定步骤，观察症状，决定病因，商讨治法，然后处方用药。因而，中医对任何疾病在没有辨明症状以前，是无法确定治法，更谈不到处方用药。辨症论治的重要性就在于此。

症状是病邪作用于人体所发生的反映，它反映着病邪的性质和生理机能的强弱。在症状的表现上，从细小到显露，从表面到深层，可以鉴别发病的因素和生理病理的状况，可以随着症状的消失和增添，探知病邪的进退及其发展方向。

病因以六淫和七情为主，也就是外感和内伤两大病类的主要因素。比如《内经》里指出，风邪使人眩晕、抽搐，热邪使人痛肿，燥邪使人口渴、皮肤枯裂，寒邪使人浮肿，湿邪使人腹泻；又指出恼怒使人气上逆，喜乐使人气舒缓，悲哀使人气消索，恐惧使人气下沉，惊吓使人气混乱，思虑使人气结聚。这些都是从症状来观察六淫、七情的变化的。任何一个病没有无原因的，病因是发病的根源，能直接伤害人体，引发各种症状。中医所说的病因，主要包括人体正气和病邪两方面，即从病体全面来观察，病邪固然是病因，但本身机能衰弱或亢奋，也是病因。

症状是辨症的主要对象，如何辨认对象，就需要确切的诊断。中医诊断分望色、闻声、切脉和询问，目的是在观察和分析症候，也就是把症状联系起来，分出主症、主脉，这样，才能正确地掌握病情，不被或有的假象所蒙混。所以诊断的要点，除了听取病人的主诉症状以外，还应客观地从多方面来观察其他有关症状，以推索病因。因为症状是病因的反映，但是不能单看肤浅的现象，必须看到它隐藏的一面，还要看到下一阶段的发展趋向。总之，必须看到真实的一面，不能为假象所迷惑。这就不能单靠主诉的自觉症状来决定诊断，需要进一步地辨症，如有些疾病依据一般症状已能做出初步的印象，但经过深入分析后，又往往能否定初步印象。比如病人嚷着内热口燥，并有发热、头痛等症状，一般可以认作温热病，但如果仔细地诊察一下，发现病人虽渴不欲饮，饮后觉胀，并且喜喝热水，便可断定口渴是假象，不是真正内热。于此可见辨症在确诊上的重要性。一个病的症状有简单的，也有复杂的，复杂并不等于杂乱无章，只要明白症状的相互关系，加以分析归纳，就能发现它的前因后果，来龙去脉，从而获得全面的正确的认识。

中医辨症，客观地从疾病发生和发展情况来肯定体内的矛盾，它包括着正面和反面，指出了矛盾在每一疾病所呈现的普遍性和特殊性，成为具有实在内容的认识方法。至于治疗，就是针对辨症的结果定出方针，根据方针来处方用药。

论治，应该掌握三个方面，即：病因、病症和病的部位。例如辨症上明确了病因是停食，它的病症是脘腹胀满，病的部位是在肠胃，在论治上就以宽中、消食为方针，选用催吐、消运或通大便的药物来治疗。又如经过辨症确认病因是血虚，它的病症又是头晕、心悸、惊惕不安，病的部位是在心肝两经，那么论治就以滋补心营肝血为主，结合潜阳、安神等镇静方法。在这里可以看到"辨症"和"论治"是连贯的，基本的要求在于根据具体情况，灵活运用。

以上所谈的是辨症论治的意义和方法。至于辨症的法则，有依据六经来辨的，有的依据三焦来辨的，最重要的是根据阴、阳、表、里、虚、实、寒、热八纲。八纲的意义是先把阴阳分为正反两方面，再以表里来测定病的部位，虚实来测定病的强弱，寒热来测定病的性质。把各方面测定的结果联系起来，就有表寒实症、里热虚症等不同病型，也就是包括了上面所说的病因、病症和病的部位在内。临床辨症是极其细致的工作，症状的出入，就是病情在变化，有时看来似乎极微的变化，而病的趋势却已改变。比如发热是一个常见症状，但是在临床上必须弄清楚以下一系列的问题：有否怕冷？有否汗出？热到什么程度？汗出后是否怕冷消失、热势下降？热势下降的同时是否脉象也跟着平静？有没有汗出后怕冷消失而热势反增，或热渐下降而汗出不止，或忽寒忽热一天中反复往来等情况？还必须观察，有没有神识不清？有没有口渴，真渴还是假渴？有没有大便闭结或腹泻？有没有头痛、身体疼痛、咳嗽等症状？以及一天中热势升降的时间、脉象、舌苔如何？对于一个发热症状所以要了解得这样仔细，是因为在发热的同时，如有其他不同的症状加入，诊断就不同，治疗也不同。另一方面，通过如上的鉴别，就可以求得表里、虚实、寒热的病情，借以定出治疗的方针。比如发热而怕冷，头痛，身体疼痛，无汗，此为伤寒病初期，用辛温发散法；倘咳嗽，有汗或无汗，是伤风症，用宣肺祛邪法；倘有汗，口渴，是风温病初期，用辛凉清解法；倘不怕冷，高热稽留，是阳明热症，用辛寒清热法；倘日晡热势更剧，大便闭结，为胃家实症，用苦寒泻下法；倘大便泄泻，为协热利症，用表里清解法；倘寒热往来，一日数次，为少阳病，用和解退热法；倘舌红，神识不清，为热入心包症，用清心凉营法。其他如热降而汗出不止，须防亡阳虚脱等。这些说明了辨症是要分辨疾病的性质，明确疾病的性质才能论治，否则失之毫厘，谬将千里。然而辨症并非到此为止，因为邪正相搏往往是一个很复杂的病理过程，在这过程里，由于邪正消长和体内各部分互相影响的关系，会使症情随时转变，形成疾病在发展过程中的阶段性。这样不仅在初病时要辨症，在发展的每一阶段也要辨症。概括地说，论治先要辨症，不辨症就无从论治。所以有人问治咳嗽用什么药？虽然明知是肺脏疾患，但如果不了解具体症状，便无法答复。再如有人问口干能不能用石斛？明知石斛可治口干，在未辨清属于哪一种口干以前，同样不能回答。因此，辨症论治是中医诊疗的基本法则，它的精神实质是理法方药相结合的一套治疗体系。

第二节　基本学说

一、阴阳

阴阳学说，是古人在观察自然现象中归纳出来，用以解释自然现象的一种思想方法。前人发现万物万象都有正反两种属性，这种属性是对立而又统一的，普遍存在于一切事物中，就创立了阴阳学说，用阴阳这个名词来代表一切事物中所存在着的对立统一的关系。如天为阳，地为阴；日为阳，月为阴；昼为阳，夜为阴；火为阳，水为阴等，并用相反相成、对立统一的道理去解释宇宙间一切事物的变化。中医用阴阳学说来说明医学上的基本问题，从而成为中医理论的思想体系，它贯穿在中医学中的生理、病理、诊断、治疗和药物等各个方面，构成了一整套合乎客观实际的医疗方法，灵活地指导着中医的临床实践。

在生理方面，中医认为人体的生理也能用阴阳学说来加以解释。一般地说，阳的性质属于动，阴的性质属于静；阳有保卫体表的能力，阴有保守内部精气的作用。故在生理上，以阳代表体表皮毛、肌肉、筋骨等，以阴代表体内脏腑；并以五脏主藏精气为阴，六腑主司消化传导为阳。又从位置上分：上焦为阳，下焦为阴；外侧为阳，内侧为阴。从物质和功能上分：血为阴，气为阳；体为阴，用为阳。每一处都存在着阴阳的属性，用以说明生理的特有的性质和特殊的功能。

在病理方面，根据发病的部位和性质，区别表症属阳，里症属阴；热症属阳，寒症属阴。凡是机能衰弱，如少气、懒言、怕冷、疲倦、不耐劳动等多为阳的不足；物质的损失，如贫血、萎黄、遗精、消瘦等多为阴的不足。因而把一般症状分作四个类型：即阳虚、阴虚、阳盛、阴盛。指出阳虚的外面应有寒的现象，阴虚的里面应有热的现象；相反，阳盛的外面应该热，阴盛的里面应该寒。比如阳盛的症状为发热、口干、呼吸粗促、胸中烦闷；阴盛的症状为怕冷、四肢不温，甚至战栗；但有时阴虚的也能发生脉数、狂妄等类似热症；阳虚的也会有腹内胀满等类似寒症。概括地说，一切亢进的、兴奋的、有热性倾向的都归阳症，衰弱的、潜伏的、有寒性倾向的都归阴症。推而至于外科，阳症多是红肿发热，阴症多是白陷不发热。

在诊断上，如以脉诊来说，分有六个纲要，即在至数上分迟和数，体状上分浮和沉，动态上分滑和涩。数、浮、滑属于阳，迟、沉、涩属于阴。阴脉多见于阴症，阳脉多见于阳症。以舌诊来说，舌质的变化属于血液的病变，色见红、绛，乃是血热属阳，色淡或青，乃是血虚或血寒属阴；舌苔的变化多系肠胃的病变，燥的、黄的属阳，潮的、白的、属阴。所以《内经》上说："善诊者，察色按脉，先别阴阳。"

在治疗上，表症用汗法，里症用下法，寒症用温法，热症用凉法，都含有阴阳的意义。主要是阳胜则阴病，阴胜则阳病。阳胜则热，阴胜则寒，重寒能现热象，重热能现寒象。所以，《内经》提出了"阳病治阴，阴病治阳；从阴引阳，从阳引阴"等大法。

在用药方面，中药的药性主要是分别气味。一般以气为阳，味为阴。气又分四种，寒、凉属阴，温、热属阳；味分五种，辛、甘属阳，酸、苦、咸属阴。故附子、肉桂、干姜等具有辛热性味的称作阳药，能升能散；黄连、银花、龙胆草等具有苦寒性味的称作阴药，能降能泻。此外，有芳香健胃作用的如砂仁、豆蔻等，也叫作阳药；有滋养肝肾作用的如首乌、地黄等，也叫作阴药。

这里顺便提一下，因为中药的药理，就是中医基本理论在中药学上的运用，所以，要深明中药的气味，必须首先了解中医的阴阳学说，然后才能结合辨症恰当地用药。

《内经》说："阴阳者，数之可十，推之可百；数之可千，推之可万……然其要一也。"这是说明不论事物的巨细，只要有对立统一的关系存在，均可运用阴阳来解释。故在中医学中就有阴中之阳、阴中之阴、阳中之阳、阳中之阴的进一步分析，也就是在阴和阳的里面再分出阴阳来。例如一天之内，白昼是阳，夜间是阴；白昼又分上半天是阳中之阳，下半天是阳中之阴；上半夜是阴中之阴，下半夜是阴中之阳。又如以脏腑来说，则六腑是阳，五脏是阴；五脏中间则心、肺为阳，肝、脾、肾为阴；再分心为阳中之阳，肺为阳中之阴，肝为阴中之阳，肾为阴中之阴，脾为阴中之至阴。在药物气味方面同样如此：气为阳，味为阴；味厚的为阴中之阴，味薄的为阴中之阳；气厚的为阳中之阳，气薄的为阳中之阴。这样的分析是从客观实际中总结出来，又回到客观实践中证实了的。举个虚汗的例子来说，白天是阳盛的时间，假如白天自汗，就认作阳虚，因为白昼属阳，用黄芪、附子一类补气补阳药去制止它；在夜间自汗，就认作阴虚，因为夜间属阴，用地黄、山萸一类补血养阴药去制止它。又如找不到原因的发热，而发热又有一定时间的，在夜间发作的多用补阴药，称为养阴退热法；白天发作的多用补阳药，称为甘温除热法。由此可见，阴阳学说在中医学中是深入浅出的一种分类方法，也是由博返约的一种归纳法则。

阴阳既是事物对立统一的概括性代名词，故不论物质的、机能的、部位的对立，都可以包括。不过应该明确中医广泛地把阴阳应用于各个方面，都是实有所指的，因此要彻底理解中医运用阴阳的道理，必须通过临症，只有通过临症才能明白阴阳所起的实际作用。例如热是属于阳，但热有表里、虚实的不同，故伤风感冒引起的发热，当用发汗法，叫作疏散解表；化脓性肿疡引起的发热，当用内消法，叫作消散清解；肝火引起的发热，当用清降法，叫作平肝清热；虚劳引起的发热，又当用滋补法，叫作养阴退蒸。所以，热属于阳这是一般情况，而热的属于表、属于里、属于虚、属于实则是机动的。还有，临症上常分阴盛阳虚、阳盛阴虚、阳虚阴盛、阴虚阳盛，意思是说同样的阴症和阳症，有因阴盛而引起的阳虚，有因阳盛而引起的阴虚，有因阳虚而引起的阴盛，也有因阴虚而引起的阳盛，这就和一般的阳虚、阴虚、阳盛、阴盛症有所差别。如果是单纯的阴虚、阳虚，则治疗法就比较简单；如果阴虚、阳虚是由阳盛、阴盛引起的，则就需要标本兼顾了。像腹水症用温运逐化法，温运是扶阳，逐化是排除阳虚而产生的水湿；口渴症用清胃生津法，清胃是制热，生津是补充因阳盛而消耗的津液。这里的阴阳或指机能，或指物质，在部位方面也不相同，但均有所指这是实在的。

最后还应指出，阴阳在中医理论中是一个突出的重点。中医在阴阳的运用上，有两个最重要的概念：第一，是阳生阴长，阳杀阴藏。生长和杀藏，即互相依存、互相约制的意思。阴阳在作用上与表现上都是彼此相反，但又是彼此相容，彼此促进，绝对不能分离的。所以《内经》上说："阴在内，阳之守也；阳在外，阴之使也。"又说："两者不和，若春无秋，若冬无夏。"第二，是阴阳和调。阴阳必须和调，即矛盾必须求得统一。不仅人体内部存在的阴阳偏盛偏衰的对立要统一，就是体内外环境也要统一，使内外调和以维持身体的健康。故《内经》上说："阴阳和调而血气淖泽滑利。"又说："阴平阳秘，精神乃治。"

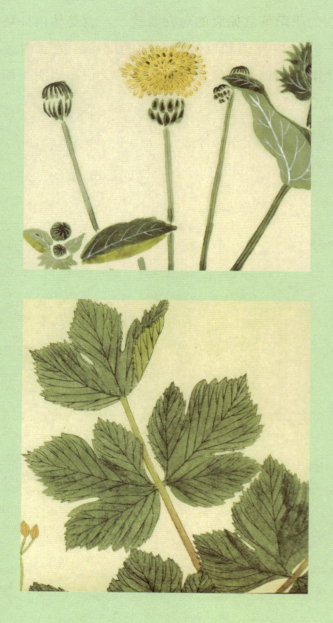

二、五行

中医除用阴阳学说来说明人体内部的对立统一以外，还引用了五行学说来说明人体内部的联系。

五行，即木、火、土、金、水。这五者的关系，主要有两个方面，即"相生"与"相克"。

相生，就是相互资生和助长的关系。五行中的相生关系是这样的：木生火，火生土，土生金，金生水，水生木。从五行相生的关系中，可以看出，任何一行都有生我和我生两个方面，如以木为例，生我者为水，我生者为火，故借母子关系来说，水为木之母，火为木之子。其他四行以此类推。

相克，就是相互约制和克服的关系。五行中的相克关系是：金克木，木克土，土克水，水克火，火克金。在这五行相克的关系中，也可看出任何一行都有克我和我克两个方面，再以木为例，克我者为金，我克者为土，也就是金为木所"不胜"者，土为木所"胜"者。

上述五行相生和相克两个方面，它们之间的关系，不是并行不悖，而是相互为用的，也就是生克之间有密切的联系，即生中有克，克中有生。这种相互为用的关系，称作"制化"关系，如：木克土，土生金，金克木。

制化关系，是维持平衡的必要条件。否则有生无克，必使盛者更盛；有克无生，必使弱者更弱。

在生克中还有一种反常现象，即我克者有时反来克我，克我者也有时反为我克。比如，水本克火，在某种情况下，火亦能反过来克水，这就称作"相侮"。

凡是相生、相克、相侮均有一个条件，就是本身之气充实则相生，否则不能生；本身之气有余则能克所胜和侮所不胜，不及则不但不能克所胜而反为所不胜乘侮。故《内经》上说："气有余则制己所胜而侮所不胜，其不及则己所不胜侮而乘之，己所胜轻而侮之。"

五行在中医学上的运用，主要是按五行的属性，将自然界和人体组织在一定的情况下归纳起来，同时以生克的关系说明脏腑之间的相互关系。就自然界来说，如方位的东、南、中、西、北，季节的春、夏、长夏、秋、冬，气候的风、暑、湿、燥、寒，生化过程的生、长、化、收、藏，以及五色的青、赤、黄、白、黑，五味的酸、苦、甘、辛、咸，均可依木、火、土、金、水的次序来从属。在人体方面，以肝、心、脾、肺、肾为中心，联系到目、舌、口、鼻、耳的七窍，筋、脉、肉、皮毛、骨的五体和怒、喜、思、忧、恐的五志，等等。明白了这一归类方法后，当接触到属于某一行性质的事物时，便可从直接或间接的关系把它们结合起来加以分析，以便理解这一事物的性质。附表如下。

五行	方位	季节	气候	动物	植物	气	味	色	音	数	内脏	七窍	形体	志	声	病所	病态
木	东	春	风	鸡	麦	臊	酸	青	角	八	肝	目	筋	怒	呼	头项	握
火	南	夏	热	羊	黍	焦	苦	赤	微	七	心	舌	脉	喜	笑	胸胁	忧
土	中央	长夏	湿	牛	稷	香	甘	黄	宫	五	脾	口	肉	思	歌	脊	哕
金	西	秋	燥	马	谷	腥	辛	白	商	九	肺	鼻	皮毛	忧	哭	肩背	咳
水	北	冬	寒	彘	豆	腐	咸	黑	羽	六	肾	耳	骨	恐	呻	腰股	栗

　　中医的五行学说和阴阳学说一样，同样是指导中医临床工作的。举例来说，如木性条畅，肝气也应舒畅，郁则为病，治以疏肝理气；木能克土，肝病可以犯脾，未犯前，就应当预为防止，已发现脾病时，则宜疏肝健脾；水能生木，所以肝虚的病症，可用滋肾的方法来柔肝；金能克木，则肝旺的症候，可用佐金平肝法。其他脏病，如肺劳用培土生金法，脾泻用益火培土法，都是按照五行相生、相克的道理处理的。从这些治法的运用上，也可说明一个问题，即中医非但不把内脏孤立起来，而且极其重视内脏之间的密切联系，常常在甲脏有病时，从乙脏或丙脏来进行治疗，因而有"隔一""隔二"和"虚则补其母，实则泻其子"等方法。

　　再从五行与人体脏腑、体表器官的联系来说，如目属于肝，因内热而引发的目赤羞明，多用清肝法；肌肉属于脾，形体消瘦羸弱，多用补脾法。又如肝主风，凡有头晕目眩等肝风上旋的症状，多用柔肝息风法；脾主湿，凡有胸腹胀满、小溲短少等阻滞症状，多用健脾理湿法。这些都是用五行来分析归纳的。当然，不是说所有治法不能离开五行，而且也不容许任何病症都机械地搬用五行，而是应该根据具体情况加以灵活应用。

中医的五行学说虽以五种物质作基础，配合内脏加以演绎的，但并非表示该脏器就由那种原素所构成，只是用来说明其性质。前人指出五行的性质是：木气正直，其性柔和，其用曲直，其化生荣；火气升发，其性急速，其用燔灼，其化蕃茂；土气平厚，其性和顺，其用高下，其化丰满；金气莹明，其性刚劲，其用散落，其化坚敛；水气内明，其性流下，其用流溢，其化坚凝。这里所说的气，意思就是本能，性是性情，用是作用，化是变化，每一行的性情、作用和变化都是根据本能来的。例如木的本能是正直的，所以它的性情也柔和顺物，它的作用在曲中求直，它的变化为生气荣茂。因而结合到五脏，在病变方面就主张木郁达之、火郁发之、土郁夺之、金郁泄之、水郁折之。无非根据五种不同性质，使其畅达、发扬、疏利、肃降和疏通，以恢复它的本能。

阴阳要平衡，五行也必须求其平衡。所以《内经》又指出了五行的平气和太过、不及现象，如说："平气如何？"，"木曰敷和，火曰升明，土曰备化，金曰审平，水曰静顺"；"太过"，"木曰发生，火曰赫曦，土曰敦阜，金曰坚成，水曰流衍"；"不及"，"木曰委和，火曰伏明，土曰卑监，金曰从革，水曰涸流"。这些名词，都是用来形容五行的正常和不正常的现象。比如木得其平，便敷布和气，故曰敷和；木气不及则阳和委屈，称为委和；如果有余，则生发无制，故称发生。在研究五行的时候，对这方面能够细细体会，便易掌握其运用规律。

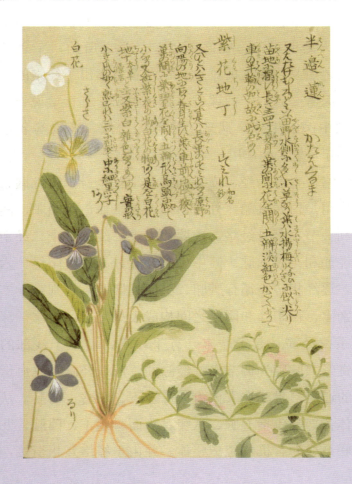

三、经络

经络学说也是中医理论体系中重要的组成部分，《内经》上说："经脉者，所以能决死生，处百病，调虚实，不可不通。"又说："十二经脉者，人之所以生，病之所以成，人之所以治，病之所以起，学之所始，工之所止也，粗之所易，上之所难也。"郑重地指出了经络的重要性，为医者必修的一门课程。它和阴阳、五行学说一样，贯穿在中医的生理、病理、诊断、治法、药物等各个方面，并起有重大的作用。

经络，直者为经，横者为络，纲罗全身，错综联系。它的作用是内属脏腑，外络形体，行气血，营阴阳，濡筋骨，利关节。全身经络，主要的为十二经脉、十二经别、十二经筋和奇经八脉。其中十二经脉分为六支阳经、六支阴经，逐经相传，循行脏腑、头面、四肢；经别是十二经脉的别出，在阳经和阴经之间构成表里配合，着重于深部的联系；经筋是起于肢末，行于体表，着重于浅部的联系；奇经八脉则为调节十二经脉的。所以经脉是气血运行必由的通路，贯穿在人体内外、上下、左右、前后，从而将人体各部分包括五脏、六腑、头面、躯干、四肢、九窍等，联系成为有机的统一整体。并由于经络互相衔接，由阴入阳，由阳入阴，从里走表，从表走里，自上而下，自下而上，气血流行，循环不息，所谓阴阳相随，内外相贯，如环无端。

人体生理功能，是以五脏六腑为主，但使人体内外、上下保持着平衡的协调，进行有机的整体活动，则经络起有重要的作用。经络学说，是前人在长时期的临症实践中根据无数病例治疗效果的分析研究而形成的。故用经络来分析症候，也能作为辨症论治的准则之一。一般外邪的传变，大多通过经络由表入里，由浅入深。如以真中风病来说，轻者中络，症见肌肤麻木，口眼㖞斜；稍重中经，症见左瘫右痪，身重不胜；再重则中腑、中脏，症见口噤、舌强、神昏不醒、便溺或阻或遗。又如自内脏发生的疾病，同样会在所属经络反映出来，如肺、心有邪，其气留于两肘；肝有邪，其气留于两胁；脾有邪，其气留于两髀；肾有邪，其气留于两腘。气留则痛，临症上常可遇到。

在临症治疗上，经络也是重要依据之一。大家熟悉的针刺手上合谷穴，能治龈肿齿痛；刺足三里穴，能治胃病，这些都是通过经络所起的作用。此外，经络与处方用药也有关系，如中药学上将药物的主治功能分属十二经，见哪一经病用哪一类药。像麻黄入太阳经，葛根入阳明经，柴胡入少阳经。以上三药均能治疗风寒头痛，如痛在后脑及项者，属太阳经，用麻黄；痛在前额及眉棱骨者，属阳明经，用葛根；痛在头之两侧或一侧者，属少阳经，用柴胡。其他尚有一些药常用于某种病症，成为某种病的主药，如辛夷用于鼻塞，荔子核用于疝气，姜黄用于手臂痛，狗脊用于背脊疼痛等，都是从分经上来的。

　　一般认为经络学说为专门指导针灸治疗的理论根据，这是不全面的。中医无论内科、外科以及妇、幼、推拿、正骨各科，从来没有脱离以经络学说为指导的范畴。经络学说的重要性，在长期实践中已经证明其实际价值，近来通过中西医密切合作，在实验研究中也初步证实了好些问题。如针刺委中、内庭、足三里等穴后，胃的蠕动、波速、波幅、胃张力及排空时间均有明显变化；针刺合谷、三阴交等穴，可使子宫收缩加强和间隔缩短；针刺膻中、天突、合谷、巨阙等穴，在X线下观察到食管壁蠕动增强，食管腔增大，能缓解吞咽困难的痛苦等。这些不仅说明了针刺对内脏活动的影响，也说明了经络与脏器的关系，值得注意。

四、预防

预防的目的为消灭疾病，保障健康。《内经》里很早就提到了"圣人不治已病治未病"，"病已成而后药之"，"譬犹渴而穿井，斗而铸兵，不亦晚乎"。在《内经》的预防思想指导下，历来有关个人卫生和公共卫生的知识，如在《千金方》等书内早有记载。现在重点谈谈中医预防的基本精神。

第一，前人认为疾病的发生，除日常饮食起居不节外，与自然界气候变化有密切关系，而本身的体力强弱尤为主要因素。故保持健康，首先要充实精力，其次应避免外邪的侵袭。《内经》上曾说："邪之所凑，其气（指人身精气）必虚。"又说："虚邪贼风，避之有时，恬惔虚无，真气从之，精神内守，病安从来。"还指示了适应四季正常气候来锻炼身体的方法，如春夏宜保养阳气，秋冬宜保养阴气，以及春气养生，夏气养长，秋气养收，冬气养藏之道。务使内外环境互相适应，达到预防疾病，从而健康长寿，这是中医预防的基本理论。

第二，早期治疗，认识到有病即治，事半而功倍。如《内经》指出："邪风之至，疾如风雨，故善治者治皮毛，其次治肌肤，其次治筋脉，其次治六腑，其次治五脏。治五脏者半死半生也。"这是说外邪侵害人体，多从表入里，病在皮毛即当急治，拖延下去便逐步深入，等到传入脏腑，病就严重而难治了。所以，预先给予医疗，防止疾病恶化，对于临症工作来说，是十分重要的。

第三，疾病的发生、发展均有它的规律，掌握病情，必须有预见性。例如《金匮要略》上说："见肝之病，知肝传脾，当先实脾。"因为肝病往往影响到脾，如果治肝病的时候照顾到脾，使脾不受到损害，那么就可不让肝病传变，容易痊愈。中医在临症工作上十分重视病邪的发展，并强调要及时控制其变化。在《伤寒论》和温病学方面有很多地方讨论这些问题。此外，在切脉、望舌等诊断方面也经常指出病邪传变的预兆，足供参考。

于此可见，中医的预防，分未病预防和已病防止两个方面，预防疾病的发生是主要的，如果已经得病那就要将预防精神贯彻到治疗方面去，也就是在治疗时努力防止疾病向坏的方面发展。这种寓预防于治疗之中的医疗方法，也是中医的特点之一，并其在这方面积有丰富的经验。

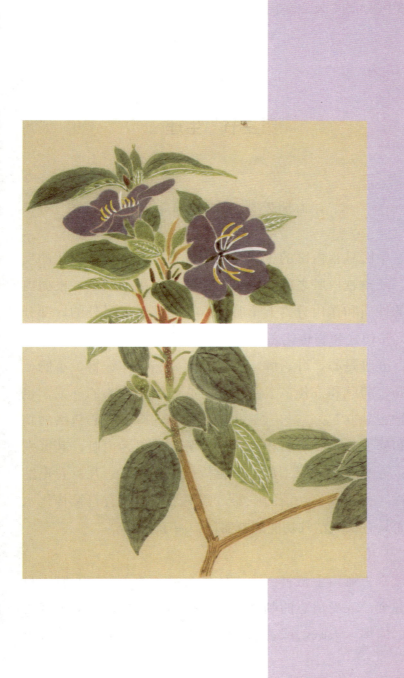

第三节　生理

一、五脏六腑（包括奇恒之腑）

中医重视内脏的生理功能，并重视内脏病理变化的反映，还重视内脏之间和内脏与形体各组织的联系。根据内脏的性质和作用分为五个脏、六个腑，又把另外的一部分称为奇恒之腑和传化之腑。

五脏是心、肝、脾、肺、肾，六腑是胆、胃、小肠、大肠、膀胱和三焦。五脏中还有心包络，为心的外卫，也有把它独立起来，与五脏并列，称为六脏，唯心包络的功能和病变总是与心脏相一致的。脏和腑俱为内脏，其区别是：五脏藏精气而不泻，六腑传化物而不藏。凡具有出纳转输、传化水谷功能的脏器，归属于腑；没有直接传化水谷而具有贮藏精气功能的脏器，归属于脏。

1. 心

心生血，主藏神。为人体生命活动的主宰。心脏本身不健全，或受情志的刺激，或因病邪的侵犯，就会出现心悸、惊惕、失眠，或善忘、喜笑失常，或谵语、神识昏迷等症。心脏有了病变，不仅本身无以自主，并能影响其他脏腑的活动，使之发生紊乱。

2. 肝

肝藏血，主谋虑。肝性刚强，故又有将军的称号，当受到精神刺激时，往往影响其正常功能而发生恼怒、头胀等症，甚至火气上逆而发生吐血。肝又为女子的"先天"（即有生殖机能在内的意思），故调经、种子必须重视对肝脏的治疗。

3. 脾

脾统血，主运化。维持生命的力量主要是营养，脾能消化水谷，把食物的精华运输到全身，故被称为"后天"之本。倘脾的运化能力不足，则食后作胀，因而引起肌肉消瘦，精神疲乏。脾又主运化水湿，水湿停滞的症状，如胸闷呕恶，大便泄泻，肌肤浮肿，大多由于脾弱所致，因此利湿常用健脾方法。

4. 肺

肺主气，司清肃。肺气不降，最易引起咳嗽、气喘，在虚症的情况下，又常见少气、言语低怯无力。肺对于心脏所主的血液循行有调节作用，前人为了形容两者间的密切关系，曾把心脏称作君主，肺脏称作相傅。

5. 肾

肾藏精，主作强。肾脏对于人的精力充沛起有积极作用，肾虚则脑转，耳鸣，目无所见，腰痛，胫酸，懈怠思卧等症均起。肾为男子的"先天"，与女子以肝为"先天"的意义相同，即指生殖功能而言。故性欲衰退及滑精、精寒、早泄等症，都从肾脏治疗。肾与其他内脏有一不同的特点，即肾有两枚，左者为肾，右者为命门，肾主阴，命门主阳，故肾又有"水火之脏"之称。临症上一般所称的真阴、真阳亦即指此。

6. 胆

胆为清净之腑，主决断。胆与肝为表里，肝气虽强，非胆不断，肝胆相济，勇敢乃成。人身心为"君火"，胆与命门为"相火"，胆火偏亢，则出现急躁易怒，头胀、胸闷、胁痛、口苦、呕吐苦水等症。

7. 胃

胃为水谷之海，主受纳。胃与脾为表里，前人虽分胃司受纳，脾司消化，但胃的基本功能既能受纳，亦能消化，故脾胃往往相提并论。并认为不能受纳，也就谈不到消化，因而又说"纳谷者昌，绝谷者亡"，"有胃气则生，无胃气则死"，把胃的功能看得非常重要。

8. 小肠

小肠为受盛之腑，主化物。小肠承受胃中腐熟的水谷，进一步分别清浊，使精华归于五脏贮藏，糟粕归于六腑排泄，并将糟粕中的水液归于膀胱，渣滓归于大肠。这些都是小肠化物的工作。

9. 大肠

大肠为传导之腑，主排泄。大肠接受小肠糟粕，负责输送排泄，为整个消化过程的最后阶段。由于大肠的功能是传导糟粕，职司大便，故凡大便闭结，或泄泻，以及痢疾和便血等，都从大肠着手，而有通导、润泽、固涩等不同的疗法。

10. 膀胱

膀胱为州都之官，司气化。膀胱为水液潴汇之处，气化不利，则小便癃闭；气化不约，则遗溺、小便不禁。但膀胱的气化与肾有关系，肾气足则能化，肾气虚则不能化，故治小便不利或不禁，有时应用温肾之法。

11. 三焦

三焦为决渎之官，主行水。三焦由上焦、中焦、下焦三部分组成。它的主要作用为疏通水道，例如治停水胀满，常用利气来帮助行水，所谓利气，多用疏畅三焦的药物。

每一个脏或每一个腑都有它的主要功能，并在相互协作中实现。故脏与脏之间有"相主"关系，如肾为心之主，心为肺之主，肺为肝之主，肝为脾之主。主是主持的意思，即相互约制，以维平衡的作用。脏与腑之间也有"相合"关系，如肺合大肠，心合小肠，肝合胆，脾合胃，肾合膀胱。合是配合的意思，说明以脏为体，以腑为用，配合起来以完成二者的综合功能。脏为阴，属里；腑为阳，属表，因而这种配合也叫"表里"。

脏腑虽然处于体内，但与形体的各组织和器官有密切联系，所以观察形体各组织和器官的表现，可以测知脏腑的情况，这在诊断上具有重要意义。内脏与形体各组织、器官的关系，在临症上比较常用的，如：肝开窍于目，其充在筋，其华在爪；心开窍于舌，其充在脉，其华在面；脾开窍于口，其充在肉，其华在唇；肺开窍于鼻，其充在皮，其华在毛；肾开窍于耳，其充在骨，其华在发。又脾主四肢，并以关节处两肘属心、肺，两腋属肝，两髀属脾，两腘属肾，等等。

脏腑之外尚有奇恒之腑，即脑、髓、骨、脉、胆、女子胞。奇恒的意义是似脏非脏，似腑非腑，形虽似腑而作用似脏，是异乎寻常的一种内脏。它们在人体中也是极其重要的部分。这些奇恒之腑并不是孤立的，和脏腑都有联系，比如脑和心、肝有关系，又因脑和髓有关，髓又和骨有关，骨属于肾，脑又和肾有关；女子胞即子宫，属肝，由于行经、养胎等与血有关，故又和心、脾有关了。与奇恒之腑对称的还有传化之腑，即胃、大肠、小肠、三焦、膀胱，这五个腑，在六腑中都是属于消化系统。如上所述，全身组织都是有机的联系，是完整的，不可分离的。

熟悉五脏功能之外，还须明白五脏的性质，这种性质好像一个人的性格，根据它的性质来调整其失却平衡所产生的病变，可以证明是完全正确的。例如：肝的性质喜条达，心的性质喜宣明，脾的性质喜健运，肺的性质喜清肃，肾的性质喜润下。在治疗上就有一个规律：肝欲散，宜食辛以散之，肝苦急，宜食甘以缓之；心欲软，宜食咸以软之，心苦缓，宜食酸以收之；脾欲缓，宜食甘以缓之，脾苦湿，宜食苦以燥之；肺欲收，宜食酸以收之，肺苦气上逆，宜食苦以泄之；肾欲坚，宜食苦以坚之，肾苦燥，宜食辛以润之。

根据五脏生理的正常活动现象和某种反常情况结合起来，可以探测内脏的病理变化，前人对这方面曾有很多的经验。如上所说，心藏神，多笑知其神有余，悲哭知其神不足；肺主气，咳嗽气喘知其气有余，少气呼吸不利知其气不足；肝主血，易怒知其血有余，恐怯知其血不足；脾主形，腹胀、小便不利知其形有余，四肢不用知其形不足；肾主志，腹泻胀满知其志有余，厥逆知其志不足。又如，胸腹胀满，语声重浊不清，知其中焦积湿；语言低微，不能接续，知其气分极虚；言语不避亲疏，衣被不自盖覆，知其神识已乱；大便泄泻无度，知其大肠不固；小便不禁，知其膀胱不能约束。还有，如头为精明之府，头垂不举，目陷无光，知其精神极疲；背为胸中之府，背部伛偻，两肩下垂，知其脏气无力；腰为肾之府，腰痛不能转侧，知其肾脏已虚；膝为筋之府，关节屈伸不利，行走俯伏，知其筋腱无力；骨为髓之府，不能久立，行立振掉，知其骨弱不强。诸如此类，所谓有诸内者形乎外，故可从外部来探知其内情，在临症上有很大帮助。

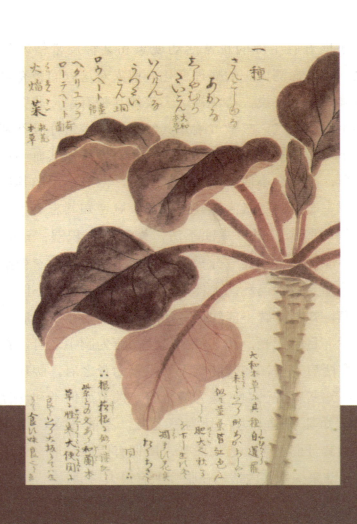

二、十二经脉（包括奇经八脉）

十二经脉与脏腑有密切联系，脏腑也需要它来和各个组织取得密切联系，这就是经络。经络是经脉和络脉的简称，经脉上下直行，络脉左右横行，用粗浅的比喻来理解，经似地上的长江大河，络似江河之间的溪流沟渎，上下衔接，左右贯通，好像一个环子，周流不息，循行无端。

经络相当复杂，主要的有十二支，称作正经，即手太阴肺经，手少阴心经，手厥阴心包络经，是为手三阴经；手太阳小肠经，手少阳三焦经，手阳明大肠经，是为手三阳经；足太阴脾经，足少阴肾经，足厥阴肝经，是为足三阴经；足太阳膀胱经，足少阳胆经，足阳明胃经，是为足三阳经。这十二经的循行路线，有一个简单的口诀："手之三阴，从脏走手，手之三阳，从手走头；足之三阳，从头走足，足之三阴，从足走脏（腹胸）。"就是手阴经从胸走手而交于手阳经，再由手阳经从手走头而交于足阳经，再由足阳经从头走足而交于足阴经，再由足阴经从足走内脏而交于手阴经，成为一个循环。把十二经分开来说，由手太阴而手阳明，而足阳明，而足太阴，而手少阴，而手太阳，而足太阳，而足少阴，而手厥阴，而手少阳，而足少阳，而足厥阴，而手太阴。这样，循环不息地由阴入阳，由阳入阴，从表走里，从里走表，自上而下，自下而上。

一般以为经络适用于针灸，殊不知经络由于循行全身，很自然地把全身划分为若干区域，并建立起体表和内脏的表里关系，因而可从某一区域内所发生的症状，测知发病的经、脏，并能根据这一经、脏来进行治疗，所以在内科临症上也占重要地位。例如十二经的发病：肺手太阴经发病常见喘咳，缺盆中痛，两手交心，臑臂内侧前缘痛厥，掌心发热；大肠手阳明经发病常见齿痛喉痹，肩前臑内作痛，食指痛不能动；胃足阳明经发病常见鼻衄，口㖞，唇内生疮，膝膑肿痛，沿膺乳股胫外侧足背皆痛，足中指不能屈伸；脾足太阴经发病常见舌本强硬，胃脘痛，股膝内侧发肿厥冷，足大趾不能运用；心手少阴经发病常见心痛，胁痛，臑臂内侧后缘痛厥、掌心发热；小肠手太阳经发病常见咽痛，颊肿，肩臑、肘臂外侧后缘疼痛；膀胱足太阳经发病常见头痛，项强，腰脊痛，尻腘腨足等部均痛，足小趾不用；肾足少阴经发病常见咽肿，烦心，脊股内侧后缘疼痛痿厥，足心热痛；心包手厥阴经发病常见手心热，肘臂拘挛，腋下肿，胸胁胀满；三焦手少阳经发病常见耳聋，喉痹，颊痛，耳后、肩臑、肘臂外侧均痛，无名指不用；胆足少阳经发病常见头痛，眼外角痛，腋下肿，胸胁髀膝外侧直至胫骨外踝前皆痛；肝足厥阴经发病常见喉干，胸满，疝气，遗尿，或小便不利。以上十二经病症，均可就其何处痛，何处热肿，分别治疗所属的各经、脏，了若指掌。

十二经有别行的一部分，出入阴经和阳经之间，作为中途联系的通路，比较络脉为深长，称作"经别"。经别之外，又有循行体表不入内脏，起于四肢末梢，行于四肢腕、肘、腋、踝、膝、股之间，与经别走入深部恰恰相反的，称作"经筋"。还有十五络为经脉传注的纽带，络和孙络错综分布于诸经之间。

十二经称为正经，与它相对的有"奇经"，包括督脉、任脉、冲脉、带脉、阳跻脉、阴跻脉、阳维脉、阴维脉，称作奇经八脉，可补正经的不足。八脉中督脉沿脊内行于身后，主一身之阳；任脉沿腹内行于身前，主一身之阴；冲脉走腹内散于胸中，为十二经的冲要，皆起于会阴部，所谓一源而三歧；带脉则环绕季胁下，犹如束带，总约诸经；跻有跻捷的意义，其脉行于肢体外侧称阳跻，行于内侧的称阴跻；维有维系的意义，维系诸阳经的为阳维，维系诸阴经为阴维。八脉中督脉、任脉和十二经相合，称为十四经，最为重要。

十四经各有穴位，穴有孔隙的含义，故也称"孔穴"。这些穴位联属在一定的经脉上，为脏气输出而聚集于体表的部位，故又称"腧穴"和"经穴"，腧即转输的意思，因而或作"输穴"，并简写为"俞穴"。十四经共有三百六十多穴，各有专名，兹简单地介绍各经起止穴位和总穴数如下。

手太阴经：起于中焦中府穴，止于拇指少商穴，共十一穴。

手阳明经：起于食指商阳穴，止于鼻旁迎香穴，共二十穴。

足阳明经：起于目下承泣穴中，止于次趾厉兑穴，共四十五穴。

足太阴经：起于大趾隐白穴，止于胸胁大包穴，共二十一穴。

手少阴经：起于胸中极泉穴，止于小指少冲穴，共九穴。

手太阳经：起于小指少泽穴，止于耳前听宫穴，共十九穴。

足太阳经：起于眼内角睛明穴，止于小趾至阴穴，共六十七穴。

足少阴经：起于足底涌泉穴，止于巨骨下俞府穴，共二十七穴。

手厥阴经：起于胸中天池穴，止于无名指中冲穴，共九穴。

手少阳经：起于无名指关冲穴，止于眼外角丝竹空穴，共二十三穴。

足少阳经：起于眼外角童子髎穴，止于小趾、次趾窍阴穴，共四十四穴。

足厥阴经：起于大趾大敦穴，止于胸中期门穴，共十四穴。

督脉：起于尾骶端长强穴，止于唇内上龈龈交穴，共二十八穴。

任脉：起于两阴间会阴穴，止于唇下承浆穴，共二十四穴。

脏腑与经络，在生理方面有不可分割的关系，喻嘉言曾说："治病不明脏腑经络，开口动手便错。"但明白脏腑经络以后，又究竟如何来应用于临症呢？现在举肝作例子来说明。从脏腑和经络的生理和病理方面，对于肝病的认识可分如下数项。

（1）依据"肝藏血"，又"其化为荣"。认识到贫血症与肝有密切关系。

（2）依据"肝者，罢极之本，魂之居也"，又"谋虑出焉"。认识到肝病与疲劳和情绪极有关系。

（3）依据"肝者，将军之官"，又"在志为怒"。认识到肝气善于横逆冲激。

（4）依据"其性为暄"，又"此为阴中之少阳"。认识到肝病能发生"火"的症状。

（5）依据"风气通于肝"，又"其用为动"。认识到肝病又能发生"风"的症状。

（6）依据"春三月，此为发陈"，"逆之则伤肝"，又"其令宣发"。认识到肝病会有气血不能条达和郁结的现象。

（7）依据"肝开窍于目"，又"其华在爪，其充在筋"。认识到肝病能影响眼目和筋膜。

（8）依据"肝，足厥阴之脉……循股阴，入毛中，过阴器，抵小腹……上贯膈，布胁肋，循喉咙之后，上入颃颡，连目系，上出额，与督脉会于巅"。认识到肝病又可影响到头面、巅顶、胁肋、小腹、前阴和下肢等部。

此外，依据五行生克规律，"水生木""木克土"，认识到肾阴亏乏能生肝病，肝病易使脾胃受害，因而有阴虚肝旺，肝胃不和等名称。这样，根据肝脏和肝经的生理功能及病理变化去认识肝病，就成为治疗肝病的一套理论。以此作为依据，从而分析症状，考虑治法，都可头头是道了。

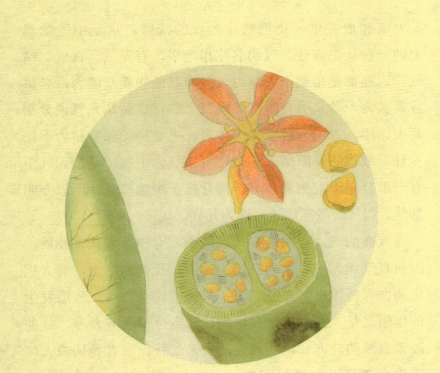

三、气血

气和血并重，更把气作为血的统帅，这是中医生理上的一种认识方法。气的名称相当多，有元气、真气、精气，这些都是指整个人体内气血和其他物质及能力，名虽异而实为一种。另有阳气、阴气之称，这是从元气内分别两大作用，说明一种能保卫体表，另一种能保持精力不使亏耗，故也叫真阳、真阴。还有宗气、中气，是指元气中有一部分属于上焦肺，另一部分属于中焦脾胃，所以亦叫肺气、胃气。概括地说，均为元气。

气血的气，有些地方代表能力，有些地方代表物质，因而有气属无形、血为有形的说法。我们的体会，前人把气和血对待提出，血是物质，气也应该是物质，气所发生的作用就是"能力"。血液循行脉内全身受其营养，气能改善血液的功能和帮助血液的正常运行，二者是构成人体正常生理活动的重要因素，《内经》说"血主濡之"，"气主煦之"，这就说明二者是绝对不能分离的。假使气受到心理上、环境上的刺激，无论情志方面的喜、怒、哀、乐，气候方面的冷、热，以及工作方面的劳、逸，都会影响到血。因此，前人特别重视气，称作"气为血帅"，又说："百病皆生于气。"

一般地说，血分病虽当用血分药治疗，但还有理气和血、行气逐瘀、血脱益气等治法，这是因为气行则血行，气滞则血滞。要使血液循行正常，先使气机舒畅；要使瘀血排除，先使气分通利。在出血不止的症候，还能用补气药来帮助收摄；严重的贫血症，根据阳生则阴长的道理，同样需要用补气药来加速恢复。这些方法，在临症上都是很有效的。

中医临症时所称的气，多数是指脏腑机能的障碍，或消化不良等产生的气体。常见的如胸膈痞闷，胁胀脘塞，筋脉不舒，腹内攻冲响鸣，用气滞、气壅、气郁、气积、气聚、气闭等名词，作为病理的解释。发生这些症状的病症，也就多用气字为病名，如气厥、气膈、气胀、气臌、气呃、气淋、气秘、气瘿、气疝和肝气、胃气痛，等等。举例来说，临症所见的厥症、膈症、臌胀病等，它们的成因有多种，其中属于气分酿成的，只要调畅气机，症状就能消失，因而又有舒气、疏气、调气、理气、行气、散气、顺气、降气、破气等多种治法。所以生理上所说的气和病理所说的气意义不同，应予区别。

血液的作用，《内经》（《普济方》）上指出："目受血而能视，足受血而能步，掌受血而能握，指受血而能摄。"说明全身都靠血液营养，所以［《内经》］又说："以奉生身，莫贵于此。"在生理方面，［《本草备要》］特别指出："心生血，肝藏血，脾统血。"凡是心脏衰弱或血亏，循行失调，会出现心悸、惊惕，脉来歇止；当精神过度刺激影响"肝藏血"的职守，容易引起吐衄；在脾脏功能发生病变，也会失其统摄作用，产生大便出血和妇女月经过多及崩漏等症。治疗上常用的和血、养血和引血归经方法，大多是针对心、肝、脾三脏而用的。对于虚损症采用治疗心、肝、脾的方法不能收到效果时，又把目标移转到肾，着重"先天"，如《圣济总录》所说："嗜欲不节，劳伤肾气，精血耗竭，脏腑虚损，血气不能充养［故也］。"

血液得寒则凝滞，得热则妄行，这寒和热包括外界的寒邪和热邪，饮食的寒凉和辛热，以及体质的偏寒、偏热和肝火偏旺等。故血病主要分为瘀血和出血，当然与气也有密切关系。血虚多起于疲劳过度、创伤出血过多和病后及妇人产后，当已经成为血虚症时，就须从心、肝、脾三脏治疗，必要时并应进一步从肾脏治疗。

四、精气神

精、气、神，中医称为三宝，就是说明这三者对于人体极为重要。气在上面已经说过，现在先谈精，精是人体生长、发育以及生殖能力的物质基础。中医把精归于肾脏，《内经》说："肾者主水，受五脏六腑之精而藏之。"又说："肾者主蛰，封藏之本，精之处也。"又因"两精相搏，合而成形"和"人始生，先成精"，然后脑、髓、骨、筋、脉、皮肉、毛发等形体组织逐渐生成，精为生命的基础，所以称肾为"先天"。待到出生以后，便靠饮食来给养，这是脾胃的作用，故称脾胃为"后天"，并在临症上认为先天不足，可用后天来调养。

精，对于体力有密切影响，故患有遗精的人，多呈腰酸、背痛、足软、腿弱；严重的神疲力乏、气短、肌肤不润泽、耳鸣、目无精光、不能久立，称作"精极"。由于肾主藏精，一般对上述症状称之为肾亏，以补肾为主。

必须指出，中医书上有很多地方是指广义的精，就是指人体的精气。如《内经》说："精气夺则虚。"又说："精气竭绝，形体毁沮。"在疾病方面，如说"冬不藏精，春必病温"，及"尝富后贫，名曰失精"，等等。也有单指一种物质的，如说"热者邪气也，汗者精气也"，这些都不能和狭义的精混为一谈。

次谈神，前人认为人体的各组织都是有形的，还有一个高级的、无形的一种能力在主持活动，称它为"神"。假使神能充旺，内脏和形体就活泼，神一涣散，一切不起作用了。神在内脏方面的活动，《难经》上曾指出："脏者人之神气所舍藏也，〔故〕肝藏魂，肺藏魄，心藏神，脾藏意与智，肾藏精与志也。"可知中医所说的魂、魄、意、志等是用来区别各脏的活动现象的，名称虽有不同，总的说来只是一个神。由于心脏统率内脏，故一般以心脏的神来概括其他四脏的神，而且彼此之间有密切关系。《内经》说："生之来谓之精，两精相搏谓之神，随神往来者谓之魂，并精而出入者谓之魄。所以任物者谓之心，心有所忆谓之意，意之所存谓之志，因志而存变谓之思，因思而远慕谓之虑，因虑而处物谓之智。"这一系列的思想意识活动，都是神的作用。

神发生病变，便会产生胸膈烦闷，两胁不舒，精神不能自主，手足无力，狂妄不识人，记忆力衰退，前阴萎缩，腰脊酸痛不能俯仰转侧等一系列的症状。成方中如朱砂安神丸、琥珀定志丸等，均是治疗这种病的。但是，神不是空洞的，需要物质来营养，《内经》所说："五味入口，藏于肠胃，味有所藏，以养五气，气和而生，津液相成，神乃自生。"这就在治疗神病时候，不能单靠安神定志，必须结合养血、补气等方法了。

精、气、神三者有着连锁性的关系。气生于精，精化为气，精气充盛，神自活跃，反之，神不充旺，定然精气不足。同时神如活动过度，也能影响精气，从而使形体衰弱。所以在养生和治疗方面，又须互相照顾。

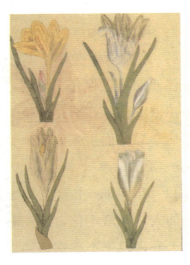
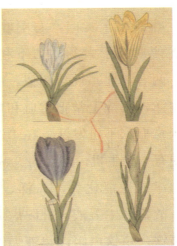

五、津液

津和液是两种不同性质的液质，但不等于一般所说的水分。《内经》指出："三焦出气，以温肌肉、充皮肤为津，其留而不行者为液。"故津液亡脱，在津为腠理开、汗大泄；在液为身体萎枯，毛发憔悴，耳鸣，胫酸，骨属屈伸不利。

津液可以转化为血，故《内经》说："夺血者无汗，夺汗者无血。"因而中医有津血同源的说法，理由是亡血有吐、衄、便、溺四大症，亡津亦有呕、吐、消、汗四大症。吐血出于贲门，与呕吐同；鼻衄名为红汗，与汗出同；便血出于大肠，与下利同；溺血出于胞中，与下消同。两者相比，性质相似。故保津即所以保血，养血亦可以生津，临症上常把亡血和亡津液并提，在《伤寒论》上主张亡血家不可发汗，在"温病学"方面主张留得一分津液便有一分生机，两者的见解是一致的。

津液也能化为汗、涕、泪、涎、唾，主要是属于肾脏，故称肾主五液。脾阳虚弱的人，津液不化，还能凝聚成痰饮，痰饮内阻，津液无以上升，口干不欲饮，当用温药和之。

临症上常见的津液缺少症状为口渴，多由热性病引起，常用的生津药，为石斛、麦冬、玉竹、天花粉一类。但轻浅的口渴不一定用生津药，清热则津自回转，生津药性多黏腻，用时应考虑有无流弊。口渴严重的非生津能治，又当进一步与养血、养阴同用。

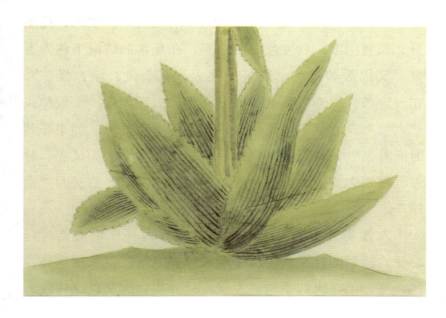

第四节　病因

一、外因

病因就是致病因素，分为内因、外因、不内外因三种。凡病从外来者为外因，病从内起者为内因，不属以上范围内的如意外创伤和虫兽伤害等为不内外因。

外因方面以六淫为主，即风、寒、暑、湿、燥、火。寒、暑、燥、湿、风本为一年四季的常气，春主风、夏主暑、长夏主湿、秋主燥、冬主寒，在正常的情况下称为五气。又因暑即是热，热极能化火，其余风、湿、燥、寒在一定条件下亦能化火，因而又将"火"加入，一般称作"六气"。六气本为正常气候，亦称"正气"，如果非其时而有其气，便是反常气候，就叫"邪气"，如风邪、暑邪、湿邪之类，又因这种现象都是越出常轨，故又叫"六淫"。

六淫是外感的主要因素，当人体内外环境失调时，感受六淫后即能发病。其中除暑和燥二气在夏秋季节外，风、寒、湿、火四季均能发现，故外感病因又以这四气为最多。

1. 风

风性多动善变，流行最广，常因季节不同，跟着气候转化，而有风温、风热、风寒之异。又常与其他邪气结合为风暑、风湿、风燥、风火等，故前人称风为百病之长。

感染风邪发病，轻者在上焦气分为伤风，出现恶风、发热、头痛、鼻塞、流涕、咳嗽、声重。重者在经络脏腑为"中风"，出现口眼㖞斜，语言謇涩，半身不遂，猝然倒仆，轻微的移时即能苏醒，严重的不省人事。但这种"中风"（中医称之为"真中风"）与由于内因引起者不同，必有"发热或不发热、有汗或无汗"等表证可辨。

风从内生的，多由阴血亏损或痰火热甚所造成，使人昏厥、惊搐、晕眩、麻木、角弓反张等，虽似风的症状，但与外风截然不同，称作"内风"。

2. 寒

寒为阴邪，性主收引。伤于体表者为伤寒，呈现恶寒、发热、头痛、身体疼痛、脉象浮紧、舌苔白腻等症状。直接伤于里者为"中寒"，呈现呕吐清水、腹痛、肠鸣、大便泄泻，并有严重的肢冷、脉伏。

祛散寒邪，只有辛温一法，但伤寒以解表为主，中寒则宜温中回阳。伤寒传变可以化热，不能固执温散，中寒很少化热，且常使阳气日渐衰退。

寒邪最易伤阳，而阳气衰弱的亦能产生寒象，如呕吐、腹痛、泄泻、肢冷等症，这是寒从内生，故称作"内寒"。由于这种寒根本上由于阳虚引起，故治以扶阳为主，与中寒的温法有所区别。

3. 暑

暑是夏令的主气。根据《内经》说"在天为热，在地为火"，"其性为暑"。又说"先夏至日为病温，后夏至日为病暑"，可知暑病就是热病，仅是季节上的分别而已。故感受暑热，多见壮热、口渴、心烦、自汗等热症，由于暑热伤气，影响心脏，又常兼见喘喝、脉洪而虚。

暑热夹风伤表，影响上焦，类似风温症初起，有恶风、身热、口渴、自汗等症。倘在烈日下长途奔走，或在田野劳动，感受暑热，则身热口渴，头痛，气粗，体重肢软，精神倦怠，小便短赤，这就称为中暑，也叫中喝。体质素虚，过度劳累，汗多心弱，亦能头晕，心烦，倒地不省人事，冷汗不止。

中暑是热症，多因动（如烈日下劳动奔走）而得之，阳主动，故也称阳暑；相反地，暑令有静而得病的，即避暑于凉亭水榭，或贪凉露宿，迎风裸卧，因而发生恶寒、发热、头痛、无汗等症，或因恣啖生冷，再加上腹痛、泄泻的，就称作阴暑。阴暑实际上是一个寒邪症。

暑热之气最易伤气伤阴，稽留不解，能使阴液耗伤，精神疲惫，有如虚痨，称为暑瘵。

暑热往往挟有湿气，这是由于天热地湿郁蒸的结果，或多啖瓜果，内先积湿，再感暑邪，则暑湿愈盛。故暑症常兼胸闷、呕恶等症，前人有治暑必兼治湿的说法。

4. 湿

湿为重浊之邪，黏滞难化。在外因中多指雾露或天雨潮湿，感受者发为寒热，鼻塞，头胀如裹，骨节酸疼。也有因坐卧湿地，居处潮湿，或水中作业，汗出沾衣，湿邪由皮肤流入肌肉、经络，则发生浮肿和关节疼痛重着等症。

嗜食膏粱厚味，或过食生冷瓜果、甜腻食品，能使脾阳不运，湿自内生，称作内湿。内湿在上则为胸闷，气分不畅，痰多；在中则为脘痞，呕吐，饮食呆减，消化不良；在下则为腹满，溲少，大便泄泻；也能上至头为面浮，下至足为脚肿，流窜肌肉经络为四肢酸痛。

湿属阴性，与风邪结合为风湿，与寒邪结合为寒湿，比较易治，若与热邪结合为湿热，则如油入面，急切难解。湿和热性质不相同，湿热病的症状亦多矛盾，例如湿温症身热，足冷，口渴喜热饮，舌苔厚腻而黄，治疗时必须双方兼顾。

5. 燥

燥为秋季主气，亦称秋燥。外感秋燥之邪多在上焦，类似伤风，表现为微寒微热，头痛，口干，唇干，鼻干，咽喉干，干咳无痰，或痰少黏滞挟血，大便燥结等。

燥亦为火之余气，热病之后往往发现干燥现象。燥与津血又有密切关系，津血内亏，燥症易起。凡此皆属内伤，不同秋燥时气外乘，故秋燥当于甘凉剂中佐入微辛清泄，此则但宜甘凉清润。内伤燥症范围较广，在外则皮肤干糙，口唇燥裂，目涩，鼻孔觉热；在内则渴饮、善饥，咽干噎膈，便闭，尿黄短涩等。

过服温热之品，或用汗、吐、下法克伐太过，均能伤津亡液，出现燥象，并能酿成痿躄、痉病、劳嗽等重症。

6. 火

从外因方面来说，火是一种热邪，由风、寒、暑、燥、湿五气所化。及其燔灼则充斥三焦，表现为口臭，喉痛红肿，舌生芒刺，胸闷烦躁，口渴引冷，腹满溲赤，甚至发斑发疹，神昏狂乱，迫血妄行，有如燎原之势。

五脏亦能化火，称作五志之火。以肝胆之火（又称"相火"）最为多见，症现目赤，口苦，头昏胀痛，面红耳鸣，睡眠不安，乱梦颠倒，胸闷，胁胀，以及梦遗、淋浊等。不论五气化火或五志之火，多为实火，当用苦寒直折，不是一般清热剂所能治疗。

阴虚内热，出现潮热盗汗，面颊泛红，虚烦不眠，舌红光剥。或阳虚于下，火浮于上，出现牙痛、心烦、头汗、耳鸣等症，称为"虚火"。虚火是与实火相对而言，实火可泻，虚火当补，实火可降，虚火当引之归原。实火和虚火均有水亏现象，但实火多先火旺而后水亏，其热急；虚火则先水亏而后火旺，其热缓。

外感症由六淫引起，是指风、寒、暑、湿、燥、火之邪侵袭肌表的症候。另有直接侵害内脏的如中寒等，虽属外邪，不能认作外感病。同时如内风、内寒、内湿，以及津血内亏之燥，五志内郁之火，虽与六淫的名称相同，但性质不同，应加严格区别。特别是对于外因和内因错杂并见的症候，如外寒和内湿兼病及外寒和外湿兼病，同属寒湿二邪，治法各异，必须分辨清楚。

疫疠之邪，亦为外来致病因素之一。疫是互相染易，不问大小，病状相似，即传染的意思；疠是指自然界一种毒戾之气，危害健康最大，不同于普通的六淫之邪。疠气的发生，多由淫雨、亢旱，或家畜瘟死，秽物腐败等酝酿所成。从性质上分为寒疫和瘟疫两项，多由口鼻吸受，直入肠胃，发病极速。

感染六淫之邪不即发病，经过一个相当时期方才出现病症。例如，冬天受了寒邪，到夏天才生温病；夏天受了暑邪，到秋天才出现暑病。这就称作"伏邪"。伏邪和新感相对，主要是从症状的表里、轻重和传变的迟速来鉴别。以温病为例，新感温病初起多表症，来势较轻，逐渐化热，由表入里，传变也比较慢。伏邪温病初起无表症，一发作后就显出内热甚重，有伤阴耗液的趋势，即使由于新感触动伏邪引发，初起虽有表症，但它的传变也特别迅速。

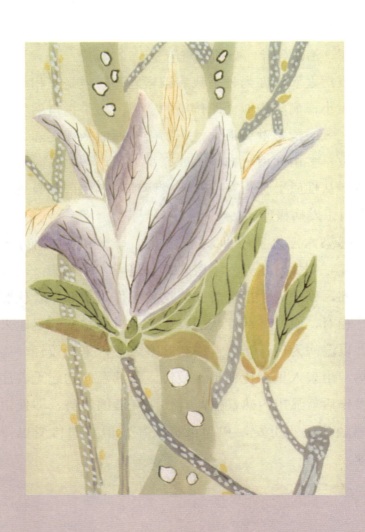

二、内因

内因以七情为主，还有痰、瘀、寄生虫等，同为重要因素。

1. 七情

七情即忧、思、喜、怒、悲、恐、惊，《内经》上指出："怒则气上，喜则气缓，悲则气消，恐则气下"，"惊则气乱"，"思则气结"。又指出："喜伤心"，"怒伤肝"，"思伤脾，忧伤肺，恐伤肾"。据此，七情发病是一种情志病，是因于外界事物的刺激，使精神上发生变化。由于外界刺激的不同，精神的变化也有不同的反映。常见的症状，如抑郁不乐，喜怒无常，心烦意乱，惊惕善疑，失眠多梦，悲哀哭泣，不饥不食，胸闷太息，严重的神志恍惚，语言错乱，如癫如痴。

七情引起的病变，主要是气的变化，《内经》提出了气上、气缓、气消、气下、气乱、气结，后人根据这些理论又有气滞、气壅、气郁、气闭等名称。总的说来，七情的影响最先是气，气与血是不可分离的，故病情进一步就影响到血。气血受七情影响为病有虚有实，但在初期实多虚少，故以调达气血，使其舒畅和平，实为重要步骤。

七情变化既由外界刺激引起，似可作为外因，但是与一般的外因发病毕竟不一样。外因引起的，只要去其外因，其病即愈，七情已经在精神上起到变化，并使内在的生活情况改变，即使刺激不再存在时也不能立即恢复。

同样的七情病，由于刺激有强弱，在病症上就有显著的差别。同时，病人的体质和敏感性，对受病亦有极大关系，需要仔细观察。

2. 痰

脾阳衰弱，水湿不化，凝聚成痰；肺热煎熬津液，亦能成痰。痰与内脏的关系，以肺和脾最为密切。痰的主要症状为咳嗽，阻碍气机肃降则为喘息；亦能流窜经络，出现手足麻木、舌强謇涩、瘰疬瘿瘤等症。若和其他因素结合，有寒痰、热痰、燥痰、湿痰、风痰等，则症状更为复杂了。

痰在病因中占有重要地位，除了因痰生病之外，很多病症均能引起痰浊，既有痰浊必须兼顾。显而易见的如伤风、伤寒，多有咳痰，疏散风寒剂中往往佐入化痰药。中风症尤以涤痰开窍为治疗要点。

3. 饮食

饮食为营养的泉源，但恣贪口腹，没有节制，运化不及，亦能致病。如胸膈痞闷，脘腹胀痛，吐逆吞酸，或引起寒热、头痛、泄泻的，称作伤食。

伤食，多成肠胃病。即《内经》所说的"饮食自倍，肠胃乃伤"。也有本身消化薄弱，不能多食，食后饱胀，稍进油腻，大便溏薄，中医称为脾虚。并以能食不消化为胃强脾弱，知饥不能食为脾强胃弱。

4. 虫

以蛔虫、蛲虫、寸白虫等肠寄生虫为常见。多由湿热素重、饮食不洁、杂进生菜瓜果和香燥肥甘等而成。

患有肠寄生虫病的症状，呈现面黄肌瘦，眼眶、鼻下黑色，鼻孔或肛门作痒，唇内生白点如粟粒，食欲减退或异常亢进，有的还嗜食生米、茶叶，腹内阵痛，面部变色。在小儿尤易酿成疳积，腹大坚满，俗呼疳膨食积。

痨瘵即传"尸痨"，由痨虫传染，病在于肺。症见咳嗽咯血，失音气促，骨蒸盗汗，面色㿠白，颧红如妆，伤人最甚。

病因虽分外因和内因，但不能把它们孤立起来看。中医分疾病为外感和内伤两大类，就以六淫和七情作为两者的主因。其实，外因不通过内因不容易侵害人体，同样地，内因也往往由外因而引发。同时，除了发病的主因之外，还应当注意其他素因，如生活、营养、居住条件等，均有极大关系。

三、不内外因

疾病的发生，有意外损害，既不属于内因，又不属于外因，称为不内外因。

1. 房室伤

指色欲过度，精气受伤。不仅身体虚弱，还易招致病邪。其症状多为面色憔悴，神情忧郁，腰背酸痛，四肢清冷，梦遗滑精，阳痿早泄，因而引起心悸、盗汗、潮热等。

2. 金刃伤

指刀剑创伤或跌打损伤一类。主要是体表肿痛、出血，或筋伤，骨折，皮烂，或瘀血凝滞等。

3. 汤火伤

指汤水烫伤或火灼烧伤。

4. 虫兽伤

指毒蛇猛兽等咬伤，除了体表受到直接伤害外，还能引起不同程度的中毒。

5. 中毒

一般多指食物中毒或药物中毒，如《内经》所说："诊病不问其始，忧患饮食之失节，起居之过度，或伤于毒，不先言此，卒持寸口，何病能中？"《金匮要略》也指出了"盐多食，伤人肺"及"矾石生入腹，破人心肝"等。

不内外因和内因、外因也有关系，譬如刀伤后外邪再从创口侵入，能发生严重的破伤风症。所以三因中任何一因，都不能把它孤立起来。

三因之说，最早见于《金匮要略》："千般灾难，不越三条：一者，经络受邪入脏腑，为内所因也；二者，四肢、九窍、血脉相传，壅塞不通，为外皮肤所中也；三者，房室、金刃、虫兽所伤，以此详之，病由都尽。"后来陈无择作《三因极一病证方论》（简称《三因方》），指出："一曰内因，为七情，发自脏腑，形于肢体；一曰外因，为六淫，起于经络，舍于脏腑；一曰不内外因，为饮食、饥饱、叫呼伤气，以及虎狼毒虫、金疮、压溺之类。"以上二说虽然同样分为三因，意义并不一样。《金匮要略》以外邪为主，认为伤于皮肤和血脉为浅，即为外因；由经络入脏腑为深，即为内因。是以病症的部位浅深分内外，不是从病因上分内外。三因方则以天人表里立论，以六淫侵害、病从外来者为外因；七情所伤、病从内生者为内因；而以饮食饥饱等与六淫七情无关者为不内外因。从病因来说，当以三因方的分类较为明确，他在每类之后，还有论、有方剂，可以采作参考资料。

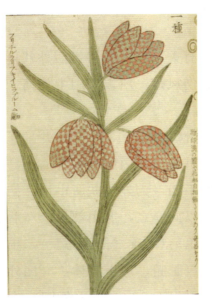

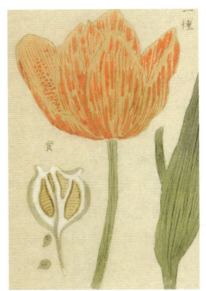

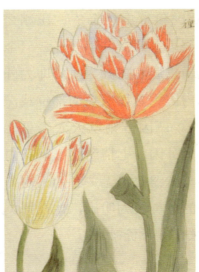

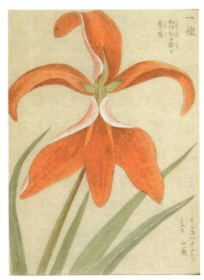

四、三因括约

病之来，必有因，一个原因可以生出多种不同的病，而同一病症也可由各种不同的原因造成。所以中医有"异病同治，同病异治"的特点，一个药方能治几种不同的病，有时在一种病上又必须用几个药方来治疗。例如同一热邪，有的表现为发热，有的咳嗽，有的失血，只要求得是热邪，病症虽异都能用清凉剂；又如同一发热，有因热邪、因寒邪、因血症而起的，发热虽同而所以引起发热的原因不同，就不能专用清凉剂退热了。这是说明病因对于治疗的重要性，故治疗任何一种病，首先要把原因弄清楚。

为了便于初步掌握病因，我想把内因、外因和不内外因加以合并和补充，提出十三个纲要，即：风、寒、暑、湿、燥、火、疫、痰、食、虫、气、血、虚，并综合地结合一般治法，加以说明如下。这当然是不够成熟的，而且必须在了解三因以后才能应用，但对临症上尚有一定的帮助。

1. 风

轻者伤于表，症见鼻塞声重，时流清涕，咳嗽。稍重则身热头痛，自汗或无汗。重者中于里，在经络为口眼喝斜，手臂麻木，肌肉不仁，身体重着；在脏腑为口流痰涎，舌强语謇，昏不知人。

风邪从外来，必须驱之外出，治法不离辛散。在表宜宣肺疏风，在里宜追风达邪。至于治中风症而用滋阴熄风、涤痰或降火诸法的，乃属类中风的疗法，当于因虚、因痰、因火各因中求之。

2.寒

伤于表，症见恶寒身热，头项强痛，体疼，无汗；中于里为呕吐，泄泻，腹痛，四肢厥冷。

寒邪亦为外邪，但性寒易伤阳气，故在表用辛温疏解，在里当温中，倘表里同病，则温中散表并用。

3.暑

轻者，症见身热汗多，烦渴，倦怠少气；重则为昏倒，壮热，身软，汗出、气粗。

暑虽外邪，性热耗气，不当发汗。轻症宜宣热却暑，重症宜清心涤暑。暑与热的差别在于暑挟湿气，故常佐芳香之品。倘由于贪凉、饮冷而招致的阴暑病，根本上是一种寒症，可参照寒邪治疗。

4.湿

表湿，症见寒热，头胀如裹，胸闷，体重。内湿，在中焦为胸闷，舌腻，脾胃不和；在下焦为泄泻，足肿，小便不利。积湿成水，则腹部肿胀，或流溢皮肤为上下浮肿。

湿系重浊有形之邪，用芳香可以化湿，苦温可以燥湿，风药可以胜湿，利尿可以导湿，通便可以逐湿。故在表宜发汗祛湿；在中焦轻者宜芳香化湿，重者宜温燥湿浊；在下焦宜渗利膀胱或攻逐积水。湿与热合，成为湿热症，治法不离清热化湿，就须衡量湿重热轻或热重湿轻而随症使用。

5. 燥

秋燥伤表，症见微热，干咳，鼻燥，口干。津液枯燥，伤于内，则为口干，消渴，唇燥皲裂，大便闭结。

在表宜辛甘微凉，轻宣上焦；在内宜甘凉清润，滋养肺胃。倘阴血枯燥而现动风症状，则应列入虚症范围论治。

6. 火

邪热燔灼，症见壮热，口臭，腹满便结；邪火郁结不发，则症见烦闷，头胀，喉肿，牙痛；君火上亢，则症见烦躁不寐，舌尖红绛；相火不静，则症见头胀耳鸣，梦遗；虚火内燔，则症见潮热盗汗，面部泛红等。

火性炎上，其用为热，治法以清降为主。实火宜承制，郁火宜宣发，君火宜宁静，相火宜苦泄，虚火宜潜养。因火而热，因热而燥，明了火和燥，热已包括在内。

7. 疫

寒疫，症见背寒头胀，胸闷，手麻；温疫，症见壮热神昏，咽痛，发斑。

疫症不循经络传变，虽有表里之分，大多邪伏中焦，治宜辟秽温化，或清瘟败毒。

8. 痰

风痰，多见咳嗽恶风；痰热，多见咳嗽口干；湿痰，多见咳嗽呕恶；痰饮，多见咳嗽气短；痰水停积，多见咳嗽、胸胁作痛；痰气凝结，多发瘰疬等。

痰的生成，不外湿聚、热炼而成。湿宜健脾化痰，热宜清肺化痰。然后再依具体情况，加以分别治疗：外感用宣散，痰饮用温化，痰水停积用泻下，痰核瘰疬用消磨软坚。痰的症状在外感和内伤症中经常出现，或作主症治，或作兼症治，随症斟酌。

9. 食

伤食在胃，症见胸满吞酸，噫出腐气；在肠则为腹痛泄泻。

食滞内阻，以消导为主，在胃宜消运，在肠宜导滞。因伤食而引起的其他病症，如痢疾等治法均不例外。

10. 虫

虫症多见心嘈，腹痛阵作，面色萎黄，甚则腹部膨胀如鼓。

有虫当予杀虫，一般多用杀虫剂治疗，亦有用辛酸苦降合剂，使虫萎靡致死。

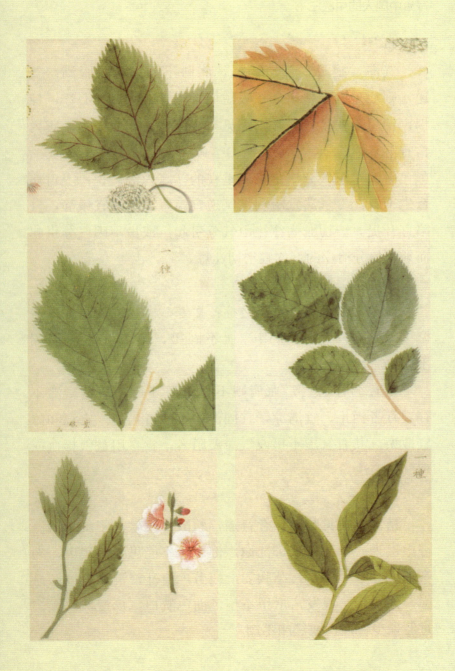

11. 气

气滞，症见忧郁，恼怒，胸胁不畅，脘腹胀满；气逆，则症见胸宇堵塞，呼吸短促；气浮，则症见心悸，惊惕，神思不安；气陷，则症见委顿困倦，四肢无力，腹内常有下坠感。

中医对于气分病是极为重视的，《内经》说："百病皆生于气。"气滞宜疏利，气逆宜肃降，气浮宜镇静，气陷宜升提。一切血病往往由气分引起，或虽不因气分引起而须从气分治疗的，均宜密切注意。

12. 血

血热，症见妄行溢出之症；血寒，多见凝滞之症；血瘀多见症积，月经闭阻。血不固摄，多见吐衄，崩漏不止。

血宜循行通畅，血病则不是流溢妄行，即是凝滞不行。行者当止，宜清凉，宜固涩；不行者当通，宜温和，宜散瘀。其有气虚不摄或气滞瘀阻者，宜参用益气摄血或理气祛瘀法。

13. 虚

精虚，症见脑鸣，脊背痛，腰酸，脚软，阳痿早泄；神虚，为心悸，失眠，恍惚，健忘，不能思考；气虚，为音低，呼吸短促，常感胸闷，疲劳，自汗，消化迟钝；血虚，为头晕，脱发，爪甲不华，面色㿠白，形瘦，肤燥，月经量少色淡，或经闭不潮。

虚症当补，精虚补肾，神虚补心，血虚补肝，气虚补肺与脾。也可简分为阳虚和阴虚，阳虚则怕冷，少气，自汗，食减，大便溏；阴虚为骨蒸，怔忡，盗汗，遗精，经闭等。补阳宜甘温益火，补阴宜以甘凉滋水为主。

十三个纲要里，我们把七情分散在各方面，加入了气、血两项。气和血虽然不是病因，而且气和血的病变常由多种原因引起，但已经引起了气或血的病变，往往成为一个重要病因。比如因七情引起气郁，可以影响其他内脏产生一系列的病症，治疗上也以调气为主。所以《内经》对外感病指出风为百病之长，对内伤症又指出百病皆生于气。很明显，气在病理上也是病因之一。此外，又补充了虚作为原因，虚是其他因素所致的后果，然既成为虚也能产生其他病变。例如伤风发汗太多，造成阳虚，症见汗出不止，即当从虚治；久泻不止，造成脾肾两虚，此时，可以抛弃发病原因不管，而从虚治；其他疲劳过度、房室过度造成的虚弱，和一般病后、妇女产后的虚弱症，同样要从虚治。总之，因病可以致虚，因虚亦能致病，一到虚的地步，就成为一个病因了。

每个病因所引起的症状相当复杂，而且有的时候，病因和病症还有互为因果的情况。临症上变化虽多，能够抓住几个主要的纲，依据表里、虚实、寒热的辨症方法，将主因、主症分别清楚，从而按照主治加减，便不至茫无头绪。

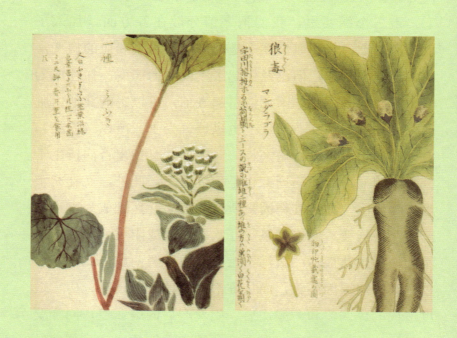

第二章

法则之部

第一节 辨症

一、表里寒热虚实

每一个病，都有错综复杂的症状，要找到它的关键，掌握它的主要方面，必须懂得运用八纲。八纲就是阴阳、表里、寒热、虚实，为辨症的纲领，其中阴阳尤为纲领的纲领。表里、寒热、虚实，实际上是阴阳的演绎，亦称六变，它指示了病变所在的部位，病情的征象和邪正消长的变化。所以根据八纲来观察症候的全部情况，加以分析归纳，不难得出诊断结论。关于阴阳方面已在第一章叙述，兹再就六变的意义，说明如下：

1.表里

表是外，里是内。从人体的内外来说，表是体表，包括皮肤、肌肉等组织；里是指内脏，包括脏、腑和脑等器官。因此病邪侵犯人体所出现的症状，如恶寒、发热、头痛、项强、身疼、四肢酸软，以及有汗、无汗等，症属于体表者均为表症；神昏烦躁、口渴胸闷、呕吐泄泻、腹痛腹胀等，症属于体内者均为里症。

风、寒等六淫之邪侵犯人体，首先伤于皮毛、经络，概称表症。因喜怒七情或饮食劳倦所引起的病，多自内生，故概称里症。这是辨别表里的概况。但表邪可以内传进入脏腑，则其所现的症状又为里症了。也有表邪虽已内传而尚未到里，称为半表半里症。表邪内传而表症仍在，称为表里同病。病邪由表入里，便是从外到内，在病为重为逆，例如伤寒病初起，寒热，头项强痛，都是邪在于表的症状；如果发热不退，症见口苦呕恶，或心胸满闷，或小溲短赤等，便知邪有入里的趋势；如见壮热口渴、烦躁谵语，或腹痛便闭，或大便泄泻，则明显地表示邪已入里。相对的，里症也有从里出表，在病为轻为顺，例如麻疹、斑疹，初起身热烦躁，咳嗽胸闷，等到皮肤出现红疹，症情便逐渐松弛了。因此，临症上分辨表里症，更重要的是注意其传变倾向。

2. 寒热

寒的症状为口不作渴，喜饮热汤，手足厥冷，无风恶寒，小便清长，大便溏薄，面色苍白，舌苔白滑，脉迟。热的症状为口渴饮凉，潮热，烦躁，小便短黄，大便闭结，面红目赤，舌苔黄糙，脉数等。这里可以看出病情的表现有寒和热两种不同的现象，辨别寒、热，就是决定用药或温或凉的一个关键。

寒症和热症有时不完全是全身症状，如发热是全身的，小溲黄赤可以与发热有关，也有仅属于膀胱有热。所以辨寒症和热症除一般者外，需要进一步分别上下。

大概寒在上者，多为吞酸，泛清水，饮食不化，或心胸一片觉冷；热在上者，多为头胀目赤，咽喉肿痛，齿龈胀痛，口干喜凉。寒在下者，多为腹痛喜按，大便溏薄或泄泻，胫寒足冷；热在下者，多为大便困难闭结，小便浑黄，或短涩刺痛。这些症状，有的只见于上，或只见于下，有的上下俱热，或上下俱寒，有的上热下寒，或上寒下热。也有一个肠胃病中，能出现胃热肠寒，或胃寒肠热的现象，必须分析清楚。

3. 虚实

虚实是指正气和邪气两方面来说的。从人体说，指正气的强弱；从病情说，指邪气的盛衰。但在一般临症上，虚多指正气，实多指邪气，因正气充旺无所谓实，邪气退却无所谓虚，故《内经》上说："邪气盛则实，精气夺则虚。"虚症的表现，为神疲乏力，声音低怯，呼吸气短，自汗盗汗，头晕心悸，脉细微弱。实症的表现，为痰多气壅，胸闷腹胀，便闭或溏薄臭秽，脉洪滑大等。凡体壮新病，症多属实；体弱久病，症多属虚。患者体质和病理机转表现为有余、结实、强盛的，称为实症；反之，表现为不足、衰退、松弛的，称为虚症。

辨别虚实是攻邪和补正的根据。病有纯虚纯实者，辨别较易，治疗亦简单；有虚实错杂者，如正强邪实虽重能挽救，正虚邪实虽轻亦危殆。在每一个病的过程中，经常出现邪正消长现象，必须注意虚中有实、实中有虚、虚多实少、虚少实多等变化情况。例如外感风寒，恶寒发热，脉象浮紧，这是一个表实症；如果发汗后汗出不止，身热骤降，反而畏冷更剧，这是转为虚症的症象；或者恶寒退却，身热增加，口渴引饮，这是转为里症的症象。如果热病而现舌苔干糙，知其津液已虚；或者舌光红绛，知其阴分亦为邪热伤耗，不是单纯退热法所能治疗了。

表里、寒热、虚实，是一种症状的归纳方法，单看一个症状是没有意思的。因为每一个症状都能在两方面出现，譬如表症有怕冷，里症也有怕冷，虚症有怕冷，实症也有怕冷，寒症有怕冷，热症同样有怕冷。究竟属于哪一类型呢？必须结合多种症状来决定。所以把许多症状加以分析，就其性质上的类同联系起来，成为一个症候群，才能诊断它是表是里，是虚是实，是寒是热。症状是属于表面的，症状里有很多是隐蔽的、虚伪的，称作假象。如以寒热来说，真寒应当脉沉细或迟弱，症见肢冷呕吐，腹痛泄泻，小溲清频，即有发热也不欲去衣被，这是浮热在外而沉寒在内的症象；真热应当脉数有力，滑大而实，症见烦躁喘粗，胸闷口渴，腹胀，大便闭结，小溲短赤，发热不欲盖被。假寒症是外虽寒而内却热，脉呈数象，身上怕冷而不欲衣被，或大便臭秽，或烦渴引饮，这种怕冷，就非寒象，而是热症，此即所谓热极反兼寒化，叫作阳盛格阴；假热症是外虽热而内却寒，脉呈微弱，或为虚数浮大无根，身上发热而神态安静，言语谵妄而声音低微，或似狂妄但禁之即止，或皮肤有假斑而浅红细碎，或喜冷饮而所用不多，或小溲多利，或大便不闭结，这种热象并非真热，而是寒症，即所谓寒极反兼热化，叫作阴盛格阳。至于虚实方面，极虚也能有实象，便是假实；大实也能有虚象，便是假虚。故张景岳说，外症似实而脉弱无神者，皆虚症之当补；外症似虚而脉来盛者，皆实症之当攻。虚实之间，最多疑似，不可不辨其真。这就说明了辨症的目的是在求得病的本质，要掌握真相，必须从多方面观察。

六变用阴阳来归纳，表为阳，里为阴；热为阳，寒为阴；实为阳，虚为阴。故有时候也把病态的动静和病情的进退，说成阴症和阳症，或说病在阳和病在阴，所以说阴阳为八纲的纲领。但在临症上常说的真阳虚和真阴虚及亡阳和亡阴，这就不是广义的名词，前人解释真阳、真阴皆属于肾，真阳即真火，真火虚者，右尺必弱，宜大补元阳，不可伤其阴气，忌凉润，恐助阴邪，尤忌辛散，恐伤阴气，只有甘温益火，补阳以配阴；真阴即真水，真水虚者，脉必细数，宜大补真阴，不可伐其阳气，忌辛燥，恐助阳邪，尤忌苦寒，恐伐元阳，只有纯甘壮水，补阴以配阳。至于亡阳和亡阴的辨法，也须仔细观察症象，如汗出身反恶寒，手足凉，肌凉汗冷而味淡微黏，气微，脉浮数而空，此为亡阳；身畏热，手足温，肌热，汗亦热而味咸，气粗，脉洪大无根，此为亡阴。亡阳和亡阴是严重症候，大多在高热熏蒸、发汗过多，或吐泻过度、失血不止等情况下出现，多属危象。

八纲辨症的内容，包括了体表和体内的关系，指出了病症的性质和发展情况。辨症的最后阶段是为了治疗，分辨表里可以定出或汗或下，分辨寒热可以定出或温或凉，分辨虚实可以定出或补或泻。但是汗法有辛温发汗，有辛凉发汗；下法也有凉下、温下；其他温法、凉法、补法、泻法，也都有不同的用法。如何来确定具体的治疗方针，非把表里、寒热、虚实结合不可。比如表症和寒症、实症结合，便是一个表寒实症，就是体表感受寒邪的实症，可以针对着用辛温发汗法；或者里症和寒症、虚症结合，便是一个虚寒里症，就是由于体内阳气衰微而造成的寒症，可以采用温补的方法。诸如此类，表里、寒热、虚实的结合，在临症上有八个基本类型：即表寒实症、表寒虚症、表热实症、表热虚症、里寒实症、里寒虚症，里热实症，里热虚症。在这基础上还能化出八个错杂的类型：即表寒里热症、表热里寒症、表虚里实症、表实里虚症、表里俱寒症、表里俱热症、表里俱虚症、表里俱实症。在里症范围内还有几个复杂类型，即上热下寒症、上寒下热症、上虚下实症、上实下虚症、真寒假热症、真热假寒症、真虚假实症、真实假虚症，以及半表半里症、寒热错杂症、虚中挟实症等。病症的变化尽管多，但不外表里、寒热、虚实已甚明显，所以只要能掌握这八个纲领，便可以弄清楚。

上述变化，有的是常见的，有的比较少见，有的彼此之间没有很大区别，有的虽类似但必须分别。由于辨症是一项复杂而细致的工作，因此不厌繁琐，再作说明，以便触类旁通，灵活运用。

1. 表寒实症

风寒侵犯体表。主症为恶寒、头痛、体痛，脉象浮紧，发热或未发热。

2. 表寒虚症

卫气不充。主症为恶风畏寒，易出汗，汗出更冷。

3. 表热实症

外感温病初起。主症为恶风或不恶风，发热头痛，自汗或无汗。

4. 表热虚症

即阴虚潮热一类。主症为午后肌热，掌心热，自汗出。

5. 里寒实症

寒邪直中内脏。主症为腹痛泄泻，严重的四肢逆冷，脉象沉伏。

6. 里寒虚症

多由脾肾阳虚引起。主症为气怯疲倦，四肢不温，大便不实，脉象微弱，舌质胖嫩而不红润。

7.里热实症

外邪化热传里。主症为壮热，口渴烦躁，便闭溲赤，严重的神昏谵语。

8.里热虚症

多由肝肾阴虚引起。主症为掌心热，头晕，口渴，心烦不眠。如果出现潮热，参看表热虚症。

9.表寒里热症

外感寒邪，内有郁热。主症为寒热无汗，烦躁。又假寒症，怕冷、不欲衣被、烦渴引饮，亦属此类。

10.表热里寒症

寒积于内，热越于外，其热为假热，其寒为真寒。主症为身热不欲去衣被，畏风，泄泻，小溲清长。

11.表虚里实症

多由发汗伤表，邪传于里。主症为汗出恶风，胸痞硬满，噫气，呕恶。

12.表实里虚症

内伤之体，再感外邪；或表症误下，虽伤于里，表邪尚未内陷。主症为寒热，身体疼痛，气怯，脉象沉弱。

13.表里俱寒症

寒邪伤表，复中于里。主症为寒热，腹痛，泄泻。

14.表里俱热症

表邪化热传里，发热不退，反而增剧，参看里热实症。

15. 表里俱虚症

阴阳两亏。主症为多汗，畏寒，气怯，心悸，脉象结代。

16. 表里俱实症

外感寒邪，内停痰饮，或有宿食。主症为寒热，咳喘，或嗳腐，腹胀。又寒邪或热邪酿成的表里俱寒或表里俱热症，均属此类。

17. 上热下寒症

下焦有寒，上焦有热。主症为腹满足冷，口干，胸中烦热。又火不归元，浮越于上，症见足冷面赤，口干咽燥，亦属此类。

18. 上寒下热症

丹田有热，膈上有寒饮。主症为小溲短赤，痰多，胸中觉冷。

19. 上虚下实症

浊阴在下，清阳不升。主症为腹满泄泻，头晕目眩。

20. 上实下虚症

阳虚于下，痰饮阻上。主症为形寒足冷，尿频，咳痰，喘促。

21. 真寒假热症

参看表热里寒症。

22. 真热假寒症

参看表寒里热症。

23. 半表半里症

表邪传里而未成里症。主症为寒热往来，口苦，咽干。

24. 寒热错杂症

湿热内阻，或内有痰饮，表热内陷。主症为胸闷，口干不欲饮，小溲短黄，或烦热痞满，呕恶。

25. 虚中挟实症

体虚有邪，或邪恋，正气渐衰，均属此类。参看表虚里实、表实里虚、上虚下实、上实下虚等症。

对于任何急性热病，或内伤杂症在其发展过程中，均可用上面这些方法来诊断。在急性热病方面，例如伤寒初起便是表寒实症；若汗出过多而损及阳气，便是表寒虚症；若寒邪化热传里，便是里热实症；若传入半表半里之间，便是半表半里症；及至体力不支，而有泄泻肢冷、烦躁等症，则为里寒虚症或表热里寒症。又如肾泄(即五更泄泻)是里寒虚症，肺劳是里热虚症，痰饮咳嗽是上实下虚症。以上是八纲的综合运用，临症时就可根据这些来辨症论治，获得疗效。

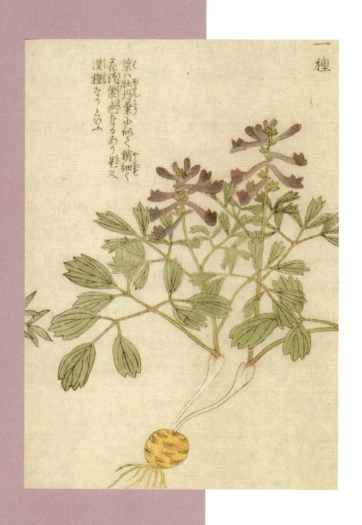

葉ハ牡丹葉の如く稍細く
花淡紫色なるあり其又
漢種なりといふ

二、六经

六经的意义，是把人体分作六个区域，在这六个区域内出现的症候作为六个类型。这方法最早见于《内经》，到《伤寒论》更细致地作出了有系统的分析和归纳。六经的名称为太阳、阳明、少阳，称作三阳；太阴、少阴、厥阴，称作三阴。分析归纳症状时，就根据其不同性质，凡呈亢奋现象的列于三阳，呈衰退现象的列入三阴。六经辨症，不但广泛地被用于外感病，而且内伤杂症也有很多地方可以引用。

1. 太阳脉症

症见发热恶寒，头项强痛，身疼腰酸，无汗，脉象浮紧。此为寒邪侵表的初期，概称太阳病。太阳病中有自汗、脉浮缓的称中风（即伤风）；伴有口渴而不恶寒，或恶寒轻微的则属温病。

2. 阳明脉症

外邪在太阳经不能及时解除，病邪向里发展。症见壮热，汗多，不恶寒，反恶热，口渴，脉象滑大。此时无形热邪弥漫肠胃，但肠内糟粕尚未成为燥屎，热而未实，称作阳明经症。若肠有燥屎，更见便秘、腹满，腹痛，烦躁谵语，甚至神志昏糊，热而兼实，称作阳明腑症。这是外感的第二期，邪已化火，具有一派热象，故称阳明病。

3. 少阳脉症

病邪从外传内，既不属于太阳表症，又不属于阳明里症，而在太阳、阳明的中间阶段。症见寒热往来，一天反复数次，口苦咽干，目眩心烦，呕吐不欲食，脉象弦数。因其处于半表半里之间，故称半表半里症。

4. 太阴脉症

三阳病都有发热症，三阴病以虚症为主，一般没有发热，相反地多呈寒象。太阴病的症状为：腹满自利，或腹痛喜按，口不渴，手足温，呕吐，食不下，脉缓而弱。

5. 少阴脉症

症见恶寒，四肢厥冷，下利清谷，神疲欲寐，脉象微细，这是阳气虚弱所呈现的全身虚寒症。故少阴病比太阴病更严重一步。但少阴主水火，阳虚则从寒化，阴虚又从火化，因而除上虚寒症外，也有心烦、不得卧及热利、咽痛等内热症出现。

6. 厥阴脉症

厥阴病是外感病的末期，邪正抗争的最后阶段。症状多阴阳错杂，寒症和热症混同呈现，如口渴不止，气上冲胸，心中疼痛觉热，饥不欲食，有时呕出蛔虫。特别是以厥热交替为特征。厥热交替，即四肢厥冷能自温暖，温暖后又厥冷，厥冷后又温暖。假使厥的时间多于热，或厥逆不复，预后不良；若热多于厥，厥去热回，是正气恢复，可望转机。

六经症状的出现，由于病邪的传变，这种由一经传变到另一经的现象，称作"传经"。传经与否的重要关键，决定于病邪和体力的对比。比如邪气盛，正气弱，传变的机会就多；正气盛，邪气微，传变的机会就少。还有体力强的传变多在三阳，体力衰弱的就容易传到三阴。所以传经不是六经皆传遍，有在太阳不传的，有仅传及阳明，也有传完三阳就痊愈的。

传经有一定的程序，即按照六经次序由太阳而阳明而少阳而太阴而少阴，终于厥阴，叫作"循经传"。也有不按次序，隔一经或两经相传，如太阳不传阳明而传少阳，或不传少阳而直传阴经，叫作"越经传"。越经传的原因，多由邪盛正虚，病邪乘虚窜入。此外，三阴病有不从阳经传入，一起即见太阴或少阴症状者，称作"直中"。直中的意思是病邪直接侵入，三阴都有直中的病变，但以太阴和少阴为多见。

六经各有主症主脉，临症上又往往错综出现，例如既有太阳表症，又有阳明里症；或太阳表症还没有完全解除，又出现了阳明里症。前者称作"合病"，后者称作"并病"。它的区别是，合病为两经或三经同时受邪，不是传变所致，遇到这类情况，就称为太阳阳明合病、三阳合病等；并病为一经未退又传一经，必须前一经症状还在，而又具备后一经症状，遇到这类情况，就称为太阳阳明并病、阳明少阳并病等。

用六经来辨症的基本精神已如上述，它不仅说明了外感病发展过程中的一般情况，也说明了六经之间是一个互相影响的整体。这样，可以从全面来观察外感病的发生和变化，从而掌握治疗规律，成为辨症中的一个基本方法。要学习六经辨症，必须对《伤寒论》下一番功夫。《伤寒论》的注解有百数十家，各有特长，比较简明而又能提纲挈领的可阅读尤在泾注的《伤寒贯珠集》。此外，柯韵伯的《伤寒来苏集》将方证分类，加减变化，眉目朗然，也可作为参考。

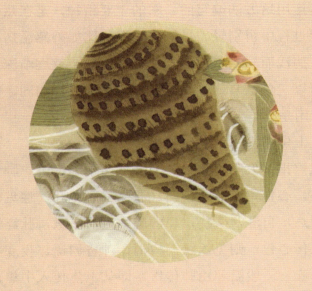

三、三焦（包括卫气营血）

三焦辨症法是六经辨症法的发展，《温病条辨》一书就是运用这方法编写的。它的主要精神，是在热性病整个发展过程中辨别轻、重、浅、深。比如外感温病初起在上焦，病浅而轻，顺次传到中焦和下焦，就逐渐深入严重了。所以三焦这名词虽与脏腑中三焦的名称相同，但其意义和作用是有差别的。

1. 上焦症状

上焦指手太阴肺和手厥阴心包两个经、脏。肺司气而主皮毛，心包主血而通神明。温邪首先犯肺，症见微恶风寒，身热，自汗，头痛，口渴或不渴，咳嗽，脉浮滑数。假使热传心包，则见烦躁，口渴，神昏谵语，夜寐不安，舌色绛赤。一般温邪由肺传胃，即从上焦传入中焦，称作"顺传"，若迅速由肺传心包，即由气传血，称作"逆传"。

2. 中焦症状

中焦指足阳明胃和足太阴脾两个经、脏。阳明主燥，太阴主湿。上焦温邪传入阳明，症见壮热，多汗，日晡更炽，面目俱赤，呼吸气粗，大便闭结，小溲短赤，口干引饮，舌苔黄糙，或黑有芒刺。若传入太阴，则见身热不甚，午后较重，头胀，身重，胸闷不饥，泛恶欲呕，小便不利，舌苔白腻或微黄。在这时期，热甚或湿热熏蒸，皮肤出现斑疹或白痦，并狂妄谵语或神识似明似昧。

3. 下焦症状

下焦指足少阴肾和足厥阴肝两个经、脏。肾主阴，肝主血。温邪传到这阶段，往往从津枯液涸而进一步伤血耗阴。在肾为昼日较静，夜间烦躁，口干不欲多饮，咽喉痛，或生疮不能言语，下利，小溲短赤。在肝为厥热交替，心中疼热，懊侬烦闷，时作干呕，或头痛吐沫，嘈杂不能食。在上则口干糜烂，在下则泄利后重。或风动痉厥，囊缩，腹痛等。

把三焦辨症和六经辨症作一对比，不难体会三焦自上而下，是一个纵的关系，六经从表走里，是一个横的关系。假如把这两种方式联在一起，则纵横的交点，在三焦为中焦，在六经为阳明和太阴，原是一处。故温病的阳明症与伤寒的阳明症，温病的太阴症与伤寒的太阴症，本质上没有什么差别，尤其是寒邪化热后的阳明症与温病根本相同，仅温病的太阴症属于湿热，伤寒的太阴症属于寒湿，病邪有所不同而已。再从六经中的太阳来看，也不能离开上焦肺。同样，六经中的少阴和厥阴也就是下焦肝、肾。正因为此，三焦和六经虽然是两种辨症方法，各有突出的地方，也有共同之点，在临症上经常结合使用。

在运用三焦来辨症的同时，辨别卫、气、营、血也是极其重要的一环。卫、气、营、血是跟三焦来的，表示病变浅深的四个层次，所以习惯上称为卫分、气分、营分和血分。最浅是卫分，其次是气分，从此深入为营分，最深为血分。病邪的出入于卫、气、营、血，和三焦的传变有密切关系。

1.卫分症状

皮毛受邪，内合于肺，症见发热，微恶风寒，鼻塞，咳嗽，舌苔薄白等。上焦病初期皆属卫分，也就是表症。

2.气分症状

表邪入里，症见壮热，口渴，脉象滑数或洪大，舌苔由白转黄。中焦阳明症状皆属气分，也就是里症。

3.营分症状

邪在上焦而逆传心包，症见烦躁，神昏谵语，或邪在中焦而出现斑疹和神昏谵语等。这些症状，也就表示传营分。此时诊断上最可靠的症象，为舌质红绛。

4.血分症状

热邪入血，症见狂妄、神昏谵语，痉挛抽搐，外有斑疹，内有吐、衄、便血，脉象细数或弦数，舌质深绛少液。这些症状，在三焦分症时，是属于下焦病。

三焦和卫、气、营、血的辨症方法，始于叶天士，他明白地指出："温邪上受，首先犯肺。"又说："卫之后方言气，营之后方言血。"在治疗方面更扼要地指出，邪在卫汗之可也，到气方可清气，入营尤可透热转气，入血乃恐耗血动血，直须清血散血。由此可以理解三焦和卫、气、营、血有密切联系，都是中医的一套诊治方法。为了更明确它的意义，便于掌握运用，再作综合的解释如下。

在整个外感温病过程中，可分四个时期。

第一，恶寒期。这是温病的最早阶段，先觉形寒怕风，微有身热或午后较高，兼见头痛，咳嗽，四肢酸痛，自汗或无汗，口干或不干，舌苔薄白。由于邪在上焦，上焦属肺，肺又主卫，故称上焦病，也即邪在卫分，与一般所称的表症同。既然邪在表分，应当疏散表邪，所以有一分形寒怕风，就有一分表症。即使形寒怕风已减，身热稽留而没有其他病变，还是属于上焦卫分。

第二，化热期。主要症状是形寒怕风消失后，身热增高，随着口燥，烦闷，小溲黄赤，或者咳嗽加剧，这是化热的开始，一般来说，热邪仍在上焦卫分。接着身热转炽，恶热，多汗，渴欲冷饮，脉象滑大，舌苔变黄，则热邪已从上焦转入中焦，已从卫分转入气分。中焦属胃，胃为阳明，治疗当用清热透邪为主。便闭的可用泻下法。

第三，入营期。热郁中焦，由气入营，开始舌质红绛，夜不安寐。有三种特征，即神昏谵语，斑疹或口鼻出血。此时温邪虽然仍以中焦为根据地，但已波及心包，心包属血，故称营分。温病至此，渐向恶化，实为病势进退重要关头，治宜清热之中加入凉血药，犹可望其回转气分。

第四，伤阴期。温邪经久，无不伤津伤阴，伤津多在中焦比较轻，伤阴多在下焦最重。肾阴肝血受损，舌光干绛，从而虚阳妄动，引起痉厥、四肢抽搐等症。此时也称作邪入血分。血分不是单指血液，包括真阴在内，故必须大剂滋阴潜阳。温病的死亡，以这一时期为最多。

如上所述，可以体会到：三焦是指发病的部位，卫、气、营、血是指病变的轻重浅深。论三焦不能与卫、气、营、血分开，论卫、气、营、血也不能与三焦分开。但是对上、中、下三焦部位和卫、气、营、血四个阶段的本身，应当划分清楚，在治疗上才不致模糊。

关于三焦辨症法，可阅读叶天士的《外感温病篇》（载《温热经纬》内）以及吴鞠通的《温病条辨》。

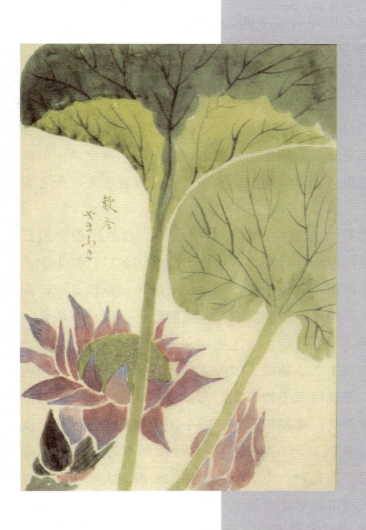

四、病机

"病机"这名词首见于《内经》，是一种症状分类法。

《内经》在重视色脉等诊法的同时，也极其重视症状。病机是从复杂的症状中提出纲领，作为辨症求因的依据。所以说："谨守病机，各司其属，有者求之，无者求之。"

《内经》提出的病机只有十九条，都是指的一般症状，不是固定的一种病。它所指出的病因虽以六淫为主，但也可以应用于其他杂症。如说：一般风症震颤晕眩，都属肝经。一般湿症浮肿胀满，都属脾经。一般痛痒疮疡，都属心经。一般气症，喘逆痞闷和一般肺痿、气喘、呕吐等症，都属于上焦肺经。一般寒症，收缩拘急和一般四肢厥冷，二便或闭或不禁等症，都属于下焦肾经。一般急性筋脉强直等症，都属风邪。一般小便清利，无热感及无沉淀等症，都属寒邪。一般痉病，颈项强直等症，都属湿邪。一般腹内有声、中空如鼓等症，一般腹大胀急和一般吐酸、泻利迫急等症，都属热邪。一般热症，昏闷抽搐；一般口噤、鼓颌战栗、不能自主等症；一般逆行上冲等症；一般躁乱狂妄、精神失常等症；一般浮肿、酸疼、惊惕等症和一般转筋、反张、小便浑浊等症，都属火邪。后来刘完素又补上一条：一般枯涸不润、筋脉干劲、皮肤皲裂等症，都属燥邪。

十九条当然不够全面，但在临症上起着很大启发和指导作用。主要是有了这样一个概念，可以在这范围内反复推求发病原因。比如遇到以头晕、目眩、手臂抖颤为主诉的病人，初步印象是一个肝经病，从而以四诊法来诊断其是否符合于肝经病，然后进一步分析其虚实寒热，并观察有无其他因素夹杂。所以《内经》说："有者求之，无者求之。"又说："盛者责之，虚者责之。"必须体会《内经》的精神，对每一个病症从正、反两个方面来考虑。如果认为所有疾病的病机只有那么几条，又是片面地做出肯定，那就成为毫无意义的教条了。

通过八纲、六经、三焦以至病机的学习后，我们以为还应该学一学中医对症候的比类。中医诊断着重于辨症，但是单凭一个症状是没有意义的。必须把几种类似的症状加以比较和区别。比如发热症，有恶寒发热，有发热不恶寒，有往来寒热，有潮热，有骨蒸，有烦热，有白天发热，有夜间发热，有发热自汗，有发热无汗。又如汗出，有自汗，有盗汗，有只有头部出汗，有手足心出汗，有汗出恶寒，有汗出味咸，有汗出不止。分析这些症状的性质，就有表虚症、表实症、寒症、热症、阳症、阴症等，不加仔细分辨，无从做出诊断。症候是建筑在症状之上，只有分析症状，才能定出症候。徐灵胎曾说过："症之总称为病，一病必有转症，如太阳伤风是病，其恶风、身热、自汗、头痛是症，这些都是太阳病的本症，合之而成为太阳病。如果太阳病而又兼泄泻、不寐、心烦、痞闷，则又为太阳病的兼症。又如疟疾是病，往来寒热、呕吐、口苦是症，合之成为疟，倘疟而兼头痛、胀满、咳逆、便闭，则又为疟的兼症；如果疟而又兼下痢一日数十次，即又不是兼症而是兼病，因为疟是一病，痢下又是一病，二病各有本症。以此类推，不可胜举，病之与症，不可不求其端而分其绪云云。"这说明了要认识一个病、一种症候，必须先把类似的症状辨清，并将每一个病和每一种症候的症状联系起来。有关这些方面的资料，可参考成无己所著《伤寒明理论》，他就伤寒症状进行了分辨，并与六经辨症互相结合。

第二节　诊法

一、望诊

中医的诊断方法分为望、闻、问、切，称作四诊。

望诊是凭医生的视觉，观察病人的精神、气色、舌苔，及形态和全身各部分情况。

1. 精神

精神的强弱，基于正气的盛衰，正气充实则精神不疲，目光精彩，言语明朗，神思不乱，呼吸平静，虽有临时急症，预后多良。反之，正气衰弱则精神萎靡，目光黯淡，言语低怯，神思不定，呼吸气促，虽然临时病势不重，但须防生变端。

精神充实的病人，信心高，自主力强，少忧虑，耐痛苦，对疾病能做坚强的斗争，这对治疗是一个有利的条件。

2. 气色

察色包括面部和全身皮肤。[气色]分为青、赤、黄、白、黑五种，依据五行学说分属五脏，并将内脏分配在面部各部。比如赤为火之色，主热，就认为肝热病者左颊先赤，肺热病者右颊先赤，心热病者颜先赤，肾热病者颧先赤，脾热病者鼻先赤。这些有其准确的一面，但不能执此一端论定。

临症上常见的：面部色青，为小儿急惊，为痰喘重症；青黑为寒痛；色白为气虚，为亡血；色黄为湿气，兼目黄为黄疸；色赤为肝火上逆，为阳明实热，色赤独见两颧者为阴虚火亢；色黑为水气，为女劳疸，妇女眼眶四周色黑者为带下病。

在察色的同时必须察气，气分浮沉、清浊、微甚、散抟、泽夭五类。其色现于皮肤间的为浮，主病在表；隐于皮肤内的为沉，主病在里；明朗的为清，主病在阳，重滞的为浊，主病在阴；浅淡的为微，主病轻，深浓的为甚，主病重；疏散的为散，主病将愈；凝聚的为抟，主病未已；鲜明的为泽，主病吉，枯槁的为夭，主病凶。通过气的观察，对于色的诊断将会有更深入的认识，例如风温病的面色多清朗，出现红色亦浮泛在表；湿温病则面色晦浊，黄而带黑。又如黄疸病，黄而鲜明如橘子色的为阳黄，黄而像烟熏的为阴黄。

察色不仅于诊断病邪有用，与正气亦极有关系。凡是营养缺乏的病人，面上不会有华色，疲劳过度的、久病体弱的也不会容光焕发。所以气色相合，可以鉴别疾病，也可测知病人体力的强弱。

除了气色相合以鉴别疾病外，还可以与症候结合起来以验气色的顺逆。例如胁肋胀痛，或小儿惊痫抽搦，均为肝病，色以青黄而泽为顺，纯白为逆；咳嗽气喘，或盗汗遗精，或骨蒸痨热，均为肺肾虚症，色以黄白为顺，纯赤为逆。

3.舌苔

察舌是望诊中重要的一环。舌和苔的定义：舌是舌质，苔是舌质上的一层薄垢，有如地上所长的莓苔，故称舌苔。看舌质是辨别脏气的虚实，看舌苔可以辨别胃气的清浊和外感时邪的性质。总的说来，观察舌质和舌苔的变化，能知疾病的性质及正气和邪气的消长情况。

其次，当知舌苔的分部。以五脏来分，舌尖属心，舌根属肾，中心属肺胃，两旁属肝胆。以三焦来分，舌尖属上焦，舌中属中焦，舌根属下焦。

在谈病理的舌苔之前，应首先谈一下正常的舌苔。正常人的舌苔，除了个别人的舌苔因体质及嗜好等不同不尽一致外，一般以舌地红润，上罩薄白苔，不干不湿为标准。但多痰多湿的人，舌苔往往较厚；阴虚内热体质的人，舌苔多带微黄；嗜酒吸烟的人，舌苔比较黄腻，或带灰黑；吃奶的婴儿又多白腻带滑。还有属于先天性的舌光无苔，或舌苔花剥，或舌多裂纹，必须一一问明，只要平常如此，也无病征，都属正常范围。

察舌是相当细致的，舌与苔须分看，又须合看。兹为便于说明，分述如下。

（1）舌质：分淡、红、绛、紫、蓝五色。质地淡白为虚寒症，或为大失血后极度贫血的现象。鲜红为温热症，或为阴虚火旺。舌尖红为上焦热盛，或心火上炎；舌边红为肝热。红甚为绛，即深红色，多为邪热入营。紫红为三焦俱热极，紫而晦暗为瘀血蓄积，淡紫而青，并较湿润者为寒邪直中肝肾的阴症。蓝舌亦称青舌，蓝而滑者为阴寒症，干燥者为瘀热症，均为凶险之候。

（2）舌苔：分白、黄、灰黑色。①白苔：薄白而滑，为感冒初起；白滑黏腻，为内有痰湿；白而厚腻，为湿浊极重；白如积粉，为温疫秽浊重；白腻如碱，为食滞挟湿浊郁伏。白苔在外感上多为表症。②黄苔：淡黄而不干者，为邪初传里，黄腻为湿热；黄而垢腻，为湿盛于热；老黄焦裂，为热盛于湿。③灰黑苔：但灰而薄腻滑润，为停饮或直中阴寒；灰之甚为黑，黑苔干燥，为热炽伤津，火极似水，滑润者则为阳虚寒盛，水来克火。

饮食能使舌苔变色，如初进豆浆、牛奶多见白腻；饮橘子汁多变淡黄；食青果、酱菜等多变灰黑。这种变色，大多浮在舌苔之上，不关舌质，称为"染舌"，于诊断上不足为据。

除了观察舌质和舌苔的颜色外，还要辨别老嫩、干润、软硬、战痿、厚薄、松腻、荣枯、胀瘪。舌坚敛苍老属实，浮胖娇嫩属虚；干为津枯，润为津液未伤；软属气液自滋，硬属脉络失养；战为颤动，属虚属风，痿为软不能动，属正气虚弱；苔薄属表邪初感，厚属里邪已深；松者无质，属正足化邪，腻为有地，属秽浊盘踞；荣为有光彩，病见皆吉，枯为无神，病见多凶；胀为胖肿，属水湿，瘪为瘦缩，属心虚或内热消烁。

舌上全部无苔，称作光舌，多为阴虚，光如去膜猪腰，为肝肾阴分极伤。舌苔中间缺少一块，称作剥苔，赤为阴虚有热；剥蚀斑剥的，称作花剥，多为温疫湿热伤阴。舌光有裂纹，或舌苔燥裂，均为津液损伤，舌生红刺或红点，均为内热极重。舌起白点如泡，饮食刺痛，称作疳，为胃热；生白衣如霉腐，逐渐蔓延，称作糜，多见于热恋阴伤之症。

当分别观察舌质和舌苔变化以后，两者必须结合考虑，才能全面。例如舌绛是邪热入营，倘兼黄白苔者，为气分之邪未尽；白苔红底，为湿遏热伏，不可一味清营。又如舌腻是湿，黄是入胃化热，倘然厚腻而黄，舌质不红，仍以化湿为要；相反地，舌腻不润，舌质已露娇红，便须防止化热伤津，虽厚不可用辛燥化湿。诸如此类，变化极多，不能专顾一面。

4. 形态

观察病人的形体姿态动作，对于诊断上也有很大的帮助。如肥人多痰湿，瘦人多内热；一臂不举为痹，半身不遂为中风；膝部屈伸不便，行时偻俯，为筋病；不能久立，行时振掉为骨病；卧时身轻能转侧的为阳病，身重不能转侧的为阴病；常屈一足或蜷曲而卧的多为腹痛症；循衣摸床，撮空理线，为神气散乱；四肢拘急，角弓反张，为痉病及小儿惊风等。

5. 其他部分

目赤为热，目黄为黄疸，目斜视者多为肝风。鼻塞流涕为感冒，鼻孔干燥，黑如煤熏为阳毒热深，鼻孔煽张为肺风或肺绝。口噤不语为痉，口角㖞斜为中风。

凡是目力所能观察到的地方，都属望诊范围，望法是诊断的第一步。

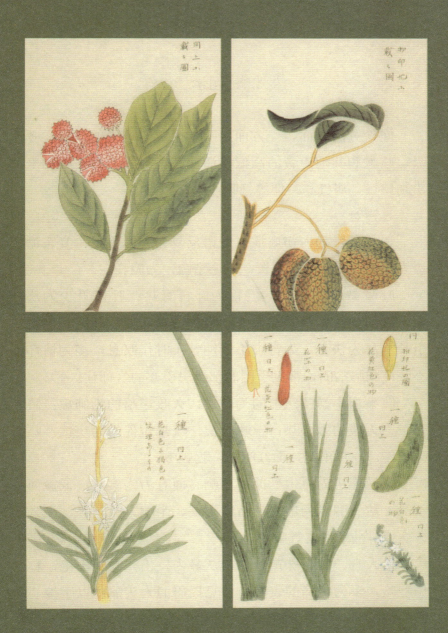

二、闻诊

闻诊分两方面，一方面用听觉来听取病人的语言、呼吸、咳嗽和其他声音的高低、清浊等；另一方面用嗅觉来辨别口气、病气和二便等气味。

1. 声音

语气低微为内伤虚症；细语反复为神思不足；妄言谵语为热盛神昏；高声骂詈，不避亲疏，为癫狂症。

呼吸微弱为正虚；气粗为肺胃有热；呼多吸少为痰阻；喉间如拉锯声为痰喘症；吸气困难，似欲断绝，但得引长一息为快者，为肾虚不能纳气；时作叹息，多为情怀不畅；胸膈痞闷，常见于因悲郁忧思引起的气郁症。

咳嗽病中暴咳声嘎的为肺实；久咳声喑的为肺虚；咳时费力无痰的为肺热；一咳有痰，气息短促的为痰饮；咳嗽顿作，连声不绝，面红呕恶，为顿嗽。

呃逆连声为胃中受凉；声响亮而有力为实热；低微而不能上达于咽喉为虚寒；断续不继、半晌方呃一声，多为久病或时病后期胃气将败。

病人有一种特殊声音，常从鼻内发出，嗯嗯不绝，称作呻吟，多为疼痛的表现；兼见攒眉的为头痛；以手按心的为胸脘痛；两手叉腰而转侧不便的为腰痛。

2.气味

口内出气秽臭的为胃有湿热；嗳气带酸腐气的为胃有宿食；痰有腥秽气的为肺热，臭甚而咯出脓样者为肺痈。

大便酸臭溏薄为肠有积热食滞；小便腥臭浑浊为膀胱湿热；矢气奇臭，多为消化不良。

病气，就是病人所特有的一种酸臭的秽气，常见于时病热症及瘟疫病。体弱者闻之极易感染。如温病得汗，身热不解，先有汗酸臭；当发疹发斑时期，其气更重。瘟疫病则一开始即有病气触鼻。

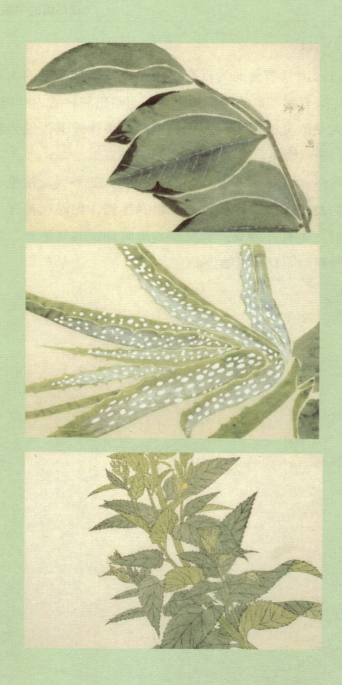

三、问诊

诊病必须了解病人的生活习惯、精神状态，以及发病、转变的情况，必要时还得了解其家族史及个人的已往病史。一般在临症上都以发病过程和自觉症状为主要的问诊内容，问诊时有一定的程序，张景岳曾作十问歌："一问寒热二问汗，三问头身四问便，五问饮食六问胸，七聋八渴俱当辨，九因脉色察阴阳，十从气味章神见。"十问里包括了外感和内伤的辨别，简释如下。

1. 寒热

有寒热的多为表症、外感症，无寒热的多为里症、内伤杂症；发热恶寒的为病在阳，无热恶寒的为病在阴。进一步还可结合其他症状加以分析，如发热恶寒兼头身疼痛的为太阳病；发热不恶寒兼口渴的为阳明病；寒热往来兼口苦、咽干、目眩的为少阳病。亦有不发热而但恶寒、手足常冷的为虚寒症；潮热或一阵烘热、手足心灼热的为虚热症。此外，对发热的时间也应加分辨，早减暮盛为时邪；早退暮起或早起暮退为虚劳；起伏定时，一日一发、二日一发、三日一发的为疟疾。

2. 汗

汗与寒热有密切关系，如外感发热无汗是伤寒，有汗是伤风，汗出热减是病渐衰，汗后热反增高是邪渐入里。虚症中的阴虚盗汗，汗后感觉疲乏；阳虚自汗，汗后感觉身冷。更有表症发汗，汗出不止，热骤降而恶寒转甚，称为亡阳，有虚脱危险；也有发汗战栗，汗出类似虚脱而安卧脉静，称为战汗，是疾病转机之征，不必惊惶。若汗出如珠如油，四肢厥冷，脉伏，为垂亡之象，称作绝汗。

3. 头

头痛无休止、有寒热的多为外感，头项痛属太阳，前额痛属阳明，两侧痛属少阳，巅顶痛属厥阴。痛有间歇，兼有眩晕重胀的多为内伤杂症，痛胀觉热的属肝火，眩晕畏光的属肝阳，痛剧面青的属肝寒，头重昏沉响鸣的属脑虚。痰湿内阻，清阳不升，亦能使人晕眩，但多兼舌腻恶心。

4. 身

一身酸痛，有表症的多为外感，汗出即减；不兼寒热，痛在关节，或游走四肢，为风寒湿痹，常与气候有关；手足麻木，或身体一处麻木的为气虚；仅有手大指或食指觉麻木，延及肘臂的为中风先兆。多卧身痛不舒，活动后轻减的为气血不和；身痛而重，举动不便的为湿阻经络。

5. 大便

便闭能食者为阳结，不能食者为阴结；腹满胀痛的为实症，不满不胀的为虚症；久病或老人、产妇经常大便困难，为血枯津燥；先干后溏为中气不足；大便常稀为脾虚；每逢五更天明泄泻的为肾虚；泄泻腹痛，泻下臭秽的为伤食；痛一阵泻一阵，泻下黏秽赤白，里急后重的为痢疾；骤然呕吐，水泻不止，肢麻头汗的为霍乱。

6. 小便

小便清白为寒，黄赤为热，浑浊而不爽利为湿热。频数不禁为虚症；溲频而口渴多饮为消渴；溲时淋沥，茎中刺痛为淋症；小便不通，腹内胀急为癃闭。凡泄泻病人小便必少，小便渐长则泄泻将愈。

7. 饮食

胃主受纳，脾主消化。能食易饥为胃强，食入难消为脾弱；饮食喜冷为胃热，喜温为胃寒；食入即吐为热症，朝食暮吐为寒症。小儿恣食，腹痛，形瘦，多为虫积；孕妇见食恶心，为恶阻，此乃生理现象。口苦为肝胆有火，口甘为脾有湿热，口酸为肝胃不和，口咸为肾虚水泛，口淡多清水为胃寒。

8. 胸

胸膈满闷多为气滞；懊恼嘈杂多为热郁；胸满痛为结胸；不痛而胀连心下为痞气；胸痛彻背，背痛彻心，为胸痹症。询问胸部症状必须联系脘腹两胁，如脘痛属胃，得食胀痛为实，食后痛缓为虚。腹痛属肠，痛而拒按为实，痛时喜按属虚。胁痛属肝，暴痛在气，久痛入络。

9.耳聋

暴聋多实，为肝胆之火上逆；久聋属虚，为肝肾阴分内亏。耳聋初起往往先有耳鸣，如潮声风声的为风热；如蝉声联唱的为阴虚；也有流脓作胀，似鸣似聋的为肝经湿热。

10.口渴

口干能饮为真渴，胃中有火；不能饮，饮亦不多，为假渴，胃中有湿。渴喜凉饮者为胃热，反喜热饮者为内寒。

在问诊中，睡眠好坏，也应注意。如失眠多为虚弱症；眠短易醒为神不安；睡中多梦为相火旺；梦中惊呼为胆气虚；胸膈气闷，寐不得安为湿痰内阻。

此外，记忆力是否衰退、性欲是否正常、有无遗精等，只要与病症有牵涉，都应问及，不厌求详。

对于女病人，在问诊时，当问其月经调与不调，如经期超前，色鲜红者多属热；经期落后，色瘀紫者多属寒；经行量少色淡者多属虚；经前腹痛，涩少挟瘀者多属气滞。倘经行感冒发热，或发热中经水来潮，神识不清，为热入血室。在一般情况下月经停止，已婚者须考虑是否受孕。

小儿科古称哑科，这是因为一般不能直接昕到病孩主诉的缘故。但也不能放松问诊，必须详询病孩的家长。除了询问发病时间、病情经过等外，对于曾否种过牛痘、患过麻疹，也应注意。

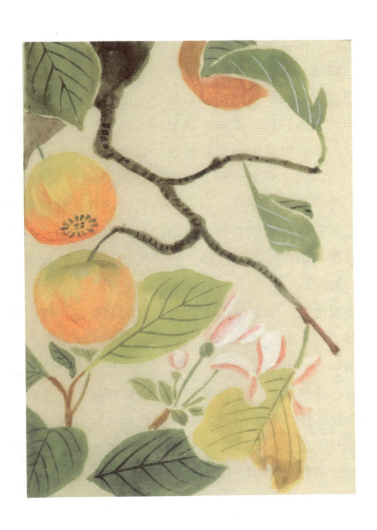

四、切诊

切诊以按脉为主，并包括其他触诊在内。

1. 切脉

切脉采取两手寸口即掌后桡骨动脉的部位，用食指、中指和无名指轻按、重按，或单按、总按，以寻求脉象。每手分三部，以掌后高骨作标志，定名为"关"，关之前名"寸"，关之后名"尺"，两手寸关尺共六部，称为左寸、左关、左尺，右寸、右关、右尺。这六部分都是候测内脏之气的。左寸候心和心包络，左关候肝和胆，左尺候肾和膀胱、小肠；右寸候肺，右关候脾和胃，右尺候肾和命门、大肠。

一般地说，脉象分二十八种，它的名称是：浮、沉、迟、数、滑、涩、虚、实、长、短、洪、微、紧、缓、芤、弦、革、牢、濡、弱、细、散、伏、动、促、结、代、疾。这些脉象，大多是相对的，如以浮和沉分表里，迟和数分寒热，涩和滑分虚实，其他均从这六脉化出。例如：浮而极有力，如按鼓皮为革；浮而极无力，如绵在水为濡。沉而按之着骨始得为伏；沉而坚实为牢；沉而无力，细按乃得为弱。浮中沉均有力，应指幅幅然为实；浮中沉均无力，应指豁豁然为虚；浮取大、按之中空，如葱葱为芤。迟而细短，往来涩滞为涩；一息四至，往来和匀为缓；缓而时止为结；数而在关、无头无尾为动；数而时一止为促；每一息七至八至为疾；迟数不定、止有常数为代；至数不齐、按之浮乱为散。滑而如按琴弦为弦；来往有力如转索为紧；不小不大，如循长竿为长；来盛去衰、来大去长为洪；涩而极细软、按之欲绝为微；如微而细为细；如豆形应指即回为短。因此，浮沉、迟数、涩滑是二十八脉的纲领，学习切脉应当先从这六个纲领入手，比较容易体会和理解。兹列表如下：

浮（轻按即得）

革：浮而极有力

濡：浮而极无力

实：浮中沉均有力

虚：浮中沉均无力

芤：浮取大、按之中空

沉（重取应指）

伏：按至着骨始得

牢：沉而坚实

弱：沉而无力、细按乃得

迟（一息三至以下）
- 缓：一息四至
- 结：迟而歇止
- 代：止有常数
- 散：止数不齐、按之浮乱

数（一息五至以上）
- 动：关上动数、无头无尾
- 促：数而歇止
- 疾：一息七至八至

滑（往来流利）
- 弦：如按琴弦
- 紧：来去有力
- 长：不大不小、过于本位
- 洪：大而来盛去衰

涩（往来涩滞）
- 短：应指即回、不能满部
- 微：极细而软、按之欲绝
- 细：细而较微有力

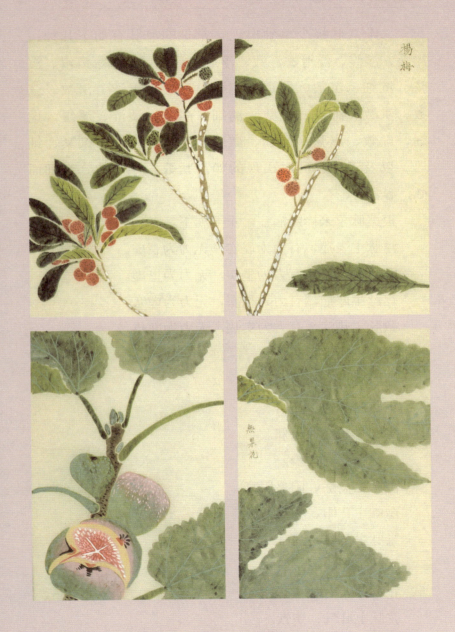

楊梅

無花果

　　二十八脉极少单独出现，常见的兼脉有如下几种：浮紧、浮缓、浮滑、浮数、浮迟、浮大。沉紧、沉滑、沉弦、沉细、沉数、沉迟、沉微。迟缓、迟涩。滑数、弦数、洪数、细数。濡数、濡细、濡滑、濡涩、濡缓。虚细、虚数、虚弦。微细、微弱。弦紧、弦细。细紧、细迟。以及三种脉同时出现的如浮紧数、浮滑数、沉细而微，等等。

　　根据脉象来诊断病症，主要如下。

　　浮脉主表症，有力为表实，无力为表虚。

　　沉脉主里症，有力为里实，无力为里虚。

　　迟脉主寒症，有力为积寒，无力为虚寒。

　　数脉主热症，有力为实热，无力为虚热。

　　滑脉主痰症、热症。

　　涩脉主血少、血寒。

　　虚脉主虚症、伤暑。

　　实脉主实症、火邪。

　　短脉主元气虚少。

　　洪脉主热症、阳盛阴衰。

　　微脉主亡阳、气血两虚。

　　紧脉主寒症、痛症。

　　缓脉主无病、湿气。

　　芤脉主大失血。

　　弦脉主肝气、痰饮。

革脉主表寒、中虚。

牢脉主坚积。

濡脉主阳虚、湿病。

弱脉主阴虚。

细脉主血少、气衰。

散脉主肾气衰败。

伏脉主病邪深伏。

动脉主惊症、痛症。

促脉生火亢。

结脉主寒积。

代脉主脏气衰败。

疾脉主阳邪亢盛、真阴欲竭。

诸脉各有形象，各有主症，因多错综出现，必须进一步探求，才能应用于临症。如：浮紧为伤寒，浮缓为中风，浮虚为伤暑，浮芤为失血，浮数为风热。沉细为虚寒，沉数为内热，沉紧为冷痛，沉弦为伏饮，沉迟为痼冷。浮迟为表寒，沉迟为里寒，迟涩为血少，迟缓为寒湿。滑数为实热，弦滑为肝火，细滑为阴虚内热，浮滑为风痰，沉滑为宿食，滑大为胃热。细缓为湿痹，缓弱为气虚。这都是显示邪正的盛衰、病邪的性质和发病的部位，故必须与症候密切结合，观察其是否脉症符合为要。

辨别二十八脉不是简单的事，必须通过临症慢慢体会。兹录前人二十八脉总括以便记诵："浮行皮肤，沉行

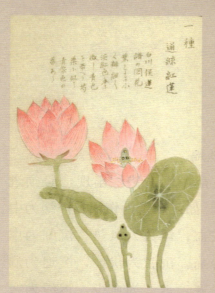

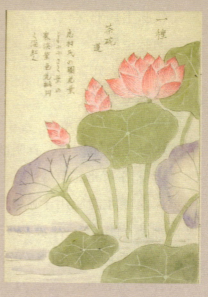

一種
通線紅蓮

一種
茶碗蓮

肉骨。浮沉既谙，迟数当觉，三至为迟，六至为数。浮沉迟数，各有虚实，无力为虚，有力为实。迟数既明，部位须识，濡浮无力，弱沉无力(即浮而无力为濡，沉而无力为弱)，沉极为牢，浮极为革，三部皆小，微脉可考，三部皆大，散脉可会，其名曰伏，不见于浮，惟中无力，其名曰芤。部位既明，至数宜晰，四至为缓，七至为疾，数止曰促，缓止曰结。至数既识，形状当别，紧粗而弹，弦细而直，长则迢迢，短则缩缩，谓之洪者，来盛去衰，谓之动者，动摇不移，谓之滑者，流利往来，谓之涩者，进退艰哉，谓之细者，状如丝然，谓之代者，如数止焉，代非细类，至数无时，大附于洪，小与细同。"

二十八脉之外，尚有七怪脉：一曰雀啄，连连凑指，顿有顿无，如雀啄食之状；二曰屋漏，如残溜之下，良久一滴，溅起无力；三曰弹石，来坚而促，来迟去速，如指弹石；四曰解索，脉来动数，随即散乱无序；五曰鱼翔，脉来头定而尾摇，浮浮泛泛；六曰虾游，脉在皮肤，如虾游水面，杳然不见，须臾复来；七曰釜沸，有出无入，如汤涌沸，息数俱无。这些脉象均为心脏极度衰竭，表示生机已绝，多属死候，在《内经》称作"真脏脉"，言其毫无冲和之象，表示胃气已绝。

2. 触诊

一般是触按胸腹和手足，如心下满症，按之坚实疼痛的为结胸，按之濡软不痛的为痞气。又如腹满拒按，按之作痛的为实为热；喜按，按之不痛的为虚为寒；腹胀叩之如鼓者为气胀，皮肤薄，按之如糟囊者为水胀。

手背热为外感，手心热为阴虚；手足温者病轻，手足冷者病重；足肿按之窅然不起者为水；趺阳脉按之微细者为后天生气衰弱。

切脉之道，比较精微，非深入体会，不易辨别。开始临症切脉，有两点应当注意。首先，心神安定，切忌浮躁，先举、后按、再寻，举是轻手取脉，按是重手取脉，决定其浮沉，然后不轻不重寻求其形象。其次，从症候来结合脉象，是否相符，比如阳症应见阳脉，阴症应见阴脉，是为脉症符合；如果外感症而脉见细弱，或虚弱症而脉见滑大，脉症不符，预后一般不良，临症时切宜注意。

四诊必须联系，四诊与症候也须密切结合，前人有舍脉从症，也有舍症从脉，作为治疗的紧急措施。实际上这种措施，是根据四诊的结果，通盘考虑后所做出的决定。四诊中又以切脉和望舌最重要，如欲进一步学习，一般可阅《四诊抉微》《濒湖脉诀》和《伤寒舌鉴》诸书。

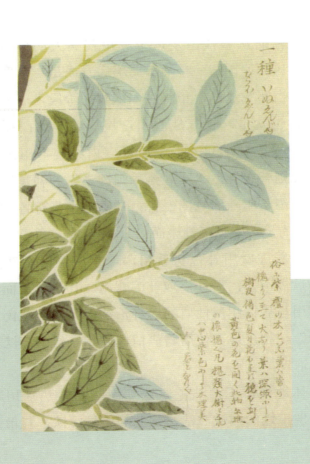

第三节　治法

一、正治和反治

中医治病从整体出发，十分重视病人的体力——正气，和发病的原因——邪气，把疾病看成是一个邪正相搏的过程。当邪气退却，正气进入恢复的阶段，这一斗争才算结束。也就是，正气战胜了，疾病便痊愈；邪气战胜了，就会导致病重和死亡。所以《内经》提出了一个纲领："虚则补之"，"实（盛）则泻之"。补是扶持正气的不足，泻是驱除邪气的侵害；补泻之中又有各种方法，但目的只有一个，恢复健康而已。

针对着虚就用补，实就用泻，虚实同时存在，就考虑先补后泻，先泻后补，或补泻兼施。凡是从正面进行治疗，使用与病情相反性质的一种治法，不论补或泻，都叫"正治"。相反地，使用与病情性质相一致的治法，则称为"反治"。

具体地说，正治法就是寒症用热药，热症用寒药；又如症现干燥的用滋润法，拘急的用舒缓法，耗散的用收敛法。反治的用处比较少。其实反治并非真正顺从病情来治疗，表面上治法的目的似与病情同一方向，细究之，与病因仍然是相反的。例如虚性胀满症之属于消化机能迟钝的，给予补剂，而不予理气消导药，这是因为病由虚症引起，不加强其机能无从改善其症状。又如下痢症之属于积滞内阻的，给予泻剂，不予固涩止泻药，也是因为由积滞引起，不予清除无法制止，即使暂时制止，日后仍然复发。还有疾病严重时往往出现假象，如寒盛的格阳于外，发现烦躁不安的现象，倘以凉药治其烦躁是增加其病根，但直接用大热之药又将格阻不受，此时可以用热药凉饮方法，或在热药内加上少许凉药。这些都属反治范围，但实质上仍是正治。

于此可见，正治和反治性质是一致的，只是战术上有所不同。运用这两种不同的战术之前，了解病因和症状是最为重要的关键性问题。后人所立的许多治疗法则，多以《内经》为根据加以推广应用的。至于正治和反治的具体应用，即《内经》中也已有较详细的论述：关于病因方面的，如"寒者热之"，"热者寒之"，"客者除之"，"劳者温之"，"其实者散而泻之"，此皆为正治法；又如"寒之而热者取之阴"，"热之而寒者取之阳"，此皆为反治法。关于症状方面的，如"坚者削之"，"结者散之"，"留者攻之"，"燥者濡之"，"急者缓之"，"散者收之"，"惊者平之"，"慓悍者按而收之"，此皆为正治法；又如"塞因塞用，通因通用"，此皆为反治法。关于这类治法，《内经知要》的治则篇内均有采入，可参阅。

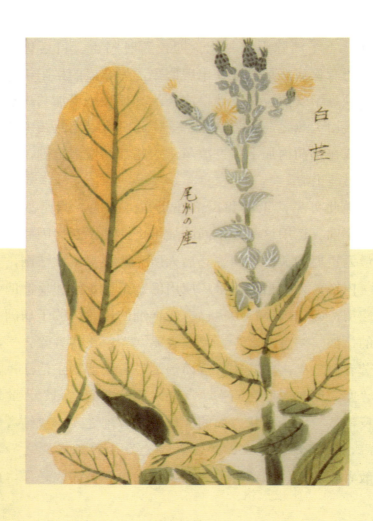

二、治本和治标

治本和治标也是一般常用的治疗法则，必须明白标本，才能在治疗上决定轻重、缓急、先后等措施。

标、本的意义有两项：①从人体与疾病来说，人体是本，疾病是标。治病的目的为了病人恢复健康，如果只顾疾病，不考虑人体，势必病去而元气大伤，或元气伤而病仍留存，或带来后遗症成为残废，甚至病除而人亦随亡，这是首先应该注意的。②从疾病的原因和症状来说，原因是本，症状是标。症状的发生必有一个因素，能把因素去掉，症状自然消失，中医常说"治病必求于本"，即是指此。

本就是根本、根源，治病必须重视根本，找寻根源，了解其所以然。也就是治病必须抓住主要的，主要的解决了，次要的自然迎刃而解。因而有祛邪扶正和扶正祛邪两种说法，认为扶正则邪自却，邪却则正自复。这两种说法表面上似有矛盾，其实都是从根本上出发，因虚而致病自以扶正为主，因邪而致病自以祛邪为先。王应震曾经写过一首治病求本的诗："见痰休治痰，见血休治血，无汗不发汗，有热莫清（攻）热，喘生休耗气，精遗不涩泄，明得个中趣，方是医中杰。"意思是吐痰、失血、无汗、发热、气喘、遗精等均属表面的现象，酿成这类病症各有主要的原因，不探本寻源想办法，仅用化痰、止血、发汗、清热、平喘、固精等常法是不起作用的。

虽然，治病必须求本，但也不能忽视其标。我们体会求因当然是必要的，辨症也同样重要，辨症就是为了求因。但在另一方面，求得主因之外还要求得主症，因为迅速地缓和症状，也是解除病人痛苦的重要一环。例如感冒风寒，发热头痛，浑身酸楚，手足无措。风寒是主因，其他都是由风寒引起的症状，但在症状中，发热是一个主症，热度的高低能使其他症状加剧和轻减。所以用发汗法来疏散风寒是主要治法，但加入一些清解药来帮助退热，以减轻其他症状，也是合理的。前人治病有单从原因用药的，也有兼顾症状的。前人方剂中往往注明口渴加什么药，咳嗽加什么药，可以看到在治本的同时没有放弃治标。但也应该回过来说，治本是主要的，治标是次要的。倘然主次不分，看到哪一个症就加上哪一种药，便会杂乱无章，违反组方法则。

临症上如果认为标症已占重要位置时，应当采取先治其标的方法。例如：因肝病引起的腹水症，肝病是本，腹水是标。但已到腹部胀满，呼吸困难，二便不利的地步，如同洪水泛滥，不予疏浚，无法救其危急。此时再不能用疏肝和肝，只有峻剂泻水，俟水退后再商治本。又如：小便不利能很快促使病情恶化，任何疾病发现小便不利时，即当以通利小便为急。此外，如痰喘病人气塞欲绝，可以暂用沉香破气；喉风症咽喉肿闭，汤水不下，可以先用刺法砭出恶血，然后分别给药。前人说"急则治标"，治标原是一种权宜之计，达到目的以后，就不宜继续使用，这是不同于治本的最大的出入处。

一个人同时患两种病时，也须分别标本，一般对先病为本，后病为标。先病多指顽固性慢性疾病，后病则以感冒等时症为多，在这种情况下应当先治感冒，后治慢性病。因为慢性病不是旦夕能除，而感冒等时症容易解除，且亦能发展成为严重症候，促使慢性病的恶化。也有本来是感冒症，忽然并发胃肠病，下利清谷，脉浮转沉，则恐外邪乘虚内陷，又须急治其里，再解其表。这些又说明了治疗上以治本为原则，在这原则下还应掌握先后缓急，灵活运用，《内经》指出："先寒而后生病者治其本，先病而后生寒者治其本；先热而后生病者治其本，先热而后生中满者治其标；先病而后泄者治其本，先泄而后生他病者治其本；先病而后生中满者治其标，先中满而后烦心者治其本"；"小大不利治其标，小大利治其本"；"先小大不利而后生病者治其本"。"病发而有余，本而标之，先治其本，后治其标；病发而不足，标而本之，先治其标，后治其本。"以上对于标本治法，说得非常具体，因此《内经》又曾总结地说："知标本者，万举万当，不知标本，是为妄行。"

三、八法

确定病症后，紧接着的便是选择治疗方法。治法分发汗、催吐、攻下、和解、清凉、温热、消导和滋补等，简称为汗、吐、下、和、清、温、消、补八法。这八法针对病因、症状和发病的部位，指出了治疗的方向，在临症上灵活运用，还能产生更多的法则。

1. 汗法

以疏散风寒为目的，常用于外邪侵犯肌表，即《内经》所说"在皮者汗而发之"，故亦称解表、解肌、疏解。比如外感初起，恶寒发热，头痛，骨节痛，得汗后便热退身凉，诸症消失。

汗法可分两类，一为辛温发汗，适用于外感风寒的表寒症；一为辛凉发汗，适用于外感风温、风热的表热症；也有寒和热症不甚明显的，可用辛平发汗法。

汗法的主要目的是在发汗，倘然病人有表症而自汗出或已经用过发汗剂，是否能再予汗法？这必须根据具体情况来决定。一般表症以恶寒、发热为主症，汗出后热不退仍有恶寒的，此为表邪未除，仍宜汗解；如果不恶寒而热不退，或热势反增，病邪有向里传变的趋势，不可再汗。

发汗能祛散外邪，也能劫津耗液，血虚或心脏衰弱以及有溃疡一类的患者，用时当谨慎，以免发生痉厥等病变。一般发汗太过，汗出不止，也有引起虚脱的危险。

汗法包括宣肺法在内，如伤风咳嗽、鼻塞、音嘎，用轻扬上焦的药，目的不在发汗，但使肺气宣通。

2. 吐法

常用于咽喉、胸膈痰食堵塞。如喉症中的缠喉症、锁喉症皆为风痰郁火壅塞，胀闭难忍；又如积食停滞，胸膈饱满疼痛，只要上涌倾出，便可松快，故亦称涌吐，也即《内经》所说的"其高者因而越之"。

吐法都用催吐药，但亦有因症用药，服药后用鸡毛或手指探喉使其恶出，所以又有探吐之称。

吐法多用在胃上部有形的实邪，一般多是一吐为快，不必反复使用。某些病人先有呕吐的，不但不可再吐，还要防其伤胃，给予和中方法。其他，凡虚弱的病体或新产后、严重的脚气以及四肢厥冷的，均不宜用吐。

急性病用吐法，含有发散的意思，同样可以解表退热。在杂病或妇女病用吐法，又可替代升提法，如小便不利或妊娠胞阻，前人亦有用吐法治疗的。

3. 下法

一般多指通大便，用来排除肠内宿粪积滞，故也称攻下、泻下，也即《内经》所说的"其下者引而竭之"。

攻下剂分为两类，一种是峻下，用猛烈泻下药，大多用于实热症有津涸阴亡的趋势时，即所谓"急下以存阴"

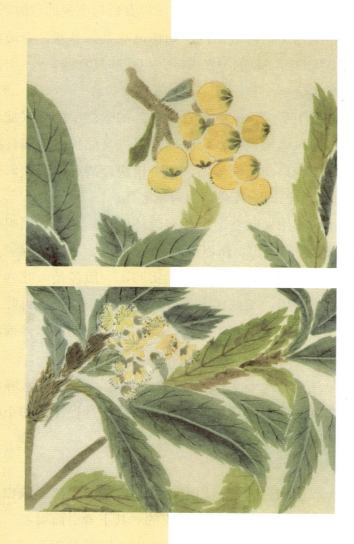

时用之。一种是缓下，又分两类，一类是用较为缓和的泻药，一类是用油润之剂帮助下达。但不论峻下或缓下，都宜于里实症，这是一致的。

由于里实的原因不同，又分凉下和温下两种。凉下是指苦寒性质的泻剂，温下是指辛热性质的泻剂。一般应用以苦寒为多，因多数便闭或下痢症，由于热结或湿热引起。

下法除用于通大便外，也用于痰饮不化、瘀血凝结和腹水鼓胀等，其所用药物则与通便药不同。

使用下法，须考虑病人体质，并要懂得禁忌。大概有表症而没有里症的不可用，病虽在里而不是实症的不可用，病后和产后津液不足而便闭的不可用。在虚弱症上误用下法，很容易败坏后天，引起呃逆甚至虚脱。

4. 和法

和是和解的意思，病邪在表可汗，在里可下，倘在半表半里既不可汗又不可下，病情又正在发展，就需要一种较为和缓的方法来驱除病邪，故和解法用在外感方面，其主要目的仍在驱邪外出。

在杂病方面使用和法，意义稍异。例如血虚劳热，纳食减少，妇女月经不调，可用调和肝脾的方法。又如胸满不痛，嘈杂呕恶，痰热交阻，可用辛开苦降和胃的方法。还有感受暑湿，内伤饮食，寒热不扬，头胀胸闷，腹部结滞不舒，可用芳香泄化和中。诸如此类，均属和法范围。

因此和法的应用相当广泛，包括和解少阳，安内攘外，调理气血，舒畅气机，芳化和中，等等。和的目的虽同，和的方法不一。

5. 清法

凡用清凉剂来治疗温热病症，都称清法，即《内经》所说"热者寒之"的意思。亦称清解法。

温热症候有表热、里热、虚热、实热、气分热、血分热，用清凉剂时必须分辨热的性质及在哪一部分。比如表热症应取辛凉，里热中虚症采用甘寒，实症采用苦寒。在气分清气，在血分清血。

清法里包括镇静和解毒，例如肝阳或肝火上扰，头晕头胀，用清肝方剂能息风镇痛；还有温毒症用清热凉营，具有解毒作用。

临症上用清解法比较多，但亦不宜多用久用，尤其是苦寒一类的药，能损害脾胃，影响消化。体质素虚，脏腑本寒，食欲不强，大便溏薄，以及产后病后，均宜慎用。

6. 温法

常用于寒性病，即《内经》所说"寒者热之"。

寒性病有表寒、里寒等区别，但从温法来说，一般都指里寒，故以温中为主要治法。例如呕吐清水，大便溏薄泄泻，腹痛喜按，手足厥冷，脉象沉伏迟微，均为温法的对象。

寒性病有寒邪直中内脏引起的，也有因阳虚而逐渐形成的，所以温法的使用，或以逐寒为主，或以扶阳为主。但逐寒的目的为了防止伤阳，也叫回阳，扶阳也为了祛除沉寒痼冷，两者之间是互有关系的。

温法包括兴奋作用，有些因阳虚而自汗形寒，消化不好，气短声微，肢软体怠，小便不禁，性欲衰退等症候，都需要温法调养。

温法在使用时多与其他方法配合，例如汗法分辛温、辛凉，下法分温下、凉下，补法分温补、凉补。

7. 消法

主要是消导，用来消除肠胃壅滞，例如食积内阻，脘腹胀满，治以消化导下。其次是消坚，多用于凝结成形的病症，如癥瘕积聚和瘰疬等，因为这类病症多由气血痰瘀停滞，其来也渐，其去也亦缓，不是攻逐所能荡尽，须用磨运消散，缓以图功。再次是消痰，痰浊的原因不一，有寒痰、湿痰、痰热以及顽痰等，故须分别用温化、清化、涤痰、豁痰等方法，总称消痰。

还有利水亦在消法之内。水湿以走小便为顺，如果水湿内停，小便不利，或走大便而成泄泻，应予利导，使之从小便排出，一般称为利尿，亦叫淡渗。使用这一方法因能分散和消除水湿之势，故也叫分利或分消。

消法在有些地方接近和法和下法，但和法重在和解，消法则有克伐的性质；下法重在攻泻，消法则具有帮助运行的意思。故消法不宜于极虚的人，也不用于急症，是介乎两者之间的一种祛邪磨积的方法。

8. 补法

就是补充体力不足，从而消除一切衰弱症候，故《内经》说"虚者补之"。所用药物大多含有滋养性质，故亦称滋补、补养。

补法在临症上分补气、补血、益精，安神、生津液、填骨髓等，总之，以强壮为目的。

补剂的性质可分三种，一为温补，用于阳虚症；一为清补，用于阴虚症；另一种为平补，用于一般虚弱症。

由于病情的轻重不同，又分为峻补和缓补。峻补常用于积弱极虚之体，或以急救为目的挽回虚脱；缓补则用于体质虽虚不胜重补，或虚而别无大寒大热症状，只宜和平之剂缓缓调养。

用补法必须照顾脾胃，因补剂大多壅滞难化。脾胃虚弱者一方面不能很好运行药力，另一方面还会影响消化而不能吸收。

补法中包括固涩法。例如大汗不止，大吐血不止，男子遗精、滑精久不愈，妇人血崩、白带过多等，用止涩药时大多依靠补法协助。

见虚不补，势必日久成损，更难医治；然而不需要补而补，也能造成病变，尤其余邪未尽，早用补法，有闭门留盗之弊。

上面介绍了八法的概要，可以看到八法各有它独特

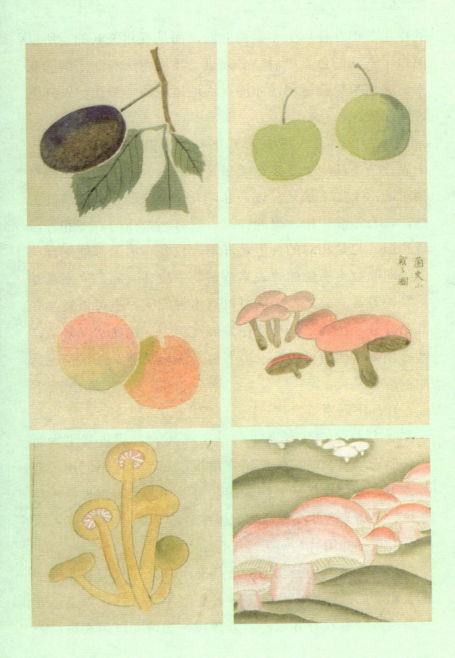

的作用，但在使用上不是孤立的，而是互相关联的。所以明白了八法的意义以后，必须进一步懂得法与法之间的联系，如何来综合运用，才能灵活地适应病情变化，发挥更好的疗效。

首先指出，八法中大部分方法是相对的。如汗法用于表症，下法用于里症，表里是相对的，汗下法当然也是相对的；又如下法是攻逐病邪，补法是扶助正气；清能去热，含有镇静作用，温能去寒，含有兴奋作用。下和补，清和温，也是相对的。但是汗下、攻补、清温都能配合应用，即临症上所说的"表里双解""攻补兼施""寒温并用"，等等。总之，一病可以有多种原因，也可以发生在几个部分，特别是一个病在发展过程中，往往情况复杂，就必须灵活地随机应变，用多种方法来治疗。兹举例说明如下：

1. 汗下同用

既有表症，又有里症，以先解其表、后攻其里为常法。但表里俱急时，不能拘守常规，而可以汗下同用，双管齐下。例如桂枝汤是解表的，可以加入大黄攻里，治疗寒热、头痛兼有腹满作痛的表里症。

2. 攻补并用

体质素虚，感受实邪，或病邪不解，正气渐衰，造成正虚邪实的局面时，祛邪则虑其正气不支，补正则又恐邪气固结，惟有攻补并用，双方兼顾。如黄龙汤用大黄、芒硝通大便，又用人参、当归培养气血。

3.寒温并用

病有上热下寒，或上寒下热的，不能单顾一面，例如黄连汤用黄连、干姜以治胸中有热，胃中有邪气，腹中痛，就是寒温并用之意。这类例子很多，临症上经常可以遇到的如湿邪和热邪凝聚，水饮和热邪胶结，大多采用三仁汤和泻心汤来治疗，前者厚朴和滑石同用，后者半夏和黄连同用，都是寒温并用的方法。

此外，一消一补也可同用，例如脾胃薄弱，消化不良，食积停滞，一面用白术补中健脾，一面用枳实消痞宽膈，合成枳术丸。还有和法，是为了不能汗下而设的，它的代表方剂是小柴胡汤，但亦须随着症候的不同，结合其他方法予以变化，如偏于寒去黄芩，偏于热加重黄芩；偏于虚重用人参，偏于实减去人参；偏于燥加天花粉，偏于湿重用生姜、半夏；偏于表加桂枝，偏于里加芒硝。这样，同一和法，也包含着清、温、汗、下、补诸法在内了。

因此，进一步说明八法的运用，实际上很少一个方法单独使用的，原因是八法是根据三因、四诊、八纲等订出的，每一个病都有它的原因和部位，八法就是应对这几方面而立的。然而八法中的汗、吐、下、和只指出了发病的部位而没有说明原因，温、清、消、补只指出了原因而没有说明部位；同时，同一原因加在不同部位上可以出现不同的症状。所以明了八法以后，不懂得结合的方法，还是不够的。如上所说，汗法有辛温发汗、辛凉发汗、辛平发汗，下法有温下、凉下、润下，等等，都是从原因、部位和症状等作出的具体措施。再说得明白一点，譬如补，必须问虚在哪一方面？缺少了哪些成分？它的性质怎样？它所反映的症状又怎样？假定答案是：虚在肝脏，血分不足，发现内热和头晕等现象。那就可以采用滋阴养血，佐以镇静的方法。否则目标不明，一味滋补，虽然有些用对了，效果是不会显著的。

适当运用八法的同时，还要懂得八法的禁忌。《伤寒论》里有可汗不可汗、可吐不可吐、可下不可下病脉症提出，后来程钟龄作八法论(见《医学心悟》)，更为详尽。他对每一治法说明了当用症，又指出了当用不用、不当用而用、不当用而又不可以不用、当用而用时知发不知收等种种流弊，均用具体例子来证实，对临症上极有帮助，可以参考。

四、常用治法

处方上常用的治法相当多，并且相当细致。这些方法都是根据八法结合病因症候，在具体问题上灵活运用的成果，实为进一步研究的良好楷模。兹录若干例，附加说明如后。

1. 辛温发汗法

用于外感风寒表症，无汗，脉象浮紧。药如麻黄、桂枝、紫苏、葱白。

2. 辛凉解表法

用于风温初起。药如豆豉、防风、薄荷、桑叶、菊花。

3. 轻宣肺气法

用于冒风音嘎，金实不鸣。药如麻黄、蝉衣、桔梗，倘鼻塞流涕，用辛夷、苍耳子。

4. 清疏暑风法

用于暑令感冒。药如香薷、藿香、青蒿、佩兰。

5. 疏化表湿法

用于雾露雨湿外乘。药如苍术、白芷、防风。

6. 清气润燥法

用于感受秋燥，清窍不利。药如薄荷、焦山栀、连翘、桑叶、杏仁。

7. 两解太阳法

用于风湿症，疏风以解太阳之经，利湿以渗太阳之府（即膀胱）。药如羌活、防风、泽泻、茯苓。

8. 蠲除痹痛法

用于风寒湿痹，关节疼痛。药如桂枝、羌活、独活、川乌、草乌、海风藤。

9. 调和荣卫法

用于伤风症，以调和气血来解肌散邪，不同于直接疏表。药如桂枝、白芍、生姜、红枣。

10. 固表祛邪法

用于体虚容易感冒，或感冒后纠缠不解。药如黄芪、白术、防风。

11. 清凉透邪法

用于外感汗出不解，邪有化热内传之势。药如葛根、银花、连翘、薄荷、芦根。

12. 辛寒清胃法

用于胃热症，脉象滑大而数。药如石膏、知母、滑石、竹茹。

13. 苦寒泻火法

用于温邪化火，燔灼三焦。药如黄连、黄芩、大黄、焦山栀。

14. 清化湿热法

用于温邪挟湿，或脾湿胃热交阻。药如黄芩、厚朴、滑石、半夏、通草。

15. 却暑调元法

用于暑热伤气。药如人参、麦冬、五味子、竹叶。

16. 清瘟败毒法

用于温毒症。药如大青、板蓝根、玄参、马勃。

17. 清营透斑法

用于温热发斑发疹。药如生地、豆卷、石膏、赤芍、丹皮。

18. 清泄心包法

用于温邪内陷心包，神昏谵语。药如紫雪丹、牛黄清心丸，挟湿者用神犀丹。

19. 泻下实热法

用于肠胃热结、便闭。药如大黄、枳实、玄明粉。

20. 清化荡积法

用于湿热食滞，腹痛下痢。药如木香、枳实、黄连、青皮、槟榔。

21. 清降相火法

用于肝胆火旺。药如龙胆草、赤芍、黄芩、焦山栀、木通。

22. 辛热逐寒法

用于寒邪直中三阴症。药如附子、干姜、肉桂。

23. 甘温扶阳法

用于肾阳虚。药如鹿茸、枸杞子、巴戟天等。

24. 温运脾阳法

用于脾脏虚寒。药如白术、炮姜、肉果。

25. 温胃散寒法

用于胃寒泛酸，呕吐清水。药如吴茱萸、生姜，呃逆者用丁香、刀豆子。

26. 辛滑通阳法

用于胸痹症，阳为寒遏。药如薤白、桂枝、瓜蒌。

27. 益火培土法

用于命门火衰，脾虚久泻。药如补骨脂、益智仁、炮姜。

28. 引火归原法

用于浮阳上越，上热下寒。药如熟地、附子、肉桂、五味子。

29. 平肝理气法

用于肝气横逆，胸腹胀痛。药如青皮、枳壳、金铃子、延胡索。

30. 舒肝和络法

用于胁痛久痛入络。药如丹参、桃仁、郁金、橘络。

31. 疏气宽中法

用于胸闷嗳气，频转矢气。药如香附、陈皮、枳壳、佛手。

32. 降气平逆法

用于气喘实症。药如沉香、檀香、乌药、枳实。

33. 重镇降逆法

用于胃虚呃逆，冲气上逆。药如代赭石、磁石。

34. 调理肝脾法

用于肝脾气滞。药如当归、白芍、柴胡、白术、茯苓。

35. 行气祛瘀法

用于妇女痛经病，量少挟瘀。药如川芎、红花、益母草、香附、两头尖。

36. 温经和营法

用于血分有寒，月经后期。药如当归、艾绒、肉桂。

37. 清热凉血法

用于血热吐衄，或月经先期。药如生地、丹皮、侧柏叶、藕节、黄芩。

38. 温通肝经法

用于少腹冷痛，或疝气胀坠。药如乌药、小茴香、荔子核、延胡索。

39. 活血镇痛法

用于瘀血停留，跌打损伤。药如红花、参三七、地鳖虫、落得打、乳香、没药。

40. 化症消积法

用于症瘕积聚，肝脾肿大。药如三棱、蓬莪术、穿山甲。

41. 宣肺化痰法

用于伤风咳嗽。药如牛蒡子、桔梗、杏仁、象贝。

42. 温化湿痰法

用于咳嗽痰多薄白。药如半夏、陈皮、茯苓。

43. 清化痰热法

用于咳嗽痰粘，肺有伏热。药如天竺黄、川贝、海蜇、荸荠。

44. 肃肺涤痰法

用于痰多咳喘，药如苏子、旋覆花、白果。

45. 温化痰饮法

用于痰饮咳嗽症，药如桂枝、白术、半夏、五味子、干姜。

46. 开窍涤痰法

用于中风昏仆，痰涎涌塞。药如远志、菖蒲、竹沥、皂角炭。

47. 消磨痰核法

用于瘰疬症。药如昆布、海藻、山慈菇、僵蚕。

48. 芳化湿浊法

用于湿阻中焦。药如苍术、厚朴、陈皮。

49. 辛香健胃法

用于气阻湿滞，食欲不振。药如豆蔻、砂仁、佛手。

50. 渗利水湿法

用于停湿小便不利。药如泽泻、车前子、茯苓。黄疸

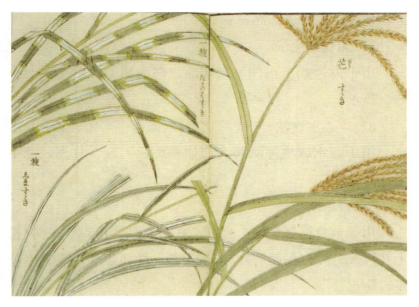

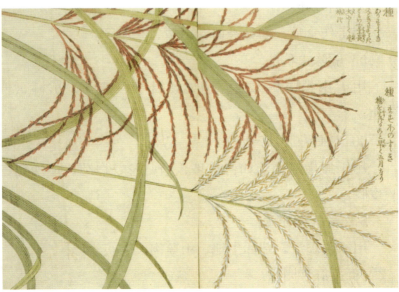

症小便短赤，用茵陈蒿。

51.通利淋浊法

用于淋浊症，小便不利刺痛。药如瞿麦、石韦、海金沙、萹蓄。

52.攻逐水饮法

用于腹水或水停胸胁。药如葶苈、大戟、甘遂、牵牛子、商陆。

53.分消水肿法

用于全身浮肿，在上宜汗，在下宜利，所谓开鬼门(指毛孔)，洁净府(指膀胱)。药如浮萍、防风、冬瓜皮、生姜皮、防己。

54.消导和中法

用于伤食症。药如神曲、山楂、莱菔子。

55.驱除虫积法

用于虫积腹膨形瘦。药如使君子、雷丸、槟榔、五谷虫。

56.养血滋肝法

用于血虚症。药如何首乌、当归身、白芍、潼沙苑、驴皮胶。

57.滋补肾阴法

用于阴虚症。药如生地、山萸肉、女贞子。

58.柔肝潜阳法

用于肝阳上扰。药如白芍、菊花、天麻、钩藤。

59. 育阴定风法

用于阴虚引动内风。药如龟甲、牡蛎、鳖甲、玳瑁。

60. 养心宁神法

用于怔忡、失眠。药如驴皮胶、枣仁、夜交藤、柏子仁。

61. 养阴退蒸法

用于阴虚潮热。药如鳖甲、地骨皮、银柴胡、丹皮。

62. 清养肺阴法

用于肺热气阴不足。药如沙参、麦冬、玉竹。

63. 甘凉生津法

用于胃阴耗伤。药如石斛、天花粉、芦根。

64. 补益中气法

用于脾胃气虚。药如黄芪、党参、白术、山药。中气下陷者，用升麻、柴胡。

65. 固摄精关法

用于遗精滑泄。药如金樱子、莲须、莲肉、煅龙骨。

66. 厚肠收脱法

用于久泻不止。药如扁豆、诃子、赤石脂、米壳。

67. 润肠通便法

用于大肠枯燥，便坚困难。药如麻仁、郁李仁、瓜蒌仁。

68. 升清降浊法

用于清阳下陷，浊气中阻。药如葛根、山药、扁豆、陈皮。

69. 交通心肾法

用于水火不济，失眠艰寐。药如黄连、肉桂。

70. 金水相生法

用于肺肾两虚，潮热颧红。药如生地、天冬、麦冬、百合。

71. 培土生金法

用于肺虚脾弱，清补两难。药如山药、芡实、扁豆、谷芽。

72. 扶土抑木法

用于肝旺脾弱，腹痛泄泻。药如白术、防风、白芍、陈皮、甘草。

上述治法，1—10多用于外感症，11—28多用于寒症和热症，29—40多用于气分和血分病，41—55多用于痰、食、水湿症，56以下多用于虚弱症候。就八法说来，已经化出不少法则，但是还不够全面，接触到具体症候还有更多更细致的治法。在这些方法里，可以看到八法是一种治疗原则，应用时必须根据病因、病症和发病部位等具体情况，反复研究后选用。同时也能看到有好几种药物的功效相近，而用法却有区别，也应加以适当的选择。

第三章

方剂之部

第一节 方制

一、君臣佐使

用多种药物配成的处方，称作方剂。方剂的组成有一定的法度，称作方制。所以，方剂是用单味药物治疗的进一步发展。它的特点是：具有综合作用，治疗范围较广，并能调和药物的毒性，减少或避免不良反应。

方剂的组成，分君、臣、佐、使四项。一般处方用药多在四种以上，均按这四项配伍，即使少于四种药或多至几十种，也不能离此法则。否则漫无纪律，方向不明，前人所谓有药无方。

1. 君

君是一方的主药，针对一病的主因、主症能起主要作用的药物，即《内经》所说"主病之谓君"。君药不一定一方只有一个；也不一定猛烈的药才能当君药，主要是看具体情况和需要来决定的。李东垣曾说："假如治风则用防风为君，治寒则用附子为君，治湿则用防己为君，清上焦则用黄连为君，清中焦则用黄芩为君。"依此类推，即使是比较性味薄弱的药物如桑叶、菊花、陈皮、竹茹等，都有作为君药的资格。

2. 臣

《内经》上说："佐君之谓臣。"臣是指协助和加强君药效能的药物，如麻黄汤中的桂枝就是帮助麻黄发汗解表的，所以它在麻黄汤中是臣药。臣药在一个方剂内，不限定只有一味，一种君药可以有几种臣药；如果一方中有两个君药，还能用较多的臣药来配伍。

3. 佐

臣之下称作佐，佐药就是接近于臣药的一种配伍药。除了与臣药一样协助君药的作用，还能协助君药解除某些次要症状。例如麻黄汤用杏仁为佐，其作用就是宣肺、平咳，帮助君药解除麻黄汤症的次要症状。另一方面，假使君药有毒性或者药性太偏，也可利用佐药来调和。

4. 使

从使字的意义来看，使药是一方内比较，最次要的药物。《内经》说："应臣之为使。"可知使药是臣药的一种辅助药。在临症上一般把使药理解为引经药，引经药的意思是将药力引到发病场所，所以也叫引药，俗称药引子。

君、臣、佐、使等，字面虽含有封建意味，但实质上是用来代表主要药和协助药，以说明方剂的组织形式。几千年来中医在方剂的配合方面积累了十分丰富的经验，无论经方和时方都是遵守这个原则制定的。

在这里顺便谈一谈"经方"和"时方"的问题。中医从单味药的使用发展到方剂，这是很早以前的事，《内经》里就有乌贼骨、茹蒩和雀卵组成的血枯方，制半夏和秫米组成的失眠方，泽泻、白术和麋衔组成的酒风方等。到张仲景博采众方撰述《伤寒论》和《金匮要略》，方剂更为完备。后人重视其著作，尊为经典，并称其方为经方，把后来方剂叫作时方。我们认为经方的疗效是肯定的，但时方的价值也是不可否认的。时方的形成，也是中医学术不断发展的例证之一。同样的理由，上面说过的六经辨症法是以《伤寒论》为主，三焦辨症法是以《温病条辨》为主，一在汉朝，一在清代，不仅没有抵触，而且相得益彰。《温病条辨》的方剂在《伤寒论》的基础上还有不少的发挥和补充。所以，在古为今用的目标下，我们应重视经方，也应重视时方，还要重视现代的有效方剂。

二、七方

方剂在应用上，由于所用药物的种类多少和产生疗效的快慢不同，又分为七类，简称七方，即大方、小方、缓方、急方、奇方、偶方和复方。

1. 大方

病邪强盛，非大力不能克制，须用大方，如下法中的大承气汤便是。用大方的时候，应先考虑正气能否胜任，因为大下可以伤阴，大汗可使亡阳，邪虽去而正气亦伤，这就失却用大方的意义了。

2. 小方

小方和大方是相对的。邪气轻浅的，只要用较轻的方剂，或者根据大方减小其制，这就叫作小方，如下法中的小承气汤便是。

3. 缓方

一般慢性、虚弱性病症，不能急切求效，宜用药方缓和的方剂来长期调养，如补法中的四君子汤，即是缓方一类。

4. 急方

急方和缓方是相对的，是在病势危急时用来急救的。例如腹泻不止，手足逆冷，脉微欲绝，用四逆汤回阳。急症用急方，不仅药力要专，药量也宜重，故常与大方结合应用。

5. 奇方

奇是单数，奇方即专一的意思。如病因只有一个，就用一种君药来治疗主症，以求其药力专一，故叫奇方。但奇方并不等于单味药，亦有臣药、佐药等配合。

6. 偶方

偶是双数，含有双方兼顾的意思。如同时有两个病因，需要用两种君药来治疗的，就叫偶方。临症上所说的汗下兼施，或攻补并用，都属偶方一类。

7. 复方

复是复杂、重复的意思。凡是病因较多或病情较复杂的就需用复方治疗，如五积散是由麻黄汤、桂枝汤、平胃散和二陈汤等方剂组成，用一方来祛除风、寒、痰、湿以及消痞去积。另一种是指用此法不效，再用它法，它法不效，更用另一方法，如《内经》所说："奇之不去则偶之"，"偶之不去则反佐以取之"。所以，在某些情况下，复方也叫重方，不同于一般与单味药相对而言的复方。

七方是方剂组成的法则之一。除此以外，还有从治疗作用来分的。如张景岳曾把方剂分为"八阵"，即补阵、和阵、攻阵、散阵、寒阵、热阵、固阵、因阵。补阵的方剂是用于元气亏损、体质虚弱的病症，和阵的方剂是用来调和病邪的偏胜，攻阵的方剂是用于内实症的，散阵的方剂是用于外感症的，寒阵的方剂是用于热症的，热阵的方剂是用于寒症的，固阵的方剂是用于滑泄不禁症的，因阵的方剂都是因症立方的。目前一般方剂的分类多照汪昂《医方集解》所分，计分22类。

1. 补养剂

滋补人体阴阳气血不足，消除一切衰弱病症，如六味地黄丸、四君子汤等。

2. 发表剂

疏散外邪，解除表症，如麻黄汤、桂枝汤等。

3. 涌吐剂

引邪上越，使其呕吐，如瓜蒂散、参芦散等。

4. 攻里剂

以通便导滞，清除肠胃实邪为主，如大承气汤、大陷胸汤等。

5. 表里剂

既疏表邪，又除里邪，表里双解法，如大柴胡汤、桂枝加大黄汤等。

6. 和解剂

用和解方法来达到祛除病邪的目的，如小柴胡汤、逍遥散等。

7. 理气剂

疏理气机，解郁降逆，如四七汤、旋覆代赭汤等。

8. 理血剂

和血祛瘀，养营止血，如四物汤、胶艾汤等。

9. 祛风剂

通阳散风、滋阴息风，如小续命汤、地黄饮子等。

10. 祛寒剂

扶阳温中，祛逐内寒，如真武汤、四逆汤等。

11. 清暑剂

清解暑邪，如香薷饮、六一散等。

12. 利湿剂

排泄水湿，如五苓散、五皮饮等。

13. 润燥剂

滋润津血枯燥，如琼玉膏、消渴方等。

14. 泻火剂

清热解毒，如白虎汤、黄连解毒汤等。

15. 除痰剂

化痰涤痰，如二陈汤、礞石滚痰丸等。

16. 消导剂

消积行气，健运脾胃，如枳术丸、保和丸等。

17. 收涩剂

收敛精气，固涩滑脱，如真人养脏汤、金锁固精丸等。

18. 杀虫剂

驱除肠寄生虫，如集效丸、化虫丸等。

19. 明目剂

专治目疾，如羊肝丸、拨云退翳丸等。

20. 痈疡剂

专治外科肿疡、溃疡，如真人活命饮、散肿溃坚汤等。

21. 经产剂

专治妇科月经及胎前、产后疾病，如六合汤、达生饮等。

22. 救急方

包括急救冻死、溺死及毒虫咬伤等方。

中医的方剂，一般很难分类，原因是一个方剂往往包含多种效能，因而不能把它固定在一个门类内，即使几个方剂的治疗目的一致，但使用上又有很大出入。例如补养剂，不仅用于虚弱症，也能用于其他症候。而且补养一类的方剂也不是任何虚弱症都能适应的。此外，方剂中药物的加减，用量的多少，都能使其性质和作用改变。例如麻黄汤用麻黄、桂枝、杏仁、甘草组成，为发汗解表剂。倘把桂枝改为石膏，便为麻杏石甘汤，治肺热气喘，或把桂枝除去不用，便为三拗汤，治伤风感冒、鼻塞、咳嗽等症。又如小承气汤和厚朴三物汤，同样用大黄、枳实、厚朴组成，但小承气汤以大黄为君，厚朴为佐，厚朴的用量比大黄减半；厚朴三物汤以厚朴为君，大黄为佐，厚朴的用量就比大黄加一倍。这样，小承气汤适用于泻热通大便，而厚朴三物汤则是行气除满的方剂了。这说明根据治疗作用的分类，是指其主要作用而言，运用时必须考虑。

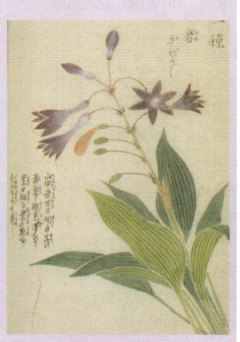

一種

都
かがらし

山出谷すの間月出
無料で親をか夢か
製中細とか料糖り

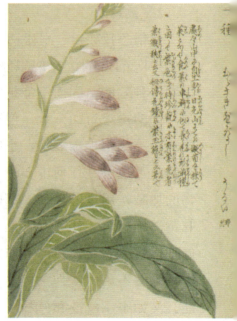

一種

玉ヽすき花うかし

きくうば

三、剂型

方剂有多种剂型，各具不同的性质和不同的效用，常用的有丸、散、膏、丹、酒、汤等几类。

1. 丸剂

丸剂俗称丸药或药丸。将药物研成细粉后，加冷开水或蜜，或米糊、面糊等黏合物做成的圆形（球）体。根据治疗上的要求，丸剂的大小和重量是不一致的，有小如芥子的，有大如弹丸的，也有如绿豆或梧桐子大的。大约大丸每粒重一钱、二钱或三钱；小丸每两二百至四百粒；细小丸每两六百至一千五百粒；极小丸每两五千至一万粒。

丸药入胃，吸收较慢，多用于慢性疾病之须长期服食者，故前人所说"丸者缓也"，就是这个意思。又病在下焦亦多用丸，取其吸收慢到达肠内才发生作用；也有急症、重症采用丸剂的，因可先期制成，取其便捷。

2. 散剂

即粉剂，将药物研成细粉。有分研、合研、陆续配研等手续。一般多用合研，但带黏性的药物如乳香、没药、血竭、孩儿茶等，或挥发性强烈的药物如麝香、冰片、樟脑等；或较贵重的药物如犀角、羚羊角、珍珠、熊胆、蟾酥等，均用分研。陆续配研是因处方中含有少量贵重药或有其他必须分研的药物时用之，法将需要配研的药物分研后，置一种于乳钵内，然后加入等量的其他药粉，研匀以后，再加等量的其他药粉同研，陆续倍量，增加至全部混合均匀为止。散剂用于内服，药力较丸剂为速；亦用于嗜鼻，或作外敷用。

3. 膏剂

将药物用水煎汁，浓缩成稠厚半固体状，挑取适量，用开水冲服。一般制法，药物水浸一夜，煎2—4次，取汁分次过滤，合并再熬，至不渗纸为度。另外有用植物油熬炼的，则为外贴用膏药。

膏剂多为滋补类，用于慢性虚弱症，冬季服用的膏滋药亦属这一类。

4. 丹剂

丹是用升华或熔合等方法制成的，主要为矿物类药物。也有用一般药物混合制成的，则取"赤心无伪曰丹"的意思。丹的剂型不一，有丸、散和锭剂等。

用法与丸、散剂相同。

5. 酒剂

为药物用白酒作溶剂浸取所得的浸出液，故俗呼药酒。制法分冷浸和热浸两种，冷浸将药物泡在酒内，过一个时期即可服用；热浸是药物和酒密封坛内，隔水用文火缓缓加热，保持低温，经过3—7天，去火放冷。药酒多用于风湿痹痛，借酒的力量来帮助流通气血，加强舒筋活络的效能。

6.汤剂

即水煎剂，用适当的水煎取药汁，倾出后加水再煎，第一次为头煎，第二次为二煎。一般每剂均煎2次，服法有头、二煎分开服的，也有将头、二煎药汁合并后，再分2次服的。

临症上，汤剂应用最广。不仅吸收快，作用强，而且便于随症加减。

丸、散、膏、丹和酒剂，多数属于成药，亦可视病症需要，处方配合。一部分丸、散、膏、丹除单独使用外，也能放在汤剂内包煎，或用药汁冲服。

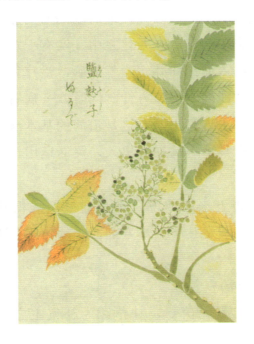

第二节 基本方剂和处方

一、基本方剂

徐灵胎说："欲治病者必先识病之名，能识病名而后求其病之所由生。知其所由生，又当辨其生之因各不同而症状所由异，然后考其治之之法。一病必有主方，一方必有主药，或病名同而病因异，或病因同而病症异，则又各有主方、各有主药，千变万化之中，实有一定不移之法，即或有加减出入而纪律井然。"的确，治疗每一种病必须辨症求因，才能确定治疗方针。同时，一病有一病的主治法，也必然有主方和主药，这是治病的基本法则。在这基础上，再根据具体病情加减出入，灵活运用，才能收到良好效果。

前人留传下来的成方，都是通过实践得来的，必须加以重视，特别是几个基本方剂，必须熟悉。现在择要说明，以见一斑。

1.四君子汤

人参、白术、茯苓、甘草。为补气主方，用于脾胃薄弱，食少，泄泻等症。气不运者，可以加陈皮，名异功散；胃寒者，可以加木香、砂仁，名香砂六君子汤。

2.四物汤

生地、当归、白芍、川芎。为养血主方，用于肝血虚滞，妇人经水不调。气血俱虚，可与四君子汤同用，名八珍汤；除去生地、白芍名佛手散，能行血活血。

3.六味地黄丸

熟地、山萸、山药、茯苓、丹皮、泽泻。为养阴主方，用于肾水亏乏，腰痛，遗精等症。虚寒者可以加附子、肉桂，名桂附八味丸；内热者，可加黄柏、知母，名知柏八味丸；单加肉桂，名七味地黄丸，能引火归原；加五味子名七味都气丸，能治痨嗽。

4.四逆汤

附子、干姜、炙甘草。为回阳主方，用于寒盛阳微，四肢厥冷，水泻不止。寒伤血分，脉细欲绝，可加当归、木通，名当归四逆汤；风湿相搏，身体烦疼，可加白术、大枣，名术附汤。

5.桂枝汤

桂枝、白芍、炙甘草、生姜、大枣。为调和荣卫主方，亦治伤风。汗不止者可加附子，名桂枝加附子汤；精关不固，可加龙骨、牡蛎，名桂枝加龙骨牡蛎汤；倍白芍，加饴糖，名小建中汤；再加黄芪，名黄芪建中汤，治中气虚寒腹痛。

6. 麻黄汤

麻黄、桂枝、杏仁、炙甘草。为发散风寒主方，用于寒热，无汗，脉象浮紧。挟外湿者，可加白术，名麻黄加术汤；去桂枝，加石膏，名麻杏石甘汤，治表邪内陷，肺热气喘。

7. 银翘散

银花、连翘、豆豉、荆芥、薄荷、牛蒡、桔梗、甘草、竹叶、芦根。为风温初起主方，用于发热，口渴，脉象浮数。咳嗽者可加杏仁、象贝，宣肺化痰；热重者，可加山栀、黄芩清气。

8. 六一散

滑石、甘草。为清暑主方，用于身热烦渴，小便短赤。清心可加辰砂，名益元散；散风可加薄荷，名鸡苏散。

9. 平胃散

苍术、厚朴、陈皮、炙甘草、生姜、大枣。为化湿主方，用于满闷，呕恶，舌苔白腻。痰多者可与二陈汤同用，名平陈汤；泄泻溲少，可与五苓散同用，名胃苓汤。

10. 五苓散

茯苓、泽泻、猪苓、白术、桂枝。为利湿主方，用于小便不利，饮水吐逆。无寒但渴者，可除去桂枝，名四苓散。

11. 十枣汤

芫花、甘遂、大戟、大枣。为泻水主方，用于水饮内停，胸胁满痛。

12. 琼玉膏

生地、人参、茯苓、白蜜。为润燥主方，用于津液枯涸，气虚干咳者。

13. 五仁丸

桃仁、杏仁、柏子仁、松子仁、郁李仁、陈皮。为润肠主方，用于津枯大便困难者。

14. 白虎汤

石膏、知母、甘草、粳米。为清热主方，用于壮热，口渴，汗出，脉象洪大。气阴虚者，可加人参，名人参白虎汤；挟湿者，可加苍术，名苍术白虎汤。

15. 黄连解毒汤

黄连、黄芩、黄柏、山栀。为泻火主方，用于三焦积热，狂躁烦心，迫血妄行等症。

16. 普济消毒饮

玄参、黄连、黄芩、连翘、板蓝根、马勃、牛蒡、薄荷、僵蚕、升麻、柴胡、桔梗、甘草、陈皮。为清温毒主方，用于大头瘟、咽痛、口渴等症。

17. 清骨散

银柴胡、胡黄连、秦艽、鳖甲、地骨皮、青蒿、知母、甘草。为清虚热主方，用于骨蒸劳热，阴虚，午后潮热或夜间发热。

18. 三仁汤

杏仁、蔻仁、苡仁、厚朴、半夏、通草、滑石、竹叶。为清化湿热主方，用于湿温身热，胸闷，渴不欲饮。

19. 达原饮

厚朴、常山、草果、槟榔、黄芩、知母、菖蒲、青皮、甘草。为治湿热瘟疟主方，用于湿浊挟热阻滞中焦，寒热胸闷，舌苔厚腻等症。

20. 二陈汤

姜半夏、陈皮、茯苓、甘草、生姜。为除痰主方，兼能理气、去湿、和中。如顽痰胶固，可加胆星、枳实，名导痰汤；胆虚不眠，可加竹茹、枳实，名温胆汤。

21. 清气化痰丸

姜半夏、胆星、橘红、枳实、杏仁、瓜蒌仁、黄芩、茯苓。为清痰热主方，用于气火有余，炼液成痰。

22. 三子养亲汤

苏子、白芥子、莱菔子。为平痰喘主方，用于气实痰多，喘满胸闷。

23. 保和丸

山楂、神曲、茯苓、半夏、陈皮、莱菔子、连翘、麦芽。为消食主方，用于嗳腐吞酸，腹痛泄泻等症。气分郁滞，可与越鞠丸同用，名越鞠保和丸。

24. 小活络丹

川乌、草乌、川芎、地龙、胆星、乳香、没药。为活络主方，用于痰湿入络，手足麻木等症。

25. 天王补心丹

枣仁、当归、生地、柏子仁、天冬、麦冬、远志、五味子、人参、丹参、玄参、桔梗。为安神主方，用于健忘，怔忡，失眠，虚火上炎等症。

26. 牛黄清心丸

犀黄、黄连、黄芩、山栀、郁金、辰砂。为开窍主方，用于邪陷心包，神识昏迷。

27. 金锁固精丸

潼沙苑、芡实、莲须、龙骨、牡蛎。为固精主方，用于精关不固，滑泄不禁。

28. 牡蛎散

煅牡蛎、黄芪、麻黄根、浮小麦。为固表主方，用于阳虚自汗。

29. 诃子散

御米壳、诃子、炮姜、橘红。为涩肠主方，用于泄泻不止，脱肛。

30. 补中益气汤

黄芪、人参、甘草、白术、陈皮、当归、升麻、柴胡、姜、枣。为升提主方，用于中气下陷，或气虚不能摄血。

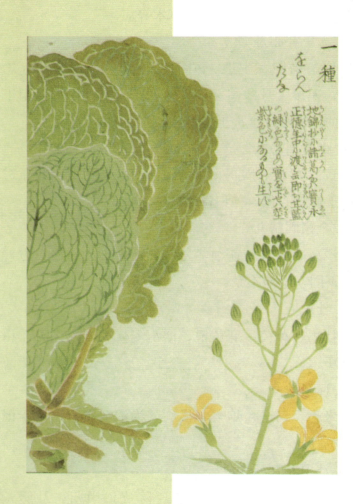

一種
をらん
たな

地錦抄ニ出ル諸葛菜永寛
正徳年中ニ渡ルト云即チ甘藍
ノ綠色ナルノ種ヲ云也莖
紫色モアルモアリ生ハ

31.七气汤

厚朴、半夏、茯苓、紫苏、姜、枣。为行气主方，用于气分郁滞，胸满喘促。

32.越鞠丸

香附、苍术、川芎、神曲、山栀。为疏郁主方，用于胸膈痞闷、吞酸呕吐、饮食不消等症。

33.十灰散

大蓟、小蓟、侧柏叶、荷叶、茅根、茜草、大黄、山栀、棕榈皮、丹皮。为止血主方，用于劳伤吐血。

34.桃仁承气汤

桃仁、大黄、桂枝、甘草、玄明粉。为祛瘀主方，用于蓄血及妇人经闭。

35.小柴胡汤

柴胡、黄芩、人参、半夏、炙甘草、姜、枣。为和解主方，用于寒热往来、胸胁苦满、口苦目眩等症。

36.逍遥散

柴胡、当归、白芍、白术、茯苓、甘草、薄荷、生姜。为疏肝主方，用于头痛目眩、抑郁不乐，及妇人月经不调。火旺者可加丹皮、山栀，名加味逍遥散。

37.瓜蒂散

瓜蒂、赤小豆、豆豉。为催吐主方，用于痰涎壅积上脘。

38. 大承气汤

大黄、厚朴、枳实、元明粉。为泻下主方，用于实热便闭、腹痛拒按；津液不充者可去元明粉，加麻仁、杏仁、芍药，名脾约麻仁丸。

39. 木香槟榔丸

木香、槟榔、青皮、陈皮、蓬莪术、黄连、黄柏、大黄、香附、牵牛子。为导滞主方，用于胸痞、腹胀、便闭，或下痢、里急后重等症。

40. 化虫丸

使君子、鹤虱、槟榔、苦楝子、芜荑、胡粉、枯矾。为杀虫主方，用于因肠寄生虫引起的腹痛阵作。

以上方剂，仅从病因和症候等方面提出一些通治的例子。雷福亭曾说："尝考丹溪治病，凡遇气亏者以四君子汤，血亏者以四物汤、痰饮者以二陈汤，湿食（食积）者以平胃散，都以［此］四方为主，更参解郁治之，药品不繁，每多中病。"可见掌握通治方剂也是临症上必需的，但是通用方也当切合病情，不等于笼统施用。大凡每一个病都有主方，一病有几种症候又各有主方，这里所说的通治方是一方能治多种病的，这就在了解通治方之后，还应进一步钻研各病的主方和各种症候的主方，才能更细致的随症化裁。关于这方面的参考书可采用《兰台轨范》，一般检查则《医方集解》最为通用。

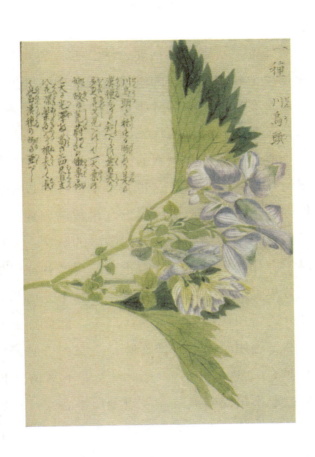

一種　川烏頭

二、处方举例

中医的处方，实际上包括理、法、方、药一套知识在内，也就是理论和实践结合的具体表现。中医处方有一个特点，就是有案有方。案即脉案，处方时先将脉案写好，然后立方。脉案的内容包括症、因、脉、治四项，脉又包括四诊。一般先叙症状，次叙病因，次叙脉、舌、气色，最后指出治疗方针。当然，这也并不刻板，可以先叙症、脉，再叙因、治，或先把原因提出，再叙脉、症，只是大体上不越出这范围。例如叶天士治咳嗽的脉案："脉右浮数，风温干肺化燥，喉间痒，咳不爽，用辛甘凉润法。"又："积劳更受风温，咽干，热咳，形脉不充，与甘缓柔方。"又："舌白，咳嗽，耳胀，口干，此燥热上郁，肺气不宣使然。当用辛凉，宜薄滋味。"又："脉来虚弱，久嗽，形瘦，食减，汗出，气短。久虚不复谓之损，宗《内经》：形不足温养其气。"以上所举各案，在叙法上对症、因、脉、治虽有先后之不同，但老实写出，活泼泼地，不受拘束，而仍不离症、因、脉、治的范围。

对病症有了全面的认识之后，然后写方。写方时，哪些是主药，哪些是协助的，胸中要有成竹。大概主药写在前，助药写在后，助药中又有主要和次要，同样依次书写，这就包含着君、臣、佐、使的意义在内。过去药方都直行写，习惯上分为三排，也有两排或四排的，视药味多少而定。先写第一排，再写第二、第三排。所以中药方应当一排一排看，如果一行一行看，是分不出主次的。现在多数改用横写，比较以前更要清楚了。

兹为便于理解，附录近案数则，包括汤剂、丸剂、散剂和膏方的处理。并非示范，聊供参考而已。

1. 自诉肝脏肿大已近一年，右胁掣痛以季肋处最为明显，有时牵及后背及少腹，易感疲劳，食欲不振，本有痛经宿恙，经期内尤觉精神困乏。脉象细弦，舌净，二便正常。胁为肝之分野，前人谓久痛入络，即拟舒气和血法。

当归须（钱半）　生白芍（二钱）　　软柴胡（炒）（一钱）

丹参（二钱）　　桃仁泥（包）（钱半）广郁金（钱半）

金铃子（钱半）　路路通（钱半）　　橘络（一钱）

沉香曲（钱半）　佛手（八分）

2. 胃痛每发于空腹时，得食即定，微有泛酸，不能茹冷，大便或黄或黑，形体消瘦。症属中气虚寒，拟黄芪建中汤加减。

炙黄芪（三钱）　　炒桂枝（八分）　　炒白芍（钱半）

炙甘草（一钱）　　驴皮胶（钱半）　　炮姜炭（八分）

红枣（四个）　　　饴糖分（两次药汁冲服）（一两）

3. 半年中常有齿龈出血，并觉肢软乏力，渐增头晕、眼花、耳鸣、心悸、心慌，经医院检查血象全细胞减少，诊断为再生不良性贫血。现诊面色萎黄，手足多汗，舌质淡白，脉象浮大而数。劳损之根，治拟温养肝肾，着重于命门。

熟地（四钱）　　　熟附片（二钱）　　　生黄芪（三钱）

鹿角胶（二钱）　　山萸肉（二钱）　　　枸杞子（三钱）

炒白芍（三钱）　　潼沙苑（三钱）　　　煅牡蛎（五钱）

龙眼肉（五钱）　　红枣（十个）

4.自秋至冬，泄泻未止，一日二三次，肠鸣腹不痛，但腹部不耐风寒，稍觉凉意，大便次数即加，肠鸣亦甚。脉沉无力，尚能纳食。病在下焦，当温肾厚肠，略参升清，为拟丸方久饵。

熟附片（二两）　　炮姜炭（一两）　　　炒白术（二两）

煨益智（二两）　　煨肉果（二两）　　　诃子皮（两半）

云茯苓（三两）　　炒山药（三两）　　　煨葛根（一两）

共研细末，水泛为丸如绿豆大，每服三钱，一日两次，早上、睡前用温开水送下。

5.患肺吸虫病已近两年，咯痰挟血，稍带腥味，近来心慌失眠，体力不如从前。中医无此病名，姑据《千金》《外台》所载肺虫症及尸疰症拟方，不知能获效否。

麦冬（两半）　　　麝香（一分）　　　　黄连（一两）

朱砂（二钱）　　　雄黄（一钱）　　　　川椒（一两）

桃仁（二两）　　　獭肝（二两）

上药配研细粉，每服钱半，一日三次，早、午、晚饭后，用温开水送下。

6.遗精多年，或有梦，或无梦，服药亦时效时无效。近增阳痿，肢软腰酸，体重减轻，心中忧恐，无法自释。脉象沉细，入冬四末清冷，小溲频数窘迫。阴虚及阳，下元极亏，但心气怯弱不能下交于肾，亦为原因之一。乘兹冬令闭藏，为拟膏方调养。

炙黄芪（三两）	野台参（三两）	山药（三两）
熟地(四两)	山萸肉（两半）	制黄精（三两）
当归身（两半）	炒白芍（两半）	制首乌（三两）
潼沙苑（三两）	菟丝饼（三两）	枸杞子（三两）
仙灵脾(三两)	补骨脂(三两)	蛇床子(两半)
韭菜子(二两)	覆盆子(二两)	金樱子(三两)
炙狗脊(二两)	炒杜仲(三两)	北五味(一两)
节菖蒲(五钱)	炙远志(两半)	云茯神(三两)
煅龙牡各(三两)	湘莲肉(八两)	红枣(八两)

宽水浸一夜，浓煎三次，滤取清汁，加入：龟鹿二仙胶八两（先用陈酒烊化），黄狗肾两条（先炖烊），冰糖一斤，搅和收膏。每天上下午空腹时，各用开水冲服一食匙，倘有伤风感冒，暂停数天。

研究处方，必须多看医案，医案是中医的临症记录，如《临症指南》就是叶天士的医案，也就是他平日治病的方案。由于中医处方不只记录用药，更全面地记录下有关病人的得病原因、症状、四诊、治法、处方，和详细的分析、论断，是理论与实践相结合的产物，对学习具有很大的帮助和启发作用。同时一个人的见解和经验毕竟有限，还必须广泛地多看各家医案，虽然不一定都有好处，但必然有其特长的地方，我们认为只有像蜜蜂酿蜜般的吸取百花精华，才能更丰富自己的知识和经验。因此，也能说各家医案是医生终身的良师。

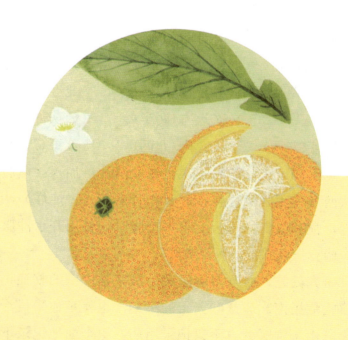

第四章

药物之部

第一节　采集和炮制

一、采集

中药品种，据李时珍《本草纲目》记载有1892种，后来，赵学敏《本草纲目拾遗》又增加了760种之多，以后，各地陆续有民间应用药草出现，一般估计，当在3000种左右。这些中药包括动物、植物、矿物三部，而以植物占大多数。因此，中医药物书籍称作"本草"。

药物的产地和采集时期，对于疗效有着密切关系。故李东垣（璧）曾说："凡诸草木昆虫，产之有地，根叶花实，采之有时。失其地则性味少异，失其时则气味不全。"举例来说，如贝母产于四川的和浙江的效用不同；羌活和独活，草红花和藏红花，也不相同。因而，中药有很多名字是根据产地而起的，如党参因产上党得名，川芎因产四川得名。在一般处方上还特地写明产地如川贝母、浙贝母，以及川桂枝、川黄柏、广木香、秦当归、杭菊花、云茯苓、建泽泻等，目前有些已不需要，有些还是应当写明。

由于植物的生长成熟各有一定时期，入药部分又有根、茎、花、叶之分，所以药物气味的保全和消失，全靠采集季节的是否适当，及时采集不仅提高功效还能保证丰收。兹简介如下：

1. 根

药物用根部，取其上升之气，如升麻、葛根等，应在尚未萌芽或已枯萎时采取，精华蕴蓄于下，药力较胜。

2. 茎

能升能降，取其调气，如苏梗、藿梗等，应在生长最盛时采取。

3. 叶

取其宣散，如桑叶、荷叶等，亦以生长茂盛时采取为良，但不宜于下雨后采摘，防止霉烂变质。

4. 枝

取其横行走四肢，如桑枝等，采集方法同茎、叶。

5. 花

取其芳香宣散，如菊花、辛夷花等，应在含苞待放或初放时采取，其气最浓。

6. 实

取其下降之气，如枳实、青皮等。应于初熟或未老熟时采取。

7. 子

取其降下之气，如苏子、车前子等，应在老熟后采取。

8. 仁

取其润下，如杏仁、柏子仁等，宜老熟后采取。

9. 节

取其利关节，如松节等，以坚实为佳。

10. 芽

取其发泄，如谷芽、麦芽等，可随时用人工发芽。

11. 刺

取其攻破，如皂角刺等。

12. 皮

以皮行皮，取其达皮肤之意，如生姜皮、茯苓皮等。

13. 心

取其行内脏之意，如竹叶心、莲子心等。

14. 络

取其能入经络之意，如橘络、丝瓜络等，应在成熟后采取。

15. 藤

取其能走经络四肢，如络石藤、海风藤等，应在茂盛时采取。

以上指一般而言，在具体应用上又有分别，如葛根根实，升津而不升气；升麻根空，升气而不升津；牛膝，其根坚实而形不空，味苦而气不发，则无升发之力。故具体确定药物的作用应从形、色、气、味全面考虑，不能仅从某一点来下结论。即如采集时期，也因节气有迟早，气候有变化，对药物的生长成熟都有影响，故必须根据实际情况而定。

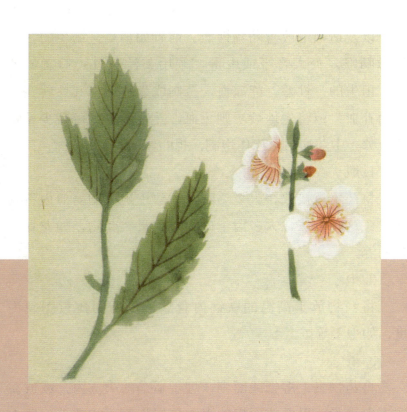

二、炮制

生药中有些具有毒性，或性质猛烈，不能直接服用；有些气味恶劣，不利于服用；有些必须除去不适用部分；也有些生和熟的作用有差别。因此，中药里有很多是经过加工的。对药物加工的意义，不外消除或减低药物的毒性，以及适当地改善药物性能。前者如半夏，用生的，会刺激咽喉，使人音哑或中毒，须用姜汁制过；后者如地黄，用生的，性寒，能凉血，蒸制成为熟地，其性就变为温而补血；或将生地炒炭则止血，熟地炒松则可减少黏腻的流弊。中药加工，称作炮制，也叫修治。

1. 煅

将药物直接放在火里烧红，或放于耐火的器皿内将其烧透。这种方法，大多用于矿物类和贝类药物，如龙骨、牡蛎等。

2. 炮

将药物放于高温的铁锅内急炒，以四面焦黄爆裂为度，如炮姜等。

3. 煨

将药物裹上湿纸或面糊，埋于适当的火灰内，或放在弱火内烘烤，以纸或面糊的表面焦黑为度，如煨姜、煨木香等。

4. 炒

将药物放在锅内拌炒，或炒黄，或炒焦，或炒成为炭，如炒白术、炒谷芽、焦山栀、焦楂炭等。

5. 炙

在药物拌炒时，和入蜂蜜、酥油等，以炒黄为度，如炙黄芪、炙甘草等。

6. 焙

将药物用微火使其干燥，如制水蛭、虻虫等。

7. 烘

即将药物用微火焙干，但火力较焙更弱，如制菊花、金银花等。

8. 洗

将药物用水洗去泥土杂质。

9. 漂

将药物浸在水内，除去咸味或腥味，时间较洗为长，并须经常换水，如制苁蓉、昆布等。

10. 泡

将药物放在清水或沸水内，以便捻去外皮，如制杏仁、桃仁等。

11. 渍

将药物用水渐渐渗透，使其柔软，以便切片。

12. 飞

将药物粉末和水同研，使其更加细净，如制滑石、朱砂等。

13. 蒸

将药物放在桶内隔水蒸熟，如制大黄、首乌等。

14. 煮

将药物放在水内或其他液汁内煎煮，如制芫花等。

15. 淬

将药物放在火内烧红，取出投入水或醋内，如制磁石、自然铜等。

概括地说，炮制不离水火，上述各种方法中，1－7是火制法，8－12是水制法，13－15是水火合制法。

炮制时有用酒、醋、盐水等配合者，这是根据治疗的需要。如酒制取其升提，姜汁制取其发散，盐水制取其入肾而软坚，醋制取其走肝而收敛，童便制取其清火下降，米泔制取其润燥和中，乳汁制取其润枯生血，蜂蜜制取其甘缓补脾。还有用土炒取其走中焦，麸炒取其健肠胃，用黑豆、甘草汤浸泡取其解毒，用羊酥、猪油涂烧取其易于渗骨。这些都是前人的经验，现在仍旧沿用。

中药铺里对有些应当炮制的药物，大多预先加工，即使处方上不写明，配方时也是制过的。但是各地情况稍有出入，而且有很多药是生熟两用的，炮制的方法也有不同，故在处方时以写明为是。比如生苡仁、炒苡仁，鲜首乌、干首乌、制首乌，及姜半夏、法半夏，水炙远志、蜜炙远志等。

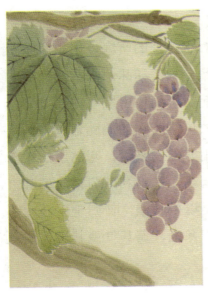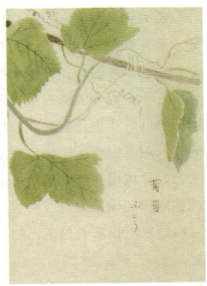

第二节　药性

一、气味

研究药物当以功效为主，然而，更重要的一面，是必须研究其药理作用。中医对于药理的研究，采用阴阳、五行学说来区别药物的性能，分为气和味两大类。疾病的产生，不论因外因或内因引起，均使体内脏气偏盛偏衰，因药物的气味也各有偏胜，故可借药物的偏胜之气来纠正病体的偏盛偏衰。比如热病用寒性药来治，寒病用热性药来治，体虚用补药，病实用泻药，都是利用药物的偏胜来调整病体的偏盛偏衰，也就是以偏救偏，使归于平，此即《内经》所说寒者热之，热者寒之，调其气使其平也的意思。

1. 气

药性的气分为四种，即寒、热、温、凉。四种之外，还有平气。所谓平气，实际上仍然偏温或偏凉，不过性质比较和平不太显著而已，故一般称为四气。

寒、热、温、凉四种不同的药性，可以分作两面来看，热性和寒性是两个极端，温次于热，凉次于寒，故细致地说，有寒性药、凉性药和热性药、温性药，也可简单地说成寒凉药和温热药。把药物分为四气，是就药物作用于人体所引起的各种反应中归纳出来的，也是药物性能的概括。例如石膏、知母等能治疗热病，便知其有寒凉性质；附子、肉桂等能治疗寒病，便知其有温热性质。也就是寒性和凉性药，具有清热、泻火作用；热性药和温性药具有祛寒、回阳作用。

使用药物必须先明四气。所说的寒凉和温热，如果用阴阳来归纳，寒凉药便是阴药，温热药便是阳药。我们知道阴阳是辨症的纲领，阳胜则阴病，阴胜则阳病，阳胜则热，阴胜则寒，阴虚则生内热，阳虚则生外寒，这一系列的症候，治疗的大法就是阴病以阳药治之，阳病以阴药治之，疗热以寒药，疗寒以热药，阴虚滋其阴，阳虚扶其阳。倘然只顾功效，忽视四气，治热以热，不啻火上添油；治寒以寒，无异雪上加霜。前人曾说："桂枝下咽，阳胜则毙；承气入胃，阴盛必（以）亡。"这不是桂枝汤、承气汤的过失，而是不明两方的药性所造成的不良后果。

2. 味

味分五味，就是酸、苦、甘、辛、咸。前人通过亲自尝试的办法辨认药味，在长期实践中逐渐认识到药物具有各种味道，因而具有各种不同的性能，《内经》所说的辛散、酸收、甘缓、苦坚、咸软，便是把五味的作用进行了归纳。在这基础上，前人又补充为：辛味能散能行，酸味能收能涩，甘味能补能和，苦味能燥能泻，咸味能软能下。具体地说，凡是辛味药如紫苏、麻黄等均能发散表邪，香附、豆蔻等均能行气宽胸；酸味药物如石榴皮、五倍子等均能收敛固肠，山萸肉、五味子等均能止脱涩精；甘味药如黄芪、熟地等均能补益气阴，甘草、红枣等均能补虚缓中；苦味药如黄连、黄柏等均能泻火燥湿，大黄、芦荟等均能泻热通便；咸味药如海藻、昆布等均能消痰软坚，玄明粉等均能润肠泻下。此外，另有淡味药如茯苓、通草等有渗湿利尿作用，合而为六，但由于淡非显著味道，一般仍称五味。

五味与五行的配合是：酸属木、苦属火、甘属土、辛属金、咸属水。因而五味与五脏的关系是：酸入肝，苦入心，甘入脾，辛入肺，咸入肾。然而，五味和上面所说的四气一样，其性皆偏，它能调整脏气的不平，也能伤害脏气而造成疾病。例如辛走气，气病不能多用辛味；咸走血，血病不能多用咸味；苦走骨，骨病不能多用苦味；甘走肉，肉病不能多用甘味；酸走筋，筋病不能多用酸味。又如：多用咸味，血脉凝涩变色；多用苦味，皮毛枯槁；多用辛味，筋急爪枯；多用酸味，肌肉胝膶；多用甘味，骨痛发落。这是五味对于五脏生理的影响，不但药治如此，即饮食调养，亦依此为准则。

五味与四气一样，亦可归纳为阴阳两大类，即辛、甘、淡属于阳，酸、苦、咸属于阴。更重要的是药物的性能系气和味的综合，每一种药物都有气和味，有的气同而味异，有的气异而味同。如同一温性，有生姜的辛温，厚朴的苦温，黄芪的甘温，木瓜的酸温，蛤蚧的咸温。又如同一辛味，有石膏的辛寒，薄荷的辛凉，附子的辛热，半夏的辛温。也有一气而兼数味，如麻黄的辛苦温，桂枝的辛甘温，升麻的甘辛微苦微寒等。这种错综复杂的气味，正所以说明药性是多种多样的。

药物中有很多气味相同，而效用截然不同，原因是气味有厚薄，气厚者浮，味厚者沉，味薄者升，气薄者降，升、降、浮、沉是药物作用的趋向，趋向不一致，效能便生差别。升是上升、降是下降、浮是发散、沉是泄利的意思，升浮药多上升而走表，有升阳、发汗、上清头目等作用；沉降药多下行而走里，有潜阳、降逆、通利二便作用。不难理解，疾病的发生有在表、在里、在上、在下之分别，病势也有上逆和下陷之不同，故欲求药物使用得恰切，除了讲求气味之外，还要明白升降浮沉，并要懂得升降浮沉可以通过炮制来转化。例如酒炒则升，姜汁炒则散，醋炒则收，盐水炒则降，故李时珍说："升者引之以咸寒，则沉而直达下焦；沉者引之以酒，则浮而上至巅顶。"

研究药物的气味和升降浮沉，总的说来是为了了解药物的性能。我们认为研究中药必须重视这一点，倘然只注意功效而忽视性能，还是不能真正地掌握药物的功效。例如半夏、川贝、海藻同样能祛痰，但半夏辛温能化湿痰，川贝甘苦微寒能化热痰，海藻苦咸寒能消痰核；又如黄芪、山药、沙参同样是补药，黄芪甘温用补气虚，山药甘平用补脾虚，沙参甘微苦微寒用补肺阴不足。这些药物功效相似，但效果不同，主要因为性能有异的缘故。如不从这方面考虑，很可能遇到痰症便杂投祛痰药；遇到虚症便杂投补虚药，这是显然不合乎治病求本的用药法则的。

在这里补充说明一个问题，方剂的组成同样重视气味，《温病条辨》一书对所用的方剂大多指明气味。例如银翘散是辛凉平剂，桑菊饮是辛凉轻剂，白虎汤是辛凉重剂；还指出清络饮是辛凉芳香法，清营汤是咸寒苦甘法，新加香薷饮是辛温辛凉复法，清暑益气汤是辛甘化阳和酸甘化阴复法，等等。学习方剂必须注意及此，不仅可以明确治疗的方针，还能理解药物组成方剂后的效用变化。

二、效能

北齐徐之才曾把药物的效能分为十种，他说："药有宣、通、补、泄、轻、重、涩、滑、燥、湿十种，是药之大体。"内容是：宣可去壅，生姜、橘皮之属，即理气和胃药；通可去滞，通草、防己之属，即利尿药；补可去弱，人参、羊肉之属，即强壮营养药；泄可去闭，葶苈、大黄之属，即泻水通大便药；轻可去实，麻黄、葛根之属，即解肌发汗药；重可去怯，磁石、铁粉之属，即安神镇静药；滑可去着，冬葵子、榆白皮之属，即利尿润肠药；涩可去脱，牡蛎、龙骨之属，即收敛固涩药；燥可去湿，桑皮、赤小豆之属，即理湿化痰药；湿可去燥，白石英、紫石英之属，即滋润药。宋朝寇宗奭补充两种：寒可去热，即清凉药；热可去寒，即温热药。清朝贾九如又提出：雄可表散，锐可下行，和可安中，缓可制急，平可主养，静可制动等，各有见地，可供参考。现在一般分法，比较明朗，大致如下。

1. 解表药

具有发散作用，包括疏解风寒、风热、风湿、暑气等外邪犯表。辛温解表如麻黄、桂枝、紫苏、羌活、独活、荆芥、防风、细辛、香薷、白芷、秦艽；辛凉解表如葛根、柴胡、薄荷、豆豉、豆卷、桑叶、菊花、浮萍、升麻；驱风湿如威灵仙、白芷、络石藤、五加皮、海风藤等。

2. 泻下药

具有通大便作用（包括泻水）。寒下如大黄、玄明粉；热下如巴豆；润下如麻仁、瓜蒌仁、郁李仁；泻水如大戟、芫花、甘遂、牵牛子、商陆、葶苈等。

3. 理湿药

具有除湿渗利作用。芳香化湿如藿香、佩兰、佛手、苍术、厚朴、草果；淡渗如茯苓、通草、苡仁；利尿如车前、泽泻、木通、防己、瞿麦、猪苓、萆薢、萹蓄等。

4. 祛寒药

具有温中作用（包括回阳）。温中散寒如吴萸、丁香、干姜、茴香、乌头；扶阳壮火如附子、肉桂、益智仁、肉果、巴戟天等。

5. 清热药

具有清解内热作用（包括解毒）。苦寒清热如黄连、黄芩、黄柏、知母、山栀、龙胆草、连翘、青蒿、夏枯草、丹皮、银花；甘寒清热如鲜生地、石膏、竹叶、竹茹、天花粉、地骨皮、芦根、茅根；清热解毒如玄参、犀角（可水牛角代）、青黛、大青叶、马勃、射干、山豆根、地丁草、板蓝根等。

6. 涌吐药

具有催吐作用。如瓜蒂、藜芦、胆矾等。

7. 消化药

具有消食健胃作用。如神曲、山楂、麦芽、砂仁、蔻仁、莱菔子、鸡内金等。

8. 止咳药

具有肃肺作用（包括化痰平喘）。清肺止咳如前胡、牛蒡、杏仁、贝母、桔梗、桑白皮、枇杷叶、马兜铃、百合、百部、胖大海；温肺止咳如白前、旋覆花、紫菀、款冬花；消痰平喘如胆星、半夏、白芥子、苏子、天竺黄、海浮石、鹅管石、竹沥、海藻、昆布、海蜇等。

9. 理气药

具有舒畅气机作用。行气如陈皮、乌药、木香、香附、郁金、金铃子、香橼；破气如枳实、青皮、沉香、厚朴等。

10. 理血药

具有和血作用，包括破瘀、止血。活血如当归、川芎、红花、鸡血藤、五灵脂、延胡索、乳香、没药；破瘀如桃仁、败酱草、益母草、姜黄、刘寄奴、地鳖虫、水蛭、虻虫；止血如仙鹤草、参三七、蒲黄、白及、槐花、地榆、侧柏叶、茜草、血余炭、大蓟、小蓟、棕榈、藕节等。

11. 滋补药

具有营养强壮作用（包括补气、补血、温补、清补）。

补气如人参、党参、黄芪、白术、山药、甘草；补血如熟地、首乌、驴皮胶、龙眼肉、当归身、白芍；温补如鹿茸、苁蓉、菟丝子、蛤蚧、五味子、补骨脂、狗脊、杜仲、续断、海狗肾、鹿角胶、虎骨胶；清补如沙参、麦冬、石斛、女贞子、龟甲、鳖甲、枸杞子、女贞子、天冬等。

12. 开窍药

具有醒脑辟秽作用。如麝香、牛黄、蟾酥、冰片、苏合香、安息香、菖蒲等。

13. 镇静药

具有重镇作用，包括息风、安神。重镇如磁石、代赭石；息风潜阳如天麻、钩藤、石决明、牡蛎、羚羊角、玳瑁、蜈蚣、全蝎；安神如远志、枣仁、柏子仁、龙齿、朱砂、茯神、珠粉等。

14. 固涩药

具有收敛作用（包括止汗、固精、制泻）。止汗如麻黄根、浮小麦、糯稻根、五味子；固精如金樱子、芡实、莲须、莲肉、龙骨；制泻如御米壳、赤石脂、石榴皮、诃子等。

15. 驱虫药

具有杀虫作用。如使君子、芜荑、雷丸、鹤虱、榧子、槟榔、雄黄、苦楝根等。

从上面可以看到中药的丰富，并在治疗上具有多种多样的功能。我们体会到药物的作用于人体，主要是两个方面，一为恢复和加强体力，一为驱除病邪，简单地说，就是扶正和祛邪，也即《内经》所说"实则泻之，虚则补之"的原则。现在为了便于学习和临症应用，将最繁用的药物结合常见症候，再作如下分述，有应生用或炮制用的亦加注明。

1. 扶正类

(1)属于肺者：分肺气虚、肺阴虚。

补肺气——生晒人参、生黄芪、冬虫草、山药。

补肺阴——北沙参、麦冬、川百合。

(2)属于心者：分心血虚、神不安。

补心血——细生地、麦冬、酸枣仁、柏子仁、龙眼肉、红枣、五味子、浮小麦。

安神——龙齿、云茯神(用朱砂拌者为朱茯神)、珍珠粉。

(3)属于肝者：分肝血虚、肝阳上升。

补肝血——当归身、白芍、制首乌、驴皮胶、潼沙苑。

潜阳熄风——生牡蛎、生石决、钩藤、天麻、杭菊花、羚羊尖、炙全蝎。

(4)属于脾者：分中气虚、中气下陷。

补中气——党参、白术、山药、炙甘草、扁豆、饴糖。

升提中气——炙升麻、软柴胡、煨葛根。

(5)属于肾者：分阴虚、阳虚、精关不固、筋骨无力。

补阴——熟地、山萸肉、天冬、菟丝饼、桑椹子、熟女贞、炙鳖甲、龟甲、制黄精、紫河车、核桃肉。

补阳——枸杞子、鹿茸、海狗肾、益智仁、鹿角胶、肉桂、熟附片、巴戟肉、锁阳、胡芦巴。

固精——金樱子、煅龙骨、煅牡蛎、莲须、芡实、桑螵蛸。

壮筋骨——炒杜仲、续断、炙虎骨（可狗骨代）、怀牛膝、炙狗脊、补骨脂、木瓜。

(6)属于肠胃者：分津液虚、消化弱、滑肠、便闭。

养津液——金石斛（用鲜者为鲜石斛）、天花粉、玉竹。

助消化——鸡内金、春砂仁、白蔻仁、炒谷芽。

涩大肠——诃子、御米壳、赤石脂、煨肉果。

通大便——生大黄（亦可用炒大黄）、玄明粉、芦荟、枳实。

润肠——麻仁、瓜蒌仁、郁李仁、淡苁蓉、蜂蜜。

(7)属于膀胱者：分小便短涩、遗尿不禁。

利尿——云茯苓、猪苓、赤苓、车前子、泽泻、冬瓜皮、通草、木通、大腹皮。

通淋——石苇、瞿麦穗、萹蓄草、海金沙、土茯苓。

止遗溺——覆盆子、五味子、蚕茧。

2. 祛邪类

(1) 属于外邪者：分风热、风寒、暑邪、中寒、风湿痛。

散风热——桑叶、杭菊花、薄荷、清豆卷、淡豆豉、荆芥、防风、葛根、软柴胡、蝉衣、蔓荆子、桔梗。

散风寒——生麻黄(亦可用炙麻黄)、桂枝、紫苏、羌活、独活、葱白、生姜、白芷、细辛、藁本、辛夷花。

清暑邪——香薷、藿香、佩兰、荷叶(端午节后中秋节前，一般都用鲜藿香、鲜佩兰、鲜荷叶)、青蒿。

温中祛寒——吴萸、肉桂、干姜、煨姜、炮姜、丁香、川椒、小茴香、乌头。

祛风湿痛——威灵仙、海风藤、络石藤、川乌、草乌、秦艽、桑枝、丝瓜络。

(2) 属于热者：分热邪、火邪、血热。

清热——金银花、连翘、生石膏、飞滑石、知母、茅根、芦根(亦可用鲜茅根、鲜芦根)、黑山栀、黄芩、淡竹叶、炒竹茹(亦可用鲜竹叶、鲜竹茹)。

泻火——黄连、黄柏、龙胆草、山豆根、生甘草。

清血热——鲜生地、丹皮、白薇、地骨皮、玄参、犀角（可水牛角代）、大青叶、板蓝根。

(3) 属于湿者：分湿浊、湿热。

化湿——制苍术、厚朴、菖蒲、煨草果、白蔻仁、炒苡仁。

清湿热——萆薢、苦参、饭赤豆、茵陈、白鲜皮、防己。

(4)属于痰者：分热痰、风痰、寒痰、水饮、痰核。

化热痰——炙兜铃、淡竹沥、川贝母、天竺黄、炙桑皮、甜杏仁、地枯萝、枇杷叶(亦可用清炙枇杷叶)、胆星、射干、荸荠、海蜇。

化风痰——炒牛蒡、前胡、苦杏仁、象贝母、苦桔梗、胖大海。

化寒痰——姜半夏、陈皮、炙苏子、煅鹅管石、炙百部、炙紫菀、炙款冬。

逐水饮——葶苈子、制甘遂、黑丑、商陆、蝼蛄、蟋蟀。

消痰核——淡昆布、淡海藻、山慈菇、炙僵蚕、蒲公英。

(5)属于气者：分气郁、气逆。

疏气郁——广郁金、制香附、白蒺藜、路路通、哚罗子、金铃子、香橼、佛手、枳壳、玫瑰花、青皮、煨木香、乌药、制乳香、炙没药、檀香。

平气逆——沉香、旋覆花、代赭石、煅磁石、蛤蚧尾。

(6)属于血者：分血滞、瘀血、出血。

活血——全当归、川芎、红花、鸡血藤、苏木、五灵脂、丹参。

破瘀血——泽兰、益母草、荆三棱、蓬莪术、王不留行、败酱草、桃仁泥、地鳖虫。

止血——参三七、茜草、仙鹤草、侧柏叶、墨旱莲、槐花炭、地榆炭、血余炭、棕榈炭、蒲黄炭、藕节。

(7)属于积者：分虫积、食积。

杀虫——使君肉、芜荑、鹤虱、雷丸、炙百部、槟榔、苦楝根。

消食——六神曲、山楂炭、焦麦芽、炒莱菔子。

依据药物的功能来分类，主要是便于临症。但必须郑重说明，一种药有多种作用，如果因此而忽视其他方面，将会减低药物的全面效能。因此，对于每一种药应当全面了解其气味和效能，再抓住其主治重点，这样，在使用的时候便可左右逢源。

关于药物的分类，最早见于《神农本草经》一书，分为上品、中品和下品。上品是指多服久服有益的补养药，认为无毒的；中品为有毒或无毒，能治病又能养身，随使用的适当与否而决定的药物；下品则大多有毒，用来治疗寒、热积滞等病。这种根据疗效的大体分类，除了有一些应予纠正外，基本上是正确的。汉唐以后的本草书，大多按药物本身的属性分类，最精细的如李时珍著的《本草纲目》，分为16部、62类。16部是水、火、土、金石、草、谷、菜、果、木、服器、虫、鳞、介、禽、兽、人，62类就是在每部中分出细目，例如草部分为山草、芳草、隰草、毒草、蔓草、水草、石草、苔、杂草等9类，其他各部也一样。这对后世研究药学提供了一定的有利条件。

前人也为了便于学习本草，先有《药性赋》，后有《药赋新编》（载《医家四要》）。这两种写作有一共同长处，即以寒热温凉四气分类，简要地提出主治，这就把气味和效能结合在一起。我们认为可以就中任择一种，先把它熟读，然后再阅其他本草书如《本草从新》等，便可逐步提高。

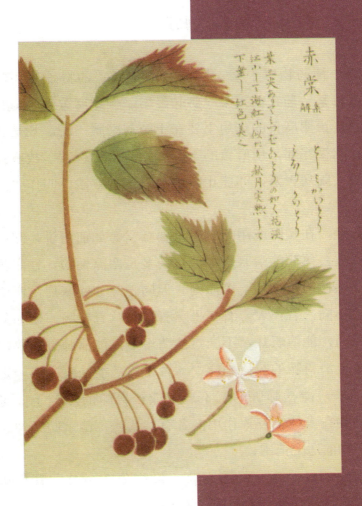

赤棠
解

葉三尖あまくうをふひとえうの如く花淡
江くして海紅に似たり　秋月実熟して
下垂し　紅色美し

とーミかいとう

うあり　うのうう

三、归经

每一种药物对于某一脏腑经络都有它的特殊作用，前人就将某一药物归入某一脏腑经络。例如麻黄入肺与膀胱二经，说明麻黄的作用主要在于肺与膀胱二经，凡是肺和膀胱感受寒邪，用麻黄的辛温来祛散最为合适。故麻黄善于治太阳病表寒，亦能止咳平喘，这种方法，叫作"归经"。

归经，在实际应用上具有重要意义。如前所说，寒药能治热病，热药能治寒病，清热药多是寒凉性的，祛寒药多是温热性的，这是一个原则。但同一热症或寒症，产生的部位不同，有在表，有在里，有在脏，有在腑。比如某种寒凉药，能清表热，不一定能清里热，能清肺脏的热，不一定能清胃腑的热；同样，一种温热药能祛表寒不一定能祛里寒，能祛肺脏的寒不一定能祛胃腑的寒。于此可见，药物在人体上发挥作用，各有其适应范围，归经便是指出药物的适应范围。

归经的经是指言经络而言。经络分布全身，看到哪一经的症候就用哪一经的药。如同一头痛，痛在前额属阳明经，用葛根；痛在后项属太阳经，用麻黄；痛在两侧属少阳经，用柴胡。这是因为葛根是阳明经药，麻黄是太阳经药，柴胡是少阳经药。但是，经络和内脏有着密切的联系，因此，某种药物都可以对某一经、脏发生它的特殊作用。这种特殊作用，并与气味性质有关。例如膀胱属寒水，其经为太阳，麻黄茎细丛生，中空直上，气味轻清，故能通下焦的阳气，出于皮毛而发汗，为伤寒太阳表症要药。或用羌活来代麻黄，也因根深茎直，能引膀胱之阳以达经脉，但味较辛烈，兼能去湿，不似麻黄的轻清。因而麻黄兼能宣肺利小便，羌活兼能治风湿身痛，便是同中有异了。

总之，归经是用药的一个规律，了解药物性能和功效后，再明晓其归经，用药才能丝丝入扣。

第三节　使用

一、配伍（包括禁忌）

一药有一药的作用，通过药与药的配合，能促使作用加强，或减少不良反应，发挥更好的效能，这是中药配合应用的重要意义。从单味药的应用到配合应用，再发展到方剂，毫无疑问是一个进步的过程。

前人在实践中认识到药与药配合的反应，不仅指出了有利的一面，还指出了不良的一面。共分六类。

1. 相须

即两种功效相同的药物经过配合使用，可以互相促进加强效果。如知母配合黄柏，滋阴降火的作用更强，成方中知柏八味丸、大补阴丸就是知母与黄柏配合使用的。

2. 相使

两种不同功效的药物，配合后能使直达病所，发挥更好的疗效。如附子以茯苓为使，成方中真武汤、附子汤均用茯苓为附子之使。

3. 相畏

一种药物能受到另一种药物的克制，因而减低或消除其烈性的，叫作相畏。如半夏畏生姜，故炮制时即以生姜制半夏毒，中半夏毒者亦以生姜解救。

4. 相恶

两药合用时，因牵制而减低其效能，叫作相恶，恶是不喜欢的意思。如生姜畏黄芩，因黄芩性寒，能降低生姜的温性。

5. 相杀

指一种药物能消除另一种药物的毒性，如防风杀砒毒，绿豆杀巴豆毒。

6. 相反

合用后能发生剧烈的副作用，如乌头反半夏，甘草反甘遂。

相反和相畏的药必须慎用，所以前人编有十八反歌和十九畏歌。

十八反歌：本草明言十八反，半蒌贝蔹及攻乌，藻戟遂芫俱战草，诸参辛芍反藜芦。

歌中所提十八种药，即表示相反比较显著，如半夏、瓜蒌、贝母、白蔹、白及与乌头相反，海藻、大戟、甘遂、芫花与甘草相反，人参、沙参、细辛、芍药与藜芦相反。

十九畏歌：硫黄原是火中精，朴硝一见便相争；水银莫与砒霜见；狼毒最怕密陀僧；巴豆性烈最为上，偏与牵牛不顺情；丁香莫与郁金见；牙硝难合荆三棱。川乌、草乌不顺犀；人参最怕五灵脂；官桂善能调冷气，若逢石脂便相欺。大凡修合看顺逆，炮煜炙煿莫相依。

歌中所提十九种药，即表示相畏比较显著，如硫黄畏朴硝，水银畏砒霜，狼毒畏密陀僧，巴豆畏牵牛，丁香畏郁金，牙硝畏荆三棱，川乌、草乌畏犀角（水牛角代），人参畏五灵脂，肉桂畏赤石脂。

此外，妊娠禁忌药也称堕胎药，本草书上很早就有记载，到《本草纲目》增为八十七种。其中有些药现在已根本不用，兹择使用者录下，处方时应尽量避去，以免引起事故。植物药如大戟、巴豆、藜芦、丹皮、牛膝、桂心、皂荚、薏仁、瞿麦、附子、乌头、牵牛、半夏、南星、桃仁、芫花、槐实、茜根、红花、茅根、大麦蘖、三棱、干姜、厚朴、通草、苏木、葵子、常山、生姜；动物药如牛黄、蜈蚣、斑蝥、水蛭、虻虫、䗪虫、蝼蛄、猬皮、蜥蜴、蛇蜕、麝香；矿物药如雄黄、芒硝、代赭、硇砂、砒石等。妊娠禁用的药物，主要是防止流产，但亦不尽禁忌，如《济阴纲目》是流行最广的妇科专书，它在安胎及治胎前诸疾中，都用了附子、肉桂、半夏、牛膝、丹皮、厚朴、茅根、通草、桃仁、芒硝等药。《内经》上也说过，"妇人重身，毒之何如？""有故无殒，亦无殒也"，"大积大聚，其可犯也，衰其太半而止"。然而，某些药物对妊娠禁忌的，还是应该谨慎，不能草率从事。

经验告诉我们，前人对于药物的配合十分细致，因为配合适当，能取得更高的疗效。

现在略举数则，供作处方参考。

（1）肉桂配合黄连

名交泰丸，能治心肾不交。

（2）吴萸配合黄连

名左金丸，能平肝制酸。

（3）干姜配合黄连

能除胸中寒热邪结。

（4）半夏配合黄连

能化痰浊湿热郁结，宽胸止呕。

（5）厚朴配合黄芩

能化脾胃湿热。

（6）桂枝配合白芍

能调和营卫。

（7）当归配合白芍

能养血。

（8）当归配合川芎

名佛手散，能行血活血。

（9）蒲黄配合五灵脂

名失笑散，能祛瘀止痛。

（10）桃仁配合红花

能行血通经。

（11）柴胡配合黄芩

能清肝胆热。

（12）柴胡配合白芍

能疏肝和肝。

（13）桑叶配合菊花

能清头目风热。

（14）高良姜配合香附

名良附丸，能止胃痛。

（15）延胡索配合金铃子

名金铃子散，能治腹痛。

（16）附子配合肉桂

能温下元。

（17）黄柏配合知母

能清下焦湿热。

（18）苍术配合黄柏

能治湿热成痿。

（19）杏仁配合贝母

能化痰止咳。

（20）半夏配合陈皮

能化湿痰。

（21）神曲配合山楂

能消肉食积滞。

（22）豆蔻配合砂仁

能健脾胃。

（23）常山配合草果

能止疟疾。

（24）龙骨配合牡蛎

能涩精气。

（25）杜仲配合续断

能治腰膝酸疼。

（26）天冬配合麦冬

能清养肺肾。

（27）半夏配合硫黄

名半硫丸，治虚冷便闭。

（28）女贞子配合旱莲草

名二至丸，能补肾阴。

（29）桑叶配合黑芝麻

名桑麻丸，能治肝阳头晕。

（30）山药配合扁豆

能补脾止泻。

（31）升麻配合柴胡

能升提中气下陷。

（32）鳖甲配合青蒿

能滋阴退蒸。

（33）乌梅配合甘草

能生津止渴。

（34）苍术配合厚朴

能逐湿浊。

（35）豆豉配合葱白

名葱豉汤，能通阳发汗。

（36）皂角配合白矾

名稀涎散，能吐风痰。

（37）木香配合槟榔

能疏肠止痛。

（38）三棱配合蓬莪术

能消坚化痞。

（39）枳实配合竹茹

能和胃止呕。

（40）丹皮配合山栀

能清血热。

（41）旋覆花配合代赭石

能平噫气。

（42）丁香配合柿蒂

能止呃逆。

（43）补骨脂配合肉果

名二神丸，能止脾肾泄泻。

（44）桑皮配合地骨皮

能泻肺火。

（45）知母配合贝母

名二母散，能清肺热。

（46）木香配合黄连

名香连丸，能止赤白痢。

（47）白矾配合郁金

名白金丸，能治癫狂。

（48）枳实配合白术

名枳术丸，能健脾消痞。

（49）赤石脂配合禹余粮

名赤石脂禹余粮汤，能涩大肠。

（50）金樱子配合芡实

名水陆二仙丹，能止遗精。

（51）枸杞子配合菊花

能明目。

（52）生姜配合红枣

能和气血。

这类两种药味配合应用的例子很多，只要留意前人著作和成方的组成，可以获得更多的资料。这些资料都是用

药的方法，或寒热结合，或补泻结合，或上下、表里、气
血相结合等，十分丰富，而又非常灵活。

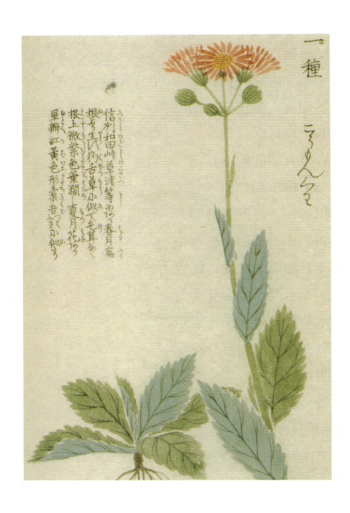

二、用量

中药的用量，根据以下几个情况决定：

1. 药物的性质

药物气味雄厚峻烈的用量小，平淡的比较重，前者如乌头、肉桂、干姜等，后者如山药、茯苓、扁豆等。质重的用量大，轻松的用量小，前者如鳖甲、牡蛎、磁石等，后者如桑叶、蝉衣、通草等。

2. 方剂的组成

主药的用量重，协助药比较轻，如白虎汤中的石膏宜重用，知母、甘草的用量较少。在配伍方面，如左金丸中的吴萸的用量应轻于黄连。从整个方剂的组成来说，药数多，量较轻，药数少，量较重。

3. 病情

病情严重、需要急救的用量重，病轻的或宜于长期调养的用量较轻。前者如四逆汤、大承气汤等，后者如桑菊饮、人参养营汤等。

4. 体质

病人体质坚实的用量可重，娇弱的用量宜轻。一般西北地区用量大于东南地区，主要原因便是体质有强弱的关系。

5. 年龄

成年人用量可重，小儿宜轻。一般小儿用量是大人的减半。

用药量的轻重，虽视具体情况决定，但应该指出，一般用量是有一定标准的，在这标准上衡量出入，不是随便决定的。必须掌握标准用量，然后或增或减，才能中肯。

药量对于处方的疗效有极大影响，很好的一个处方，往往用量不适当失却效果，甚至产生不良反应。所说适当与不适当，主要是两个方面，一方面根据病情和体质的情况，用药是否轻重恰当；一方面依据药的配合关系，用药是否轻重恰当。凡是病重体实，用量当重，病重体虚，便当酌减；病轻体实，不需要重量，病轻体虚，更不容许用重量。又药物的作用及配合后的作用随着用量的轻重而转变，如西藏红花少用和血，多用则破血；桂枝和白芍等量，能调和营卫，桂枝加重偏于卫，白芍加重偏于营。这在临症上是一番细致的功夫了。

关于古代度量衡制度和现代不同，古制都比今制为小。据近人考证，大概汉朝一两合市称四钱八分强，一升约今二合左右，提供参考，用以说明古方的分量不能作为现在处方用量的标准。

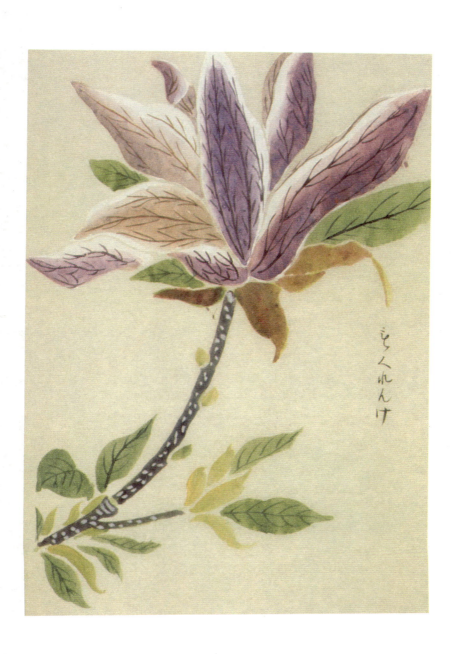

しろくれんげ

写给中国人的中医三书

读得懂的金匮要略

秦伯未 著

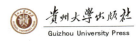

贵州大学出版社
Guizhou University Press

· 贵阳 ·

图书在版编目（CIP）数据

读得懂的金匮要略 / 秦伯未著. -- 贵阳 ： 贵州大学出版社,2024.5

（写给中国人的中医三书）

ISBN 978-7-5691-0890-3

Ⅰ. ①读… Ⅱ. ①秦… Ⅲ. ①《金匮要略方论》 Ⅳ. ①R222.3

中国国家版本馆CIP数据核字(2024)第103527号

XIEGEI ZHONGGUOREN DE ZHONGYI SANSHU·DUDEDONG DE JINGUI YAOLUE
写给中国人的中医三书·读得懂的金匮要略

作　　者：秦伯未

出 版 人：闵　军
责 任 编 辑：葛静萍

出 版 发 行：贵州大学出版社有限责任公司
　　　　　　地址：贵阳市花溪区贵州大学东校区出版大楼
　　　　　　邮编：550025 电话：0851-88291180
印　　刷：三河市天润建兴印务有限公司
开　　本：880mm × 1230mm 1/32
印　　张：20.25
字　　数：400 千字
版　　次：2024 年 5 月第 1 版
印　　次：2024 年 5 月第 1 次印刷

书　　号：ISBN 978-7-5691-0890-3
定　　价：168.00 元（全3册）

引　言

　　学习张仲景的《伤寒论》，主要是学习他的辨证论治方法。懂得了基本法则，不但全部伤寒论容易会通，阅读其他医书也容易迎刃而解。《伤寒论》最可宝贵的地方就在于此。《金匮要略》叙述四十多种杂病，比较分散，没有系统可循。但其辨证论治的诊疗规律还是一致的，并因此可以看到《伤寒论》方剂的灵活运用。故《伤寒论》和《金匮要略》虽然是两部书，一治外感病，一治杂病，应该保持密切联系。

　　《金匮要略》里叙述的内科、外科和妇科等疾患，在应用上显然是不够的。历代医家通过不断研究，充实了很多内容，这些补充材料散见在各家集子里。我们钻研的时候，要理解它的实质和精神，同时也要看到发展的一面，不能仅仅在一证一方上用功夫，正如研究《伤寒论》应该和后世的温病学说结合一样。只有这样，才能扩大《金匮要略》的证治范围，且在无形中消除经方派和时方派的不正确观点，这是一方面。另一方面，张仲景接受了《内经》的理论指导，我们学习《内经知要》之后，必须时常加以回顾。《内经》不是纯理论性的，有它事实的根据，再通过《金匮要略》的临床实践，正好体会中医学术是怎样从实践到理论，从理论再到实践的。有些人非议中医只有经验无理论，有些中医自己还硬把《内经》和《伤寒论》《金匮要略》分割成两个系统，这是绝对错误的看法。

《金匮要略》的注释过去有五十多家，多数是采取逐条笺注形式。本文就我个人最近温习体会所得，并结合二十年前教授及门弟子的经验，仅就疾病方面分类写出。由于争取公余时间，并缺乏参考资料，当然是极不充分而且极其浅陋的。希望读者们随时把不同意见提出，自当虚心地接受，作进一步的修正。

目 录

痉病 1

湿病 6

暍病 12

百合病 15

狐惑病 19

阳毒、阴毒病 22

疟疾 25

中风 28

历节病 32

血痹病 35

虚劳病 37

肺痿、肺痈病 47

咳嗽、上气病 50

奔豚病 53

胸痹病 55

腹满 58

寒疝病 61

宿食证 63

五脏风寒证 65

积聚病 70

痰饮病 72

消渴病 79

小便不利 81

水气病 82

黄疸病 87

惊悸 91

吐血 93

鼻衄 95

便血 97

呕吐哕 99

下利病 102

四肢病 105

疝气病 107

蛔虫病 108

外科疾病 110

伤科疾病 112

妇科疾病（上） 114

妇科疾病（下） 120

后记 128

附文 129

评伤寒与温病之争 129

《温病条辨》分三焦立论 132

金元四大家学说之研究 134

痉 病

痉原文作痓，痓音翅，据《广雅》注是恶的意思，和本症不符合，《巢氏病源》和《千金方》都作痉，后来也有好多人疑是"痓"字传写错误，本人亦同意改为"痉"字，以归一致。痉是一种症状，主要现象为不柔和的背强反张。在《内经》上早有记载，如说"诸痉项强，皆属于湿"，"诸暴强直，皆属于风"和"风痉身反折，先取足太阳"等，不仅说明了痉病的症状和原因，还指出了治疗途径。《金匮》依据《内经》的理论，定出方药，并补充病因和预后，没有异样。

兹将原文13条试作如下的排列。

1. 脉证

"病者，身热足寒，颈项强急，恶寒时头热、面赤、目赤，独头动摇，卒口噤，背反张者，痉病也……"

"夫痉脉按之紧如弦直，上下行。"

2. 治疗

"太阳病发热无汗，反恶寒者，名曰刚痉。"

"太阳病无汗而小便反少，气上冲胸，口噤不得语，欲作刚痉，葛根汤主之。"

"太阳病发热汗出，而不恶寒，名曰柔痉。"

"太阳病其证备，身体强，几几然（几音殊，小鸟学飞貌），脉反沉迟，此为痉，瓜蒌桂枝汤主之。"

"痉为病，胸满口噤，卧不着席（形容角弓反张）脚挛急，必齘齿（咬牙切磋有声），可与大承气汤。"

3．原因

"太阳病发汗太多，因致痉。"

"夫风病下之则痉，复发汗必拘急。"

"疮家虽身疼痛，不可发汗，汗出则痉。"

4．预后

"太阳病发热，脉沉而细者，名曰痉，为难治。"

"暴腹胀大者为欲解，脉如故（指浮缓），反伏弦者痉。"

"痉病有灸疮（因火灸而发生的疮，叫作灸疮），难治。"

这样排列，可以明显地看出痉病的主要脉证。在此脉证上兼太阳伤寒证的用葛根汤，兼中风证的用瓜蒌桂枝汤，兼阳明实证的用大承气汤。不仅层次井然，而且与《伤寒论》的辨证论治基本相同。接着，把临症所接触到的病因和预后朴实写出，理由也是一贯相承的。

痉症发生，都属热性病范围，故《金匮》的三个方剂，都以退热为原则。热性病何以会造成痉症？因高热使津血枯燥，不能营养筋脉，即破坏《内经》"精则养神，柔则养筋"的生理所造成的病变。故仲景用葛根和瓜蒌取其生津，危急时用大承气汤取其急下存阴。后世医书在这基础上立论，如《三因方》（《类证治裁》）上说："原其所因，多由亡血，筋失所荣，故邪得袭之。"《景岳全书》（《类证治裁》）上说："筋脉拘急故反张，血液枯燥故筋挛。"从而逐渐转向清热养阴一途，成为治痉的常法。特别是在温热病多防痉厥，治痉之方亦最多，《温病条辨》的二甲复脉汤（生地、白芍、麦冬、阿胶、麻仁、炙甘草、牡蛎、鳖甲）、三甲复脉汤（二甲复脉汤加龟板）、小定风珠（鸡子黄、阿胶、龟板、童便、淡菜）和大定风珠（白芍、阿胶、龟板、生地、麻仁、五味子、牡蛎、麦冬、炙甘草、鸡子黄、鳖甲）等，都为高热伤阴成痉而设。

当然，痉病有外感症状，还是要给予透泄机会，兼有神识昏迷的，并宜加入芳香开窍。《温病条辨》在解儿难里又说："风温痉宜用辛凉正法，轻者用辛凉轻剂，重者用辛凉重剂，如银翘散、白虎汤之类。伤津液者加甘凉，如银翘（散）加生地、麦冬，玉女煎，以白虎合冬、地之类。神昏谵语兼用芳香以开膻中，如清宫汤、牛黄丸、紫雪丹之类。"这意味着古今方剂虽有改变，用药的法则还如同一辙。

本人对于《金匮》痉病方，除葛根汤在外感症项背强痛和头痛较剧的使用有效，并有时在一般疏风剂内加入葛根亦能取效外，其他缺乏经验。但从《金匮》上认识到痉病的成因有两种：一种是六淫侵袭化燥化风，即《金匮》所立的治法；一种是由多种疾病使津血枯燥所造成，即《金匮》所指的各项坏症。后者的痉病不能和外感痉病相提并论，尤其后人所说痉厥多属于后者的病变，故极少用辛温的麻桂剂，张介宾曾说："中风之痉，必年力衰残，阴之败也；产妇之痉，必去血过多，冲任竭也；溃疡之痉，必血随脓化，营气涸也；小儿之痉，或风热伤阴为急惊，或吐：泻亡阴慢惊，此虽不因误治，而总属阴虚之症。"都是指后者一类。可知《金匮》方并不概括一切痉病，必须审证求因，适当使用。同时体会到，《金匮》所说痉病是疾病过程中的一症候，凡看到背强反张、口噤不开，都当作痉。所以有人附会某症是脑脊髓膜炎，某症是恶性脑脊髓膜炎，也有拘泥"疮家"二字就当作是破伤风症，从而认为破伤风症非葛根汤所能治，脑脊髓膜炎的实证可用承气汤一下而愈。我以为中医治病，还是从中医理论实际出发，积累病例，肯定疗效，强作解人，目前大可不必。

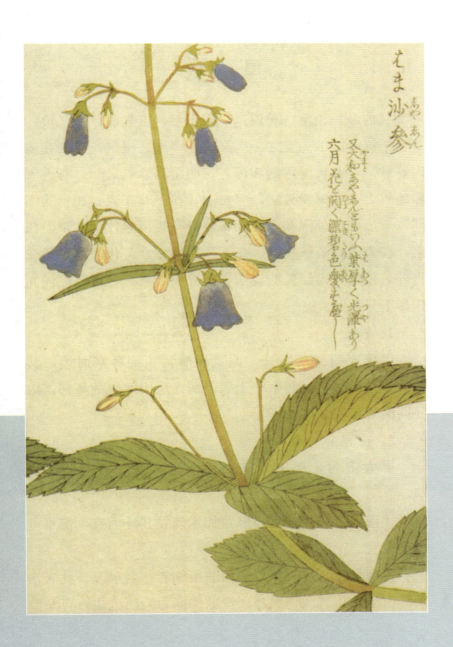

そま 沙参

又犬和あやめんさうより葉厚く光澤あり
六月花を開く深碧色愛すべし

湿 病

《内经》论湿，曾说："因于湿，首如裹。"又说："伤于湿者，下先受之。"又说："地之湿气，感则害皮肉筋脉。"又说湿胜则濡泻。说明湿为六气之一，有天气和地气之分，感受致病，有在上、在下、在表、在里的不同，一般称作外湿和内湿。虽然没有提出具体治法，但在上、在表者宜疏散发汗，在下、在里者宜芳化渗利，意在言外。依据《内经》的说法来研究《金匮》，可将症候先作如下分类。

1．在上

"湿家病身疼发热，面黄而喘，头痛鼻塞而烦，其脉大，自能饮食，腹中和无病，病在头中寒湿故鼻塞，内（同纳）药鼻中则愈。"

2．在表

"太阳病，关节疼痛而烦，脉沉而细者，此名湿痹。"

"湿家身烦疼，可与麻黄加术汤发其汗为宜，慎不可以火攻之。"

"病者一身尽疼，发热日晡所剧者，名风湿。此病伤于汗出当风，或久伤取冷（贪凉的意思）所致也，可与麻黄杏仁薏苡甘草汤。"

"风湿脉浮，身重汗出恶风者，防己黄芪汤主之。"

"伤寒八九日，风湿相搏，身体疼烦，不能自转侧，不呕不渴，脉浮虚而涩者，桂枝附子汤主之。若大便坚，小便自利者，去桂加白术汤主之。"

"风湿相搏，骨节疼烦，掣痛不得屈伸，近之则痛剧，汗出短气，小便不利，恶风不欲去衣，或身微肿者，甘草附子汤主之。"

3. 在里

"湿家之为病，一身尽疼，发热身色如熏黄也。"

再从治疗大法来分：

1. 正治

"风湿相搏，一身尽疼痛，法当汗出而解。值天阴雨不止，医云此可发汗，汗之病不愈者何也？盖发其汗，汗大出者，但风气去，湿气在，是故不愈也。若治风湿者发其汗，但微微似欲汗出者，风湿俱去也。"

"湿痹之候，小便不利，大便反快，但当利其小便。"

2. 误治

"湿家其人但头汗出，背强欲得被覆向火，若下之早则哕，或胸满小便不利，舌上如胎者，以丹田有热，胸上有寒，渴欲得饮而不能饮，则口燥烦也。"

"湿家下之，额上汗出，微喘小便利者死，若下利不止者亦死。"

很明显，《金匮》所载湿病，表证占极大比重，也就是偏重在外湿方面。外湿之伤于上者，即感受雾露之邪，晓行雾中，往往头胀鼻塞，内服辛夷消风散（辛夷、细辛、藁本、白芷、防风、川芎、升麻、甘草、木通）甚效。仲景但云纳药鼻中，并不出方，可能也是辛散一类的药物，查《千金方》有鼻塞脑泠方（用辛夷、细辛、通草、甘遂、桂心、川芎、附子，研末蜜丸，绵裹，纳鼻中），又有鼻塞常流清涕方（用细辛、蜀椒、干姜、川芎、吴萸、附子、桂心、皂角，酒浸，再用猪膏煎熬，绵裹，纳鼻中），可作参考。大概前人治鼻塞多取纳药法，故《千金方》治鼻不利、鼻塞气息不通的共有八方，只有二方内服，一方灌滴，其余五方都为纳药。惟多数《金匮》注家均引瓜蒂散，我嫌其意义不大，提供讨论。

外湿伤表，和感冒风寒一样，先从皮毛而入，故仲景亦称太阳病。凡是外邪郁遏太阳经，都宜发汗，因以麻黄汤为主，但属湿邪而非单纯风寒，则又采取白术（现在处方多用苍术）、薏苡等辅药。一般都熟悉，发汗法只能用于表实证，不能用于表虚证，所以仲景所举六方性质并不相同，可分两大类，若干小目。

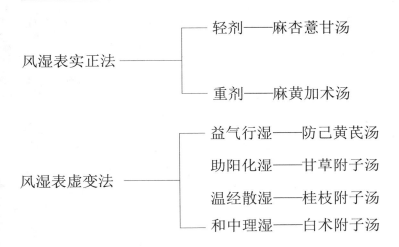

风湿表实正法 ——— 轻剂——麻杏薏甘汤
　　　　　　　　重剂——麻黄加术汤

风湿表虚变法 ——— 益气行湿——防己黄芪汤
　　　　　　　　助阳化湿——甘草附子汤
　　　　　　　　温经散湿——桂枝附子汤
　　　　　　　　和中理湿——白术附子汤

　　湿在里的，多有内脏病征，发黄仅其一例。身色如熏黄即阴黄证，亦即《伤寒论》所说："伤寒汗已，身目为黄，以寒湿在里不解。"

　　仲景没有立方，柯韵伯认为可用五苓散，甚是。

　　湿证在临床上最为常见，也以中医最善治疗。由于《金匮》有"法当汗出而解"和"但当利其小便"两句，多把发汗、利小便为治湿正法。诚然，湿在表者宜汗，所谓"风能胜湿"；湿在里者宜利小便，所谓"治湿不利小便，非其治也"。然而在里湿证上应该补充为：轻在上者宜化，蔻壳、陈皮之属；阻在中者宜燥，半夏、厚朴之属；停在下者宜利，泽泻、车前之属。又：湿为浊邪，宜佐芳香，藿香、佛手之属；湿易凝滞，宜佐理气，枳壳、木香之属；湿性阴寒，宜佐温药，桂枝、生姜之属。后世治湿的方剂众多，错综变化，大要不外乎此。至于湿与热

合而成为湿热证，湿邪积聚而变作饮证或水证，不在本病
范畴，又当别论。

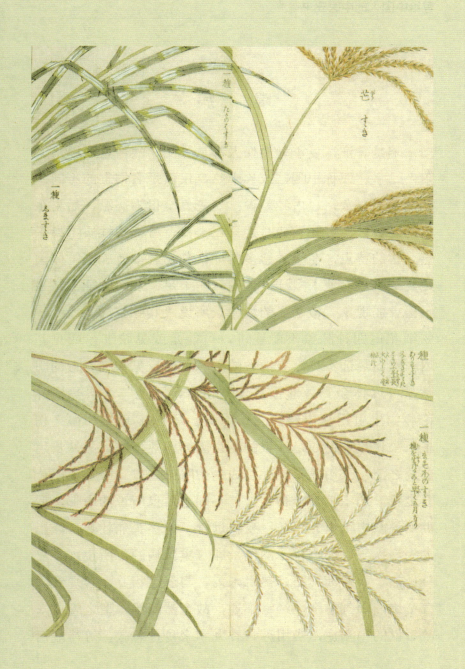

暍　病

暍是暑证，夏季暑热伤人都从外受，故仲景冠以"太阳"二字。或称中暍，或称中热，仅仅是名词上的不同。暑证并不复杂，《内经》说："先夏至日为病温，后夏至日为病暑。"可知发病时期只在炎夏，暑证的性质不离乎热。它的特点，在于外感多实证，独伤暑多兼虚象。原因是夏季炎热，使人多汗，体内气阴不足，从而脉征上常显示出虚弱现象。最明显的如仲景所说"其脉弦细芤迟"，弦细芤迟四种脉象不能连讲，可能是或见弦细，或见芤迟。然而热证不见浮大滑数的阳脉，而反见弦细芤迟的阴脉，可以体会到暑邪极易伤气伤津，不能与一般热证并论。如果引用《内经》《伤寒论》"脉虚身热，得之伤暑"来说，理论还是一致的。正因为邪热体虚，故仲景用白虎之清，又用人参之补，成为中暍的主方。必须说明，《金匮》的中暍是一种伤暑，不同于后世所说的中暍，后世所说的中里里外暍是：夏日远行，忽然头痛壮热，汗出大渴，无气以动，昏晕闷倒，即《巢氏病源》所说："夏月炎热，人冒涉途路，热毒入内，与五脏相并，客那致阴气卒绝，阳气暴壅，经络不通，故奄然闷绝，谓之暍。"故后世的中暍症，当用苏合香丸和来复丹急救，等待醒后再用清暑之剂，不能与《金匮》的中暍混为一谈。

夏令炎热，人多贪凉，所得疾患，并不限于热证。《金匮》上说："太阳中暍，身热疼重而脉微弱，此以夏月伤冷水，水行皮中所致也，一物瓜蒂汤主之。"即指夏季的寒证。由于夏季寒证的变化比热证较多，故后来对于夏季寒证的叙述也比热证较多。大概外感阴凉，寒热无汗，头疼，四肢拘急的，用消暑十全散（香薷、扁豆、厚朴、紫苏、白术、赤苓、藿香、木香、檀香、甘草），内伤瓜果生冷寒湿，腹痛吐泻的，用藿香正气散（藿香、紫苏、白芷、大腹皮、茯苓、白术、陈皮、半夏、厚朴、桔梗、甘草、姜、枣）。此外，有香薷饮（香薷、厚朴、扁豆、黄连）、六和汤（香薷、人参、半夏、杏仁、藿香、厚朴、砂仁、甘草、扁豆、赤苓、木瓜、姜、枣）、大顺散（干姜、杏仁、肉桂、甘草）、冷香饮子（附子、草果、橘红、甘草、姜）、二香饮（香薷、香附、苏叶、苍术、陈皮、厚朴、甘草、扁豆、木瓜、葱、姜）等方剂，多为夏季寒证而设。看了这些方剂，感觉到仲景用一物瓜蒂散治夏月伤冷水不够恰当。《医宗金鉴》主张改用香薷饮和大顺散，有它发展的一面，值得注意。

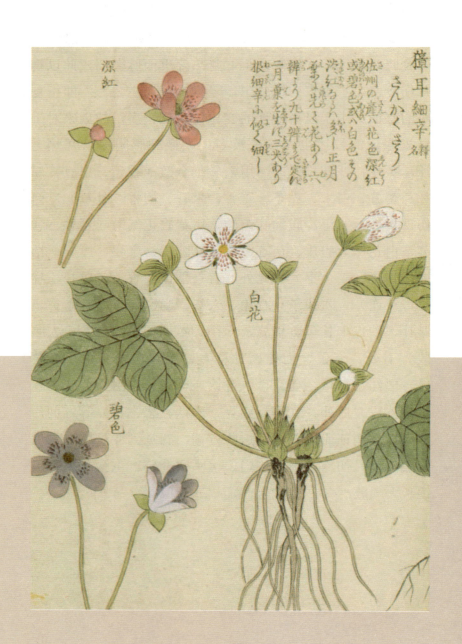

深紅

碧色

白花

草耳細辛 一名

さんかくさう

佐州の産ハ花色深紅
或ハ碧色或ハ白色その
淡紅るらん多し一正月
芽より光く花あり六
辧より九十辧までに定れ
二月葉を生れバ三尖あり
根細辛ふ似く細し

百合病

百合病因用百合为主药得名，可以说是百合证。我曾经怀疑仲景对于这种病症可能日寻不到原因，所以没有定出正确的病名。观《金匮》叙述症状："意欲食复不能食，常默然，欲卧不能卧，欲行不能行，饮食或有美时，或有不用，闻食臭（即气味）时，如寒无寒，如热无热，口苦小便赤，诸药不能治，得药则剧吐利，如有神灵者，身形如和，其脉微数。"只有口苦、小便赤、脉微数等比较可供诊断，其他似病非病，诚如尤在泾所谓"全是恍惚去来，不可为凭之象"。若从现在来说，近似神经衰弱症的一种，在当时既然没有神经发现，把一切神经官能症分配在各个经脏，很可能难于定出适当的总的病名。考《千金方》："百合病者，皆因伤寒，虚劳大病已后，不平复，变成斯症。"《医宗金鉴》说："伤寒大病之后，余热未解，百脉未和，或平素多思不断，情志不遂，或偶触惊疑，猝临境遇，因而形神俱病，故有如是之现证也。"倘把这两条记载综合起来，可以指出百合病的原因：一部分是病后体弱不复；另一部分是由于精神刺激。故主要病情为阴虚内热，精神不安定，仲景说："百合病不经吐、下、发汗，病形如初者，百合地黄汤主之。"当为百合病的主方，百合地黄汤仅用百合补虚清热、生地黄养血凉血，是一个极其清淡的方剂。我深深体会到类似这类虚证，用重剂刺激往往引起反应，急切求功也会引起其他病变。常见有人治神经衰弱，动手便是大剂人参、熟地、麦冬、当归、龙骨、牡蛎，方虽对路，服后胸闷食呆、腹痛便溏，反而加重心悸失眠，精神极度紧张，都是不从全面考虑问题的缘故，也反映了仲景治病的细心周匝。所以学习仲景著作，不是呆板地牢记方药，主要是体会其如何辨证，如何施治，大法在握，自然左右逢源了。

正因为此，我认为本文里最重要的一节是："百合病见于阴者以阳法救之，见于阳者以阴法救之。见阳攻阴，复发其汗，此为逆。见阴攻阳，乃复下之，此亦为逆。"这里所说阳法救阴、阴法救阳，即《内经》所说"用阳和阴，用阴和阳"，也就是王冰所说"益火之源，以消阴翳；壮水之主，以制阳光"的意思。凡证实体实，可以从正面直折；证虚体虚，必须照顾其反面。故热证为阳，虚热便为阴虚，养阴则热自退，误当实热发汗，更伤其阳了；相反地，寒证为阴，虚寒便为阳虚，扶阳则寒自除，误当实寒攻下，更伤其阴了。仲景因百合病而提出虚证的治疗法规，在中医理论上是颠扑不破的。

百合病的方剂有7首之多，除百合地黄汤外都是随症配伍，例如：发汗后用知母润燥止汗；下后用滑石利尿，代赭石涩大便；吐后用鸡子黄养胃止呕；又如口渴的用瓜蒌生津，牡蛎除烦，不难理解是治标的方法。后来医书上百合病的病例并不多见，兹节录《张氏医通》载治孟端士太夫人一案聊供参考："虚火不时上升，自汗不止，心神恍惚，欲食不能食，欲卧不能卧，口苦小便难，溺则洒淅头晕。自去年迄今，历更诸医，每用一药，辄增一病，用白术则窒塞胀满，用橘皮则喘息怔忡，用远志则烦扰哄热，用木香则腹热咽干，用黄芪则迷闷不食，用枳壳则喘咳气乏，用门冬则小便不禁，用肉桂则颅胀咳逆，用补骨脂则后重燥结，用知、柏则小腹枯瘪，用芩、栀则脐下引急，用香薷则耳鸣目眩，时时欲人扶掖而走，用大黄则脐下筑筑，少腹则觉收引，遂致畏药如蝎，惟日用人参钱许，入粥饮和服，聊借支撑。交春虚火倍剧，火气一升则周身大汗，神气骁骁欲脱，惟倦极少寐，则汗不出而神思稍宁，觉后少顷，火气复升，汗亦随至，较之盗汗迥殊，……其脉微数，而左尺与左寸倍于他部，气口按之似有似无。……此本平时思虑伤脾，脾阴受困而厥阳之火尽归于心，扰其百脉致病，病名百合，此证惟仲景《金匮要略》言之甚详，本文原云诸药不能治，所以每服一药辄增一病，惟百合地黄汤为之专药，奈病久中气亏乏殆尽，复经药误而成坏病。姑先用生脉散加百合，茯神，龙齿以安其神，稍兼萸、连以折其势，数剂稍安，即令勿药，以养胃气，但令日用鲜百合煮汤服之。"

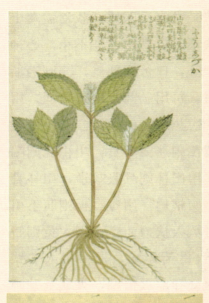

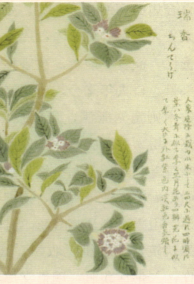

瑞香
ちんでうげ

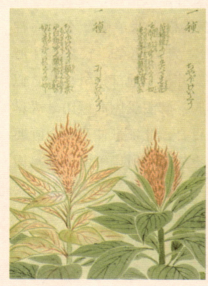

一種

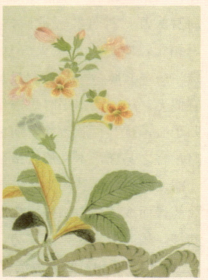

狐惑病

《金匮》上说："狐惑之为病，状如伤寒，默默欲眠，目不得闭，卧起不安，蚀于喉为惑，蚀于阴为狐，不欲饮食，恶闻食臭，其面目乍赤、乍黑、乍白，蚀于上部则声喝（一作嗄），甘草泻心汤主之。"狐惑究竟是什么病？历来注家没有明白指出，特别是因"蚀"字而认为虫病，似可考虑。我个人的浅见：狐惑是古代以为出没无常、不可捉摸的东西，狐惑病就是借狐惑来形容这病的变化，《医说》所谓"取象为类，使人易晓"，并无多大意义。所以问狐惑病究竟是什么？应该从"状如伤寒，默默欲眠，目不得闭，卧起不安"上研究，可能是一种热性病。《千金方》说："狐惑由温毒使然也。"可以作为考证。由于热邪内郁，不能透泄，上窜为喉痛，或下窜为肛门疾患，这是并不稀见的症候。用苦参汤洗下部，并用雄黄熏肛门，无疑的是热毒已经走窜后的局部疗法。问题就在是不是用甘草泻心汤能如赵献可所说"不特使中气运而湿热自化，抑亦苦辛杂用足胜杀虫之任"？理论必须结合实际，才能收到效果。

如果同意狐惑病是一种温毒症，那么温毒症当以清热解毒为要。身热不解，默默欲眠，而又目不得闭，卧起不安，显然有热攻烦扰现象。依据《温病条辨》所载温毒上升和湿热下注方剂，内服如：普济消毒饮去升柴芩连（连翘、薄荷、马勃、牛蒡、荆芥、僵蚕、玄参、银花、板蓝根、桔梗、甘草）治上，断下渗湿汤（樗根皮、黄柏、苍术、地榆、山楂、银花、赤苓、猪苓）治下，以及水仙膏（水仙花根剥去老赤皮和根须捣如膏）和三黄二妙散（黄连、黄柏、生大黄、乳香、没药）的外敷，都可作为临床参考。必须说明，甘草泻心汤虽有清化湿热作用，但《金匮》方较《伤寒论》方多人参一味、大枣增至十六枚，后人治疗温热病用炙草、干姜、人参、大枣等，一般都很谨慎。故引用《温病》方的动机，不是否定《金匮》治法，而是企图在《金匮》的治疗原则上加以补充，以便随症加减。至于赤小豆当归散，当是蚀于肛门的内服方剂，功能导热和血，故仲景不仅治狐惑，也用治先血后便的近血症。

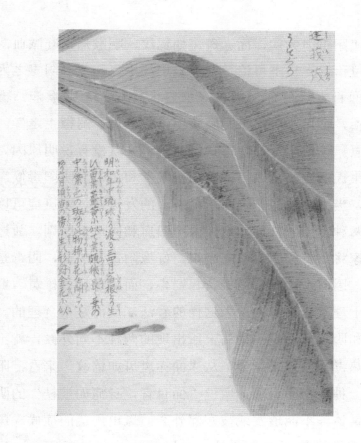

うそぶろ
蓮抛氏

明治年中琉球より渡る三四月宿根より生
以両葉を並黄小にて葉頗扶長葉の
中葉老其の斑々小物柿り花を開くその
小生に行る金毛小以

阳毒、阴毒病

"阳毒之为病，面赤斑斑如锦纹，咽喉痛，吐脓血，五日可治，七日不可治，升麻鳖甲汤主之"，"阴毒之为病，面目青，身痛如被杖（形容像打伤），咽喉痛，五日可治，七日不可治，升麻鳖甲汤去雄黄、蜀椒主之"。《金匮》论治阳毒和阴毒只此两条，并且没有说明原因。考《巢氏病源》有"伤寒阴阳毒候"和"时气阴阳毒候"等篇，当为时病之一，即后世所说的发斑症。发斑症可以出现两种不同的外候，习惯上把阳斑和阴斑来区别。故过去注家将阳毒和阴毒对立起来，好像阳毒是热证，阴毒是寒证，因而怀疑阳毒用雄黄、蜀椒，而阴毒反去雄黄、蜀椒，于理不合。本人认为这样的看法，反而是不合理的。阳毒和阴毒既然是一种病上所出现的两种不同外候，就不能用热毒和寒毒来划分，从"面赤斑斑如锦纹"来看，阳毒是一种正常的斑症，所说"面目青，身痛如被杖"的阴毒，是体虚不能透发或被寒邪外袭而斑出不透的症候。斑出不透则瘀热壅遏，还是一个阳症，故《巢氏病源》也说："若发赤斑者十生一死，若发黑斑者十死一生。"明确指出了一种病的两个症状。总之，阳毒和阴毒的阴阳含义，不是指寒热，也不是指表里，而是从症候上的表现定出的。时证发斑，多见高热、烦闷不安，甚则狂言谵语，咽喉肿痛，或牙缝渗血，脉象洪数。此时不可发汗，发汗便如火得风，燔灼更烈，也不能用泻下，泻下则热毒内陷，难于透泄。故一般治法，惟化斑汤（玄参、石膏、犀角、知母、甘草、粳米）最为妥善，如毒不能速化，接予阳毒升麻汤（升麻、犀角、人参、黄芩、射干、甘草），热毒过于利害的酌用三黄石膏汤（黄芩、黄连、黄柏、石膏、麻黄、豆豉、山栀、葱白）。倘然发斑期内体力不够，或感受寒凉，往往欲发不发，郁于肌肉之间，斑色由红转紫，以至黑暗不润，面色亦变青白，即所谓阴斑证，但烦躁、口渴、咽痛等热证仍然存在。此时用透发之药不能取效，又不宜过分寒凉，更不得使用温剂，据我个人经验于阳毒升麻汤内重用当归、红花、山甲片、赤芍、紫草等祛瘀和营最佳。所以阳斑、阴斑只是一种热毒，相等于小儿麻疹内陷，虽然红点隐伏，鼻青气喘，决不能用姜、附回阳同一意义，仲景只用一方统治倘亦为此。有人谓治阳斑宜清宜下，治阴斑宜温，不免纸上谈兵，望文生训。这也说明了仲景升麻鳖甲汤用升麻、鳖甲、当归、甘草是极其合理的，就是雄黄、蜀椒二味不敢臆断。又《伤寒蕴要》说"有来势急者，发热一二日便出斑；来势缓者，发热三四日方出也"。仲景俱以"五日可治，七日不可治"为期，似亦不可胶柱鼓瑟。

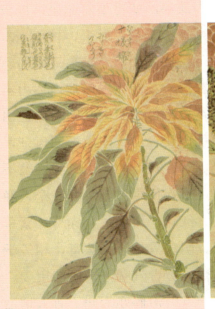
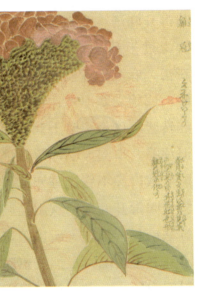

疟　疾

　　以上六种疾患，都属外感的病变和余波，接着叙述疟疾，正因为疟在古代亦属外感范围。《内经》上说："夏伤于暑，秋为痎疟。"又说："以秋病者寒甚，以冬病者寒不甚，以春病者恶风，以夏病者多汗。"又说，夫风之与疟，相似同类，而风独常在，疟则有时而休者，风气留其处故常在，疟气随经络沉以内搏，故卫气应乃作。仲景继承《内经》而来，故大体不变更，例如《内经》有温疟、瘅疟、寒疟之分，《金匮》也同样分为三类，兹对照如下表。

《内经》	《金匮》
1. 温疟——先伤于风，而后伤于寒，故先热而后寒，亦以时作，名曰温疟	1. 温疟者其脉如平，身无寒但热，骨节烦疼，时呕，白虎加桂枝汤主之
2. 瘅疟——但热而不寒者，阴气先绝，阳气独发，则少气烦冤，手足热而欲呕，名曰瘅疟。其气不及于阴，故但热而不寒，气内藏于心而外舍于分肉之间，令人消烁肌肉，故名曰瘅疟	2. 阴气孤绝，阳气独发，则热而少气烦冤，手足热而欲呕，名曰瘅疟，若但热不寒者，邪气内藏于心，外舍分肉之间，令人消烁肌肉
3. 寒疟——寒者阴气也，风者阳气也，疟先寒而后热者，先伤于寒而后伤于风，故先寒而后热也，病以时作，名曰寒疟	3. 疟多寒者，名曰牡（当作牝）疟，蜀漆散主之

由于疟疾的性质不同，《金匮》在脉象上做出原则性的指示："疟脉自弦，弦数者多热，弦迟者多寒，弦小紧者下之瘥，弦迟者可温之，弦紧者可发汗、针灸也，浮大者可吐之，弦数者风发也，以饮食消息止之。"所说弦数多热，即指温疟、瘅疟，弦迟多寒，即指牝疟。《金匮述义》也说："所言弦数者多热，即白虎加桂枝汤、柴胡去半夏加瓜蒌汤证也；弦小紧者下之瘥，鳖甲煎丸是也；弦迟者可温之，柴胡桂枝干姜汤是也；弦紧者可发汗，牡蛎汤是也；浮大者可吐之，蜀漆散是也。"为什么把弦脉作为疟疾的主脉呢？弦为《伤寒论》少阳病的主脉，少阳病的主症是寒热往来，与疟疾相同，惟寒热往来一天可发两三次，疟疾则一日一次，或间日一次，或三日一次，且有固定时间，两者同中有异。为了《金匮》论疟和少阳病关联，故柴胡去半夏加瓜蒌汤和柴胡桂枝干姜汤等都从少阳病主方化出，即使白虎加桂枝汤也是借用《伤寒论》治热病的方剂。因此，我认为《金匮》所说的疟疾不完全是真性疟疾，包括类似的假性疟疾在内。近人引疟原虫来解释古书，而不把真性疟和假性疟分清，不但有时用一般成方治真性疟无效，并且也会使用真性疟的方剂来治假性疟疾。与仲景辩证法显然有距离。《金匮》治真性疟的方剂可能是蜀漆散和牡蛎汤，而疟母一症实为真性疟的后果，前人认作症瘕一类，农村中俗称疟臌，即现在所说脾脏肿大。但蜀漆虽为抗疟专药，并非直接杀灭原虫，主要是帮助机体本能来进行围剿从而得到消灭病原。中医治疟疾、痢疾以及血吸虫病等大多如此，最显著的针灸科不用药物来截疟，同样收到效果，实为值得研究的问题。也就是说，中医治疗某些病症，明明消失症状，恢复了劳动力，有人以化验阳性来坚持否定疗效，毫无疑问还没有深切理解中医疗法，会使发扬中医学发生障碍。

疟疾耗伤气血最剧，故其定名含有暴虐的意义。凡疟后多面黄肌瘦，羸弱气怯，劳动过度即觉寒热，又不像疟疾一样的冷热分明，一般称作疟劳，用四兽饮（人参、白术、茯苓、甘草、橘红、草果、乌梅、生姜、大枣）甚效，也有用补中益气汤（人参、黄芪、当归、升麻、柴胡、白术、甘草、陈皮、生姜、大枣）加鳖甲、首乌亦好，都可补充前人的未备。

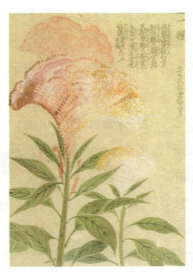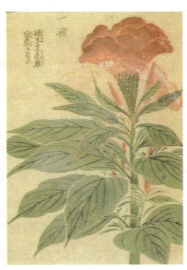

中　风

　　《金匮》所说中风，不同于《伤寒论》的中风，《伤寒论》的中风是一种感冒，即所谓伤风症，这里的中风是指四肢偏废，和痹病的手足酸痛相似。故《金匮》首先指出："夫风之为病，当半身不遂，或但臂不遂者此为痹，脉微而数，中风使然。"说明中风和痹在肢体不遂上有半身和手臂局部的不同。在感觉运动上，中风是手不能握，足不能行，不觉痛痒；痹病是手指能屈，但举臂疼痛，屈伸不能自如。两者有着显著的区别。

　　古代认为中风病由于体虚而感受风邪，可以由经络深入脏腑。故《金匮》说："寸口脉浮而紧，紧则为寒，浮则为虚，寒虚相搏，邪在皮肤。浮者血虚，络脉空虚，贼邪不泻，或左或右，邪气反缓，正气即急，正气引邪，喝僻不遂。邪在于络，肌肤不仁；邪在于经，即重不胜；邪入于腑，即不识人；邪入于脏，舌即难言，口吐涎。"这里所说"寒虚相搏"，就是正气虚弱而外邪侵袭，所说"正气引邪"，就是邪气所伤的一边经络放纵无力，为无病的一边所抽引而成为口目歪斜，这是中风证的一般症候。再观察其病在肢体的称作中络、中经，病在内脏的称作中腑、中脏。所以侯氏黑散是中风表里的通治方，方内人参、白术、茯苓补正和中之外，有细辛、防风、桂枝祛风寒，当归、川芎和血活络以治表，黄芩、菊花、牡蛎清热，皂矾、干姜、桔梗化痰湿以治里，近人以为中风即脑出血。脑部出血灶有大小及出血的部位有不同，于是专用脑出血来解释《金匮》中风，遂有一无是处之感。正因为此，对于"千金方"的小续命汤（防风、桂枝、麻黄、杏仁、川芎、白芍、人参、甘草、黄芩、防己、附子、姜、枣）愈加怀疑了。其实感受暴风严寒的刺激，也能招致㖞僻不遂症，不一定由于脑出血；相反地，前人也明白中风症并不完全由于外风。如《内经》上说："阳气者大怒则形气绝，而血菀于上，使人薄厥。"又如说："血之与气并走于上，则为大厥，厥则暴死，气复返则生。"极其重视情志刺激和血行不调，即是现在一般所谓中风。故必须明确中医论中风有内外二因，后人分析外因为真中风，内因为类中风，类中风的意义是类似中风，说明风自内生，亦致昏仆，形似外风，实与外风无关。

后人又把类中风分为"火中""虚中""湿中"，等等。"火中"即刘河间所说："瘫痪多由火盛水衰，心神昏冒，筋骨不用。""虚中"即李东垣所说："卒中昏愦，皆属气虚。""湿中"即朱丹溪所说："东南湿土生痰，痰热生风，因而昏冒。"所以有河间主火、东垣主气、丹溪主痰的说法，正由于各人所见的原因和症状不同，积累了多种治法和方剂。叶天士曾说："内风乃身中阳气变化，肝为风脏，因血液衰耗，水不涵木，肝阳偏亢，内风时起，宜滋液息风，濡养营络，以熟地、首乌、杞子、当归、牛膝、胡麻、石斛、五味子、甘菊、牡蛎补阴潜阳，如虎潜、固本复脉之类；阴阳并损，无阳则阴无以化，宜温柔濡润，如沙苑子、苁蓉、杞子、人参、阿胶、当归；通补如地黄饮子、还少丹之类；风木过动，中土受戕，致不寐不食，卫疏汗泄，饮食变痰，如六君子汤、玉屏风散，茯苓饮、酸枣仁汤之类；风阳上升，痰火阻窍，神识不清，用至宝丹芳香宣窍，或辛凉之品如菊花、菖蒲、山栀、羚羊角、天麻、丹皮、钩藤清上痰火；若阴阳失交，真气欲绝，用参附汤回阳，佐以摄阴如五味、龙骨、牡蛎，此其治也。"近今中风治法，不能离此范畴。这种治法如果从表面来看，显然与侯氏黑散等有很大出入，但侯氏黑散中有补气药，风引汤中有清热降火药，防己地黄汤中有养阴滋补药，可见前人对于中风证主要还是在于辨证论治，不像现在看得那么简单。张石顽说得好："尝诊西北中风者，验其喑痱遗尿，讵非下元之惫，当从事地黄、三生等饮乎？喎僻不遂，讵非血脉之废，当从事建中、十全等汤乎？东南类中，岂无六经形症见于外，便溺阻隔见于内，当从事续命、三化等汤乎？"我们千万不要从片面看问题，使古今验方受到损失。

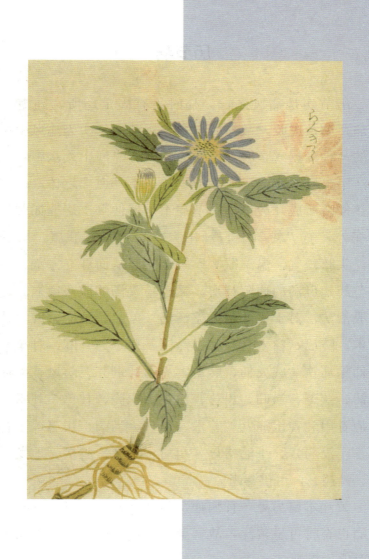

历节病

历节病是痛风之一，痛时没有固定场所，随着关节疼痛，如被虎咬，故又叫"白虎历节"，实为痛风中最厉害的一种。据《金匮》所述原因，有"汗出入水中""饮酒汗出当风"和"风血相搏"等，不外血虚之体，风寒或湿热侵袭所成，故以"历节痛不可屈伸""疼痛如掣"为主症外，有"短气，自汗出"，有"身体尫羸，脚肿如脱，头眩短气，温温欲吐"等症状。从而订立方剂，有桂枝芍药知母汤的通阳行痹，又有乌头汤的散寒镇痛。近来一般治法，对于风湿用大羌活汤（羌活、独活、威灵仙、苍术、防己、白术、当归、泽泻、茯苓、升麻、甘草）、灵仙除痛饮（威灵仙、麻黄、赤芍、荆芥、防风、羌活、独活、茯苓、当归、川芎、白芷、枳壳、甘草、苍术）；久痛者用乳香定痛丸（苍术、川乌、当归、川芎、丁香、乳香、没药）、小活络丹（川乌、草乌、胆星、地龙、乳香、没药），可供参考。

黄汗本属另外一种病症，但黄汗有时兼见身疼痛，历节病也有时可呈黄汗，故《金匮》连带附及。兹把两证异同对比如下表。

历节病	黄汗
1.肢节痛，痛在每一关节，转移作痛，不可屈伸	1.身疼痛，状如周痹，无历节转移的剧烈
2.有时自汗出色黄	2.汗出色黄，沾衣如黄柏的汁水
3.发热	3.两胫自冷，如反发热者久久身必甲错，发热不止者必生恶疮
4.脚肿如脱	4.身肿及四肢头面
5.头眩气短，温温欲吐	5.胸中窒塞，不能食，聚痛，烦躁不能安睡
6.寸口脉沉弱，或趺阳脉浮滑，或少阴脉浮弱，或盛人脉涩小	6.脉沉

从上表内可以领会《金匮》所说："荣气不通，卫不独行，荣卫俱微，三焦无所御，四属断绝，身体羸瘦，独足肿大，黄汗出，胫冷。"不是历节病，而是近乎一种营养不良性的关节痛，故下文说："假令发热，便为历节也。"这种发热的历节病，可能就是现在一般所说的急性关节炎了。至于黄汗的治法，当在水气病内另述之。

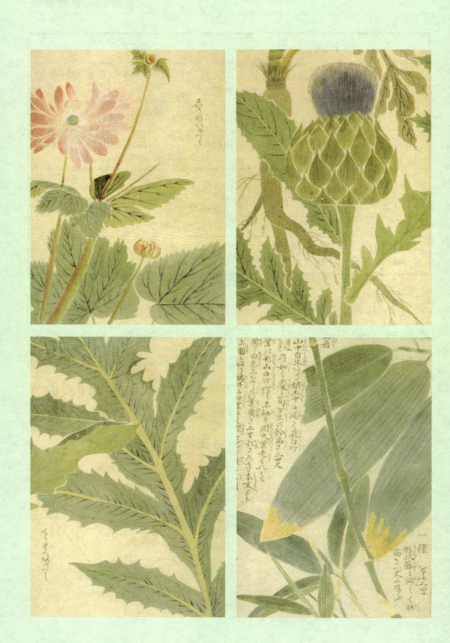

血痹病

《金匮》论血痹病："夫尊荣人骨弱肌肤盛，重因疲劳汗出，卧不时动摇，加被微风遂得之。但以脉自微涩，在寸口、关上小紧，宜针引阳气，令脉和紧去则愈。"又："血痹阴阳俱微，寸口、关上微，尺中小紧，外证身体不仁，如风痹状，黄芪桂枝五物汤主之。"指出了血痹是表受风邪，气血凝滞，不同于一般的痹病。《内经》上曾说："卧出而风吹之，血凝于肤者为痹，……血行而不得反其空，故为痹厥也。"又说："病在阳者命曰风，病在阴者命曰痹，阴阳俱病命曰风痹，病有形而不痛者，阳之类也……其阴完而阳伤之也，急治其阳，无攻其阴。"意义与《金匮》相同，当是仲景的理论根据。

血痹既然由于阳虚不能卫外，营血因而涩滞，病在于表，不在于里，治法应以调和营卫为主，故用黄芪桂枝五物汤。五物汤为桂枝汤的变方，目的亦在用桂、芍以舒畅血行，姜、枣以温阳辛散，和桂枝汤不同的地方是：除去甘草的补中，倍用生姜，加入黄芪，这样就偏重于走表益卫、温阳行痹，与用针刺来引动阳气同一意思。《内经》有"阴阳形气俱不足者，勿刺以针而调以甘药也"的说法，可见用针用药是古代治疗上的不同方式方法，在同一理论基础上观察症候，适当地选择使用，没有把它分科，仲景在前条既说"针引阳气"，在后条即用五物汤甘温补阳，是一个鲜明的例子。后世针、药分科以后，用药者以为药到可以病除，用针者以为万病可以一针，还有人认为《内经》是针科的专书，内科只要钻研《伤寒论》和《金匮》，这显然是偏差的。今后培养新生力量，应该纠正这错误，把针和药结合起来，培养成为一名完全的内科中医师，在治疗上才能发挥更大的力量。

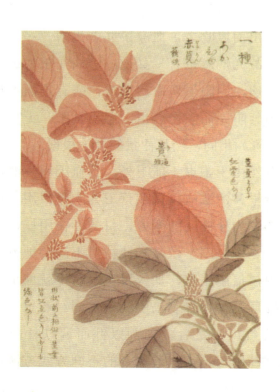

虚劳病

中医论病，以虚、实为两大纲领，故虚劳病在中医书里是一个极其重要而广泛的病症。一般分为阳虚和阴虚、气虚和血虚，从而析作五劳——肺劳、心劳、脾劳、肝劳、肾劳，六极——筋极、骨极、血极、肉极、精极、气极，七伤——阴寒、阴痿、里急、精漏、精少、精清、小便数（此据《医学入门》，《病源》和《医鉴》略有不同）等，总之是《内经》所说"精气夺则虚"，也是习惯所谓"积虚成损，积损成劳"。兹将现在的分类辨证法简述如下。

阳虚：怕冷、气短、喘促、自汗、食欲不振、无味、泛吐作胀、小溲频数清长、大便泄泻、阳痿等症。

阴虚：心跳怔忡、潮热、盗汗、干咳、吐血、遗精、骨蒸、妇科崩漏等症。

气虚：呼吸气短、动作喘促、懒言、自汗、面色苍白、目无精彩等症。

血虚：目花、头晕、朝凉暮热、面色不华、皮肤甲错、妇科月经涩少闭阻等症。

这类症状，很难悉举，并且阳虚和气虚、阴虚和血虚也难截然划分，大概气虚偏重于脾经，血虚偏重于肝经，与阳虚或阴虚的着重于肾阴或命火，并概括全身机能衰退或物质缺乏有所区别。如果把《金匮》所述虚劳症16条依照上面分类，大致是：

属于阳气虚者——①夫男子平人，脉大为劳，极虚亦为劳；②人年五六十，其病脉大者，痹挟背行，若肠鸣、马刀挟瘿者，皆为劳得之；③脉沉小迟名脱气，其人疾行则喘喝，手足逆寒，腹满，甚则溏泄，食不消化也；④虚劳里急，诸不足，黄芪建中汤主之，于小建中汤内加黄芪一两半，余依上法，气短胸满者加生姜，腹满者去枣加茯苓一两半，及疗肺虚损不足，补气加半夏三两；⑤虚劳腰痛，少腹拘急，小便不利者，八味肾气丸主之；⑥虚劳诸不足，风气百疾，薯蓣丸主之。

属于阴血虚者——①男子面色薄者，主渴及亡血，卒喘悸，脉浮者，里虚也；②劳之为病，其脉浮大，手足烦，春夏剧，秋冬瘥，阴寒精自出，酸削不能行；③男子平人，脉虚弱细微者，喜盗汗也；④脉弦而大，弦则为减，大则为芤，减则为寒，芤则为虚，虚寒相搏，名为革，妇人则半产漏下，男子则亡血失精；⑤虚劳虚烦不得眠，酸枣汤主之；⑥五劳虚极，羸瘦，腹满不能饮食，食伤、忧伤、饮伤、房室伤、饥伤、劳伤、经络荣卫气伤，内有干血，肌肤甲错，两目黯黑，缓中补虚，大黄䗪虫丸主之。

属于阴阳并虚者——①男子脉虚沉弦，无寒热，短气

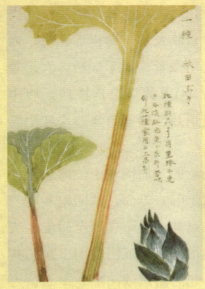

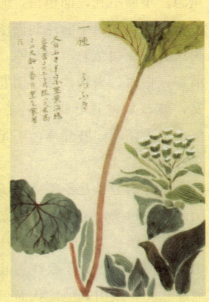

一種

秋田ふき

北種別名ふゝ又里俗のと思
さ谷渓紅の里とまた茎
引水種食用に上品

一種

まゝふき

大日本きゝらふ葉葉溪緑
葉高とゝく氏尺を高
ミン大許・春若里を食用

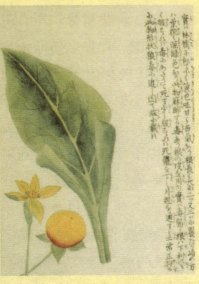

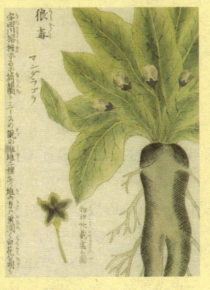

狼毒

マンドラゴラ

宇田川裕裕する荷蘭トヒースの説の性埋二種あり其の方へ薫蘭へ白花を圏

物印化載茎之圏

里急，小便不利，面色白，时目瞑，兼衄，少腹满，此为劳使之然；②男子脉浮弱而涩，为无子，精气清冷；③夫失精家，少腹弦急，阴头寒，目眩发落，脉极虚芤迟，为清谷、亡血、失精，脉得诸芤动微紧，男子失精，女子梦交，桂枝加龙骨牡蛎汤主之；④虚劳里急，悸衄，腹中痛，梦失精，四肢酸疼，手足烦热，咽干口燥，小建中汤主之。

这样的分类是不能完全满意的，原因在于临床上往往阴阳虚证错杂，不能单纯地归于哪一方面，故阴阳并虚一类须特别留意加以分析。要注意其由于阳虚而至阴虚，或由阴虚而到阳虚，还要注意其由于阳虚或阴虚而引起的其他症状呢？或由其他症状而引起的阴虚或阳虚？本人认为单纯的阴虚或阳虚不难认识，而且很少严重现象，所有阴虚或阳虚的严重症，多是阴阳两虚一类。比如《伤寒论》载太阳病因发汗而造成的亡阳证用桂枝加附子汤，所说"遂漏不止，其人恶风"是亡阳，"小便难，四肢微急，难以屈伸"便是亡阴，正因阴阳俱虚，遂觉危急了。过去我还曾经说过：阳虚证不到阴分亦虚不死，阴虚证不到阳分亦虚不死，阴虚和阳虚虽似两个阵容，但在临床上有其不可分割的形势。必须明了它单纯的、复杂的以及相互关系，才能掌握轻重缓急，实为治疗虚劳病的关键。

明白了这一点，可以讨论仲景的虚劳治法，例如："男子失精，女子梦交"都是阴虚证，因遗精、梦交而用龙骨、牡蛎来固涩是对症用药，为什么还要桂枝汤呢？就是为了阳虚不能固阴，如果只是阴虚，现在皆用六味地黄汤（地黄、山萸、山药、茯苓、丹皮、泽泻）了。也可联想到后来用固精丸（牡蛎、龙骨、菟丝子、韭子、五味子、桑螵蛸、白石脂、茯苓）就是龙、牡的扩大组织，用十补丸（黄芪、白术、茯苓、山药、人参、当归、白芍、远志、熟地、山萸、杜仲、续断、枣仁、五味子、龙骨、牡蛎、金樱膏）也就是桂枝加龙牡汤的发展，这是一方面。另一方面，如"风气百疾"由于体虚引起，用薯蓣丸补正为主；五劳极虚羸瘦，由于"内有干血"，便用大黄䗪虫丸祛瘀为主，说明虚劳之病，并不单恃滋补，而是从根本上求出所以虚弱的原因作为处置的方针。此外，如小建中汤、黄芪建中汤是阴阳形气俱不充足的治法，主要在于用甘药建立中气，借中气的四运能力来调和其偏向；酸枣仁汤是养血安神的治法，为了血虚生热，佐以清火除烦，使更易收到镇静作用，这些都是应该理解的。

虚劳是极普遍的一种病症，后世治疗方剂也特别多，本人曾作《四种常见虚弱症的中医疗法》一文刊载《健康报》，可供本篇参考，附录于后。

第一种：头晕、眼花、耳鸣、记忆力薄弱等症。

疗法：①滋肾补脑；②养血潜阳。

常用方：①河车大造丸（紫河车、人参、杜仲、盐水炒黄柏、熟地、龟板、麦冬、天冬、酒炒牛膝，夏季加五味子，用茯苓煮烂和丸）；②六味地黄丸（地黄、山萸、山药、茯苓、丹皮、泽泻，加当归、白芍为归芍地黄丸，或加杞子、甘菊花为杞菊地黄丸）。

简释：此症多由用脑过度，逐渐发展，严重的不耐看书阅报，用脑即觉晕眩耳鸣，思想迟钝，不易集中，前听后忘，记忆力极度衰退，并有全身倦怠，四肢乏力等现象，脉搏多呈虚软细弱。《内经》上记载："脑为髓海，髓海不足则脑转耳鸣，胫酸眩冒，目无所见，懈怠安卧。"中医依据这理论诊断为脑病，注重于滋补肾经。中医所说的肾经不等于肾脏，包括内分泌和脑的一部分症状，故滋补肾经的一部分方药即是补脑的方药。河车大造丸以人胞为主，配合熟地补血，人参补气，人参和麦冬、五味子同用称作生脉散，并能强心兴奋，再用一般补药作辅助，成为有力的滋补强壮剂。在临床经验上，症状轻浅的不宜用重剂，尤其要避免兴奋。因又依据《内经》"诸风掉眩，皆属于肝"，采用养血潜阳法。这里所说的风是指内风，肝是指肝经，包括神经亢奋和贫血引起的头晕目眩等动摇不定的风阳现象，故又称肝阳，也叫肝风。主要在养血治本之外，兼予镇静治标。六味地黄丸不仅补肝，还能滋肾，加入归、芍补血的力量更强，加入杞、菊可以清神和缓解头目疾患。

第二种：失眠、多梦、心悸、虚汗等症。

疗法：养心安神。

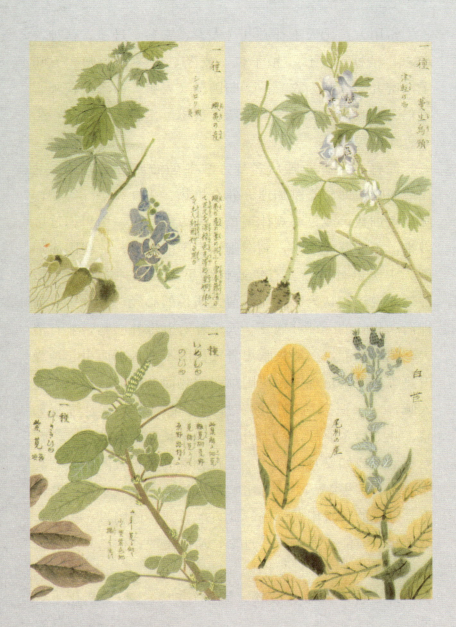

常用方：①天王补心丸（人参、玄参、丹参、茯神、远志、桔梗、枣仁、柏子仁、麦冬、天冬、当归、五味子，蜜丸，朱砂为衣）；②归脾汤（人参、白术、茯神、枣仁、龙眼肉、炙黄芪、当归、远志、木香、炙甘草、生姜、红枣）。

简释：失眠、睡后多梦，梦多恐怖，易于惊觉，动作或闻响声即感心跳加速，并有烘热、头汗和手汗等症，脉搏多细数，或呈不规律现象。在虚弱症里多由思虑过度得来，不能感受刺激，刺激则惊惧不能自解，症状因而加剧。中医以《内经》有"心怵惕思虑则伤神"和"心藏神"的说法，认为心经病，前人所说的心经，包括全身精神活动和脑的一部分病变。天王补心丸滋补心脑，兼有清火、镇静功能，一般失眠患者往往因不能入睡而引起烦躁内热等虚性兴奋现象，更因烦躁内热而愈加辗转反侧不能入睡，《金匮》所谓"虚劳虚烦不能眠"，真是描写如绘，此方标本兼顾，最为合适。由于长期的疲劳过度、营养不良，或妇女月经过多、生育频繁等所招致的失眠、心悸，也有因失眠、心悸等影响消化机能，食欲不振，精神更觉困顿的，宜用归脾汤。此方能养血、健肠胃、改善全身症状，兼能止血治月经过多、崩漏淋涩。但略具兴奋作用，如有虚火现象的当考虑。

第三种：气短、肢软、懒于行动、食少、消化不良等症。

疗法：①健脾养胃；②补中益气。

常用方：①参苓白术散（人参、山药、扁豆、莲肉、白术、茯苓、砂仁、桔梗、苡米、炙甘草，水泛为丸）；②补中益气汤（炙黄芪、人参、炙甘草、白术、陈皮、当归、升麻、柴胡、生姜、红枣）。

简释：中医治虚弱症，极其重视中气，认为中气是后天生化的根本，只要中气能振作，其他症状可以逐渐能改善。中气究竟是什么？从诊断和治疗来看，包括了整个的消化、营养作用。由于整个消化机能薄弱，引起食欲不振，消化、吸收和排泄机能都不健全，营养也因而缺乏。它的症状是呼吸少气，胸膈似闷非闷，四肢懒惰，不愿言语，精神无法振奋，纳食不思，食亦无味，甚至食后停滞难化，频作嗳气，稍进油腻，大便不成形如糊状等。参苓白术散药性平和，健脾养胃，方内参、苓、术、草即四君子汤，为调中补气的基本方剂，再加砂仁为辛香健胃药，山药、莲肉等均有营养功能。对于一般病后（热性病津液耗伤的除外）用作调养，也很相宜。进一步病情较深，兼有行动喘息，久泻不止等，认作中气下陷，须用补中益气汤。即在健脾方内加入黄芪补气，当归养血，升麻、柴胡以升清，故并治虚性便血和月经过多等症。

第四种：遗精、阳痿、早泄、腰背酸疼等症。

疗法：①益肾固精；②温补命门。

常用方：①七宝美髯丹（制首乌、枸杞子、菟丝子、茯苓、当归、牛膝、补骨脂，蜜丸）；②龟鹿二仙胶（龟板、鹿角、杞子、人参，炼成胶）。

简释： 如前所述，中医的肾经包括内分泌，认为与生殖力有极大关系，故又称先天。并指出肾经的体质是阴，其功能是阳，所谓命门之火；肾经和命门的作用是相对而相成的，故又有左肾右命之说。男子阳痿、早泄、遗精、滑精以及精寒、阴囊冷、腰背酸痛等性机能衰弱症，便是其中显著的一部分症状。虽然由于阴分亏乏，而阳虚不能亢奋实为主要原因，故治疗必须温养肾命，促进其温养能力，单靠滋阴固精是不够全面的。七宝美髯丹以首乌为主药，目的在于滋肾、补肝、涩精，一方面即用补骨脂温补命火，并配合其他强壮药。龟鹿二仙胶则取血肉有情之品，能峻补气血，益髓固精，特别是助阳而不燥烈，最适宜于长期调养。至于阴虚火旺的遗精，当然不能用此，显而易见的它不会有阳痿症状发现。

常见虚证，以上述四项较多，就是《金匮》所说虚劳，也不外此数项。如酸枣汤治失眠，黄芪建中汤治里急，桂枝加龙牡汤治遗精和八味肾气丸治腰痛等都是。本人引用的虽然大半时方，意义还是相同。所以钻研仲景著作，主要是学习他的辨证和治法，这一关能打通，可以理解后世医学的发展，不会再有经方和时方的争执。

肺痿、肺痈病

肺痿和肺痈同属肺脏疾患，但症状、原因和治法截然不同。大概肺痿属虚，肺痈属实，故《金匮》首先指出："问曰：热在上焦者，因咳为肺痿，肺痿之病，从何得之？师曰：或从汗出，或从呕吐，或从消渴，小便利数，或从便难，又被快药下利，重亡津液，故得之。曰：寸口脉数，其人咳，口中反有浊唾涎沫者何？师曰：为肺痿之病。若口中辟辟（形容干枯）燥，咳即胸中隐隐痛，脉反滑数，此为肺痈，咳吐脓血。脉数虚者为肺痿，数实者为肺痈。"这一节分辨肺痿和肺痈的脉症已极详细，又叙列两者的方治如下。

1．肺痿

肺痿吐涎沫而不渴者，其人不渴必遗尿、小便数，所以然者，以上虚不能制下故也。此为肺中冷，必眩、多涎唾，甘草干姜汤以温之。若服汤渴者属消渴。

2．肺痈

①肺痈喘不得卧，葶苈大枣泻肺汤主之；②咳而胸满，振寒脉数，咽干不渴，时出浊唾腥臭，久久吐脓如米粥者为肺痈，桔梗汤主之。

在这里可以分出肺痿和肺痈的虚实寒热。肺痿属于虚寒，故用甘草干姜汤以温化；肺痈属于实热，故脓未成的用葶苈大枣汤来荡涤，脓已成的用桔梗汤来开提。然而仲景所说"重亡津液"的肺痿症没有指出治法，本人认为如果津液枯燥，咳声不扬，行动即觉气促，兼有虚热现象的，甘草干姜汤决不能用，一般用固本丸（人参、生地、熟地、天冬、麦冬）似为合适。所以有人说麦门冬汤即是肺痿伤津液的主方，考《肘后方》本有"麦门冬汤治肺痿咳唾涎沫不止，咽喉燥而渴"的记载，也有见地。

　　肺痈已成治法，以降火排脓为主，多用千金苇茎汤（芦根、薏仁、桃仁、甜瓜子），但后人桔梗杏仁煎（桔梗、杏仁、贝母、枳壳、连翘、麦冬、甘草、银花、阿胶、百合、夏枯草、红藤）亦可采取。若兼形气虚弱的，济生方有紫菀茸汤（紫菀、犀角、甘草、人参、桑叶、款冬花、百合、杏仁、阿胶、贝母、半夏、生蒲黄、生姜）和宁肺桔梗汤（桔梗、贝母、当归、蒌仁、黄芪、枳壳、甘草、桑皮、防己、百合、苡仁、五味子、地骨皮、知母、杏仁、葶苈、生姜）。

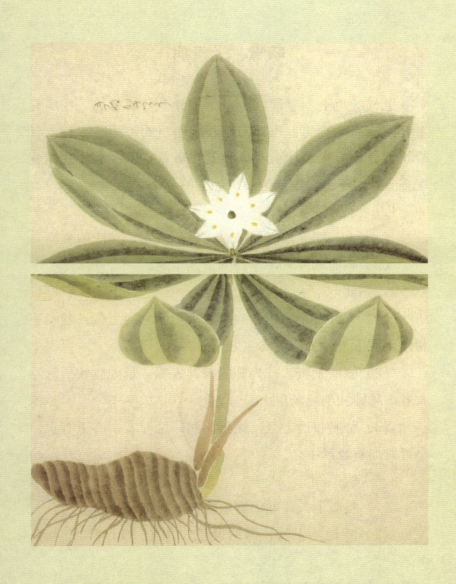

咳嗽、上气病

上气的"上"字读上声，即气分上升的意思。在病理上有因咳而气升的，也有因气升而作咳的，故咳嗽和上气很难划分。但在治疗上咳嗽和上气毕竟有所区别，兹先就《金匮》对于本病的原因做出如下的分类。

1．寒邪

（1）上气喘而躁者属肺胀，欲作风水，发汗则愈。

（2）咳而脉浮者，厚朴麻黄汤主之。

2．热邪

（1）大（《金鉴》谓当是"火"字）逆上气，咽喉不利，止逆下气，麦门冬汤主之。

（2）咳而上气，此为肺胀，其人喘，目如脱状，脉浮大者，越婢加半夏汤主之。

（3）肺胀咳而上气，烦躁而喘，脉浮者，心下有水，小青龙加石膏汤主之。

3．水饮

（1）咳而上气，喉中有水鸣声，射干麻黄汤主之。

（2）咳逆，上气，时时吐浊，但坐不得眠，皂荚丸主之。

（3）咳而脉沉者，泽漆汤主之。

　　《内经》上说："肺病者喘咳逆气。"又说："肺手太阴之脉"，"是动则病胀满膨膨而喘咳"。故咳嗽上气无不关于肺。肺气阻塞，不能清肃，如何去其致咳之原因，实为治疗的目的。从《金匮》用药来说，有麻黄、桂枝的散风寒，麦冬、石膏的清火，皂荚、泽漆的行痰，厚朴、半夏的理气燥湿，射干、紫菀的降逆气，干姜、细辛的化水饮等，可见包括了多种因子。而这些因子又非单独发病，有风寒兼水饮者，有外邪挟内热者，也有因体虚或症情迫急而随症施治者，故除皂荚丸专攻浊痰外，其他射干麻黄汤、厚朴麻黄汤、泽漆汤、越婢加半夏汤和小青龙加石膏汤等都为复方一类。必须辨别哪方面是主因，哪一项是主症，然后对于《金匮》的治咳方剂可以头绪分明，也说明了上面所说的寒邪、热邪和水饮仅在大体上分类，不能以此划界自守。

　　后人以有声无痰为咳，有痰无声（不是真的无声，指音小而不响）为嗽，意思是气上作咳，痰升成嗽，故治咳嗽注重顺气化痰，一般用二陈汤（半夏、陈皮、茯苓、甘草）为主方。《医方集解》所谓："半夏性温，体滑性燥，行水利痰为君，痰因气滞，气顺则痰降，故以陈皮利气。"然而习用的如杏苏散（杏仁、紫苏、前胡、半夏、陈皮、茯苓、桔梗、甘草、枳壳、生姜、大枣）治风寒咳嗽，泻白散（桑皮、地骨皮、甘草、粳米）治痰热咳嗽，控涎丹（甘遂、大戟、白芥子）治顽痰积饮，不能脱离

《金匮》范畴。特别是如清气化痰丸（半夏、胆星、橘红、枳实、杏仁、瓜蒌仁、黄芩、茯苓、姜汁）、金沸草散（旋覆花、前胡、细辛、荆芥、赤茯苓、半夏、甘草、姜、枣）等，也是都由复方组成。这些用药与《金匮》不同，而治疗的方针没有异样，凡在一个理论体系下形成的不能认为分歧，相反地，可使我们在处方上得到更多灵活运用的经验。

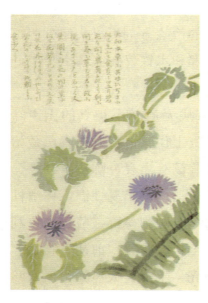
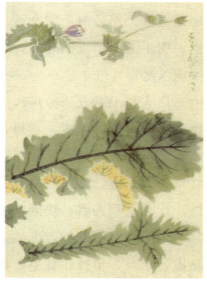

奔豚病

奔豚病为五积之一，《难经》记载："肺之积曰息贲，肝之积曰肥气，心之积曰伏梁，脾之积曰痞气，肾之积曰奔豚。"然而《金匮》所说的奔豚，含有两个病灶和两种病因，一是属于肾脏寒气上逆，如说："发汗后烧针令其汗，针处被寒，核起而赤者，必发奔豚，气从少腹上至心，灸其核上各一壮，与桂枝加桂汤主之。"又说："发汗后脐下悸者，欲作奔豚，茯苓桂枝甘草大枣汤主之。"一是属于肝脏气火上逆，如说："奔豚病从少腹起，上冲咽喉，发作欲死，复还止，皆从惊恐得之。"又说："奔豚气上冲胸，腹痛，往来寒热，奔豚汤主之。"也就是说奔豚病有两种治法，由于寒气的宜温散，由于肝气的宜解寒热而降逆，这其间有寒热虚实很大距离。前人以肾为阴脏而居于下，故少腹的病变都责于肾，又以肝主气而为将军之官，故把另一病变归于肝，考《巢氏病源》既有积聚篇的肾积奔豚，又有气病篇的奔豚气候，分明有两个病理。近人有认作胃肠积气过多而累及衰弱的心脏，这种牵强附会的解释既无根据，相等于把肺痿硬套为肺结核病，我个人认为徒滋混乱，大可不必。

治奔豚用散寒降逆法是正治，故桂枝加桂汤和苓桂甘枣汤当为主方。《肘后方》治奔豚病用桂心、甘草、人参、半夏、生姜、吴萸，目的亦在温降，可悟加减方法。奔豚汤中的李根、白皮，据各家本草治消渴、热毒烦躁，但《外台秘要》奔豚方中，大半用此，遂有认为奔豚主药，如果从今而来看，归、芍、川芎的和肝，芩、葛、李根的清热，主要在于清泄肝邪，故《金匮》标题作奔豚气，气字极有意义，又在首条即指出："病有奔豚，有吐脓，有惊怖，有火邪，此四部病皆从惊发得之。"虽然吐脓、惊怖、火邪三病的原文散失，但都为精神刺激而属于内热一类是可以理解的了。

胸痹病

胸痹的症状是胸部痞塞不通，因不通而痛，兼伴气短，故《金匮》把胸痹、心痛、短气并为一篇，实际是一种病，但有轻重上的不同程度，由于病名胸痹，义与心痛、短气相连，一般认为心脏和肺脏疾患，其实是胃病的一种。也由于《金匮》有"责其极虚也"和"今阳虚而知在上焦"的说法，有人认作阳虚证，其实是胃中受寒而阳气郁滞，并非真正虚候，所以胸痹的病灶在胃，其因为寒，其病理为气分闭塞，它的症状特征为牵引性的心背彻痛，主要治法为通阳、散寒、理气、和胃。《巢氏病源》说得比较详细："寒气客于五脏六腑，因虚而发，上冲胸间则胸痹。胸痹之候，胸中幅幅如满，噎塞不利，习习如痒，喉里涩，唾燥。甚者心里强否急痛，肌肉苦痹，绞急如刺，不得俯仰，胸前肉皆痛，手不能犯，胸满短气，咳吐引痛，烦闷，自汗出，或彻背膂，其脉浮而微者是也。"故《金匮》胸痹证治，在一个原则下分为三项。

1. 主症主方

（1）胸痹之病，喘息咳唾，胸背痛，短气，寸口脉沉而迟，关上有紧数，瓜蒌薤白白酒汤主之。

（2）胸痹不得卧，心痛彻背者，瓜蒌薤白半夏汤主之。

（3）胸痹心中痞气，气结在胸，胸满胁下逆抢心，枳实薤白桂枝汤主之。

2．轻症方

（1）胸痹胸中气塞短气，茯苓杏仁甘草汤主之，橘枳姜汤亦主之。

（2）心中痞，诸逆心悬痛，桂枝生姜枳实汤主之。

3．重症方

（1）胸痹缓急（病症时轻时重的意思，在这里是指急的时候）者，薏苡附子散主之。

（2）心痛彻背，背痛彻心，乌头赤石脂丸主之。

上列各方内，薤白味辛苦温，能温中散结。清代叶天士治胃病极其常用，因其宣阳疏滞而不伤胃气，在他《临证指南》里称作辛滑通阳法，当为《金匮》胸痹病的主药，桂枝、半夏、枳实、生姜、厚朴、橘皮等作用，不外祛寒、调气、和中，多是衡量缓急随症加减的药物。痛得剧烈的用蜀椒、乌头、附子、干姜等大辛大热，目的在于急救，与《千金方》蜀椒散（蜀椒、吴萸、桂心、桔梗、乌头、豆豉）和细辛散（细辛、桂心、生姜、茯苓、地黄、白术、瓜蒌、枳实、甘草）重用细辛意义相近，《千金方》还有熨背散外治方，用乌头、桂心、附子、羌活、细辛、川芎、蜀椒为末，棉裹火上烘热，熨背部，也可备一法。

一種

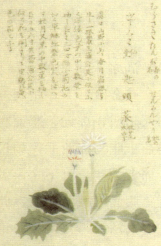

六丁草

ツチナ妙 地頭 菜城覧

一種

黄金まろげ おとこ花嫁

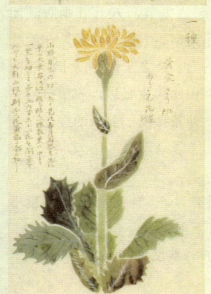

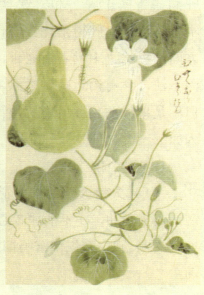

腹　　满

腹满多为胃肠病，《伤寒论》把它属于阳明和太阴范围，《金匮》上还是同一分类，把实证、热证、可下之证归入阳明，虚证、寒证和当温之证归入太阴。其主要鉴别是在于胀与痛两面，如说："病者腹满，按之不痛者为虚，痛者为实，可下之，舌黄未下者，下之黄自去。"又说："腹满时减复如故，此为寒，当与温药。"此为仲景辨证的大法。考《内经》论腹满："脏寒生满病""诸湿肿满，皆属于脾"和"饮食起居失节，入五脏则腹满闭实"等，也以脾胃消化失常作为纲领。故《内经》在治法方面，提出"中满者泻之于内"，泻之于内不同于一般的泻下法，含有消运疏导之意，说明腹内胀满，应该排除，但不是单纯的攻逐所能解决。仲景接受了前人的经验，分为如下三类。

1. 寒实证

（1）夫瘦人绕脐痛，必有风冷，谷气不行，而反下之，其气必冲，[不]冲者心下则痞。

（2）腹中寒气，雷鸣彻痛，胸胁逆满呕吐，附子粳米汤主之。

2. 里实证

（1）腹满不减，减不足言，当须下之，宜大承气汤。

（2）痛而闭者，厚朴三物汤主之。

（3）胁下偏痛发热，其脉紧弦，此寒也，以温药下之，宜大黄附子汤。

3. 表里俱实证

（1）腹满发热十日，脉浮而数，饮食如故，厚朴七物汤主之。

（2）按之心下满痛者，此为实也，当下之，宜大柴胡汤。

如上所述，腹满症和胀与痛是有密切联系，仲景就在这两个不同程度的症状基础上加以区分虚实、寒热和表里。然而腹满除脾胃之外也有其他原因，故又指出："趺阳脉微弦，法当腹满，不满者必便难，两胠疼痛，此虚寒从下上也，当以温药服之。"说明肝气受寒也能致腹满，但脉证截然两样。后人从该理论推阐，有治中汤（党参、白术、干姜、甘草、青皮、陈皮、半夏、生姜）、解肝煎（陈皮、半夏、茯苓、厚朴、苏叶、白芍、砂仁）、逍遥散（当归、白芍、柴胡、白术、茯苓、甘草、生姜、薄荷）等方剂，理气和中，肝脾并治。于此可见前人在脾胃病症里极其注意肝病，恰如西医学把肝胆疾患包括在消化系统之内。中西医理论体系虽然不同，未必没有共同之点，正待我们细细地整理。

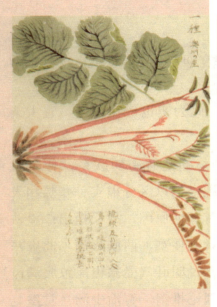

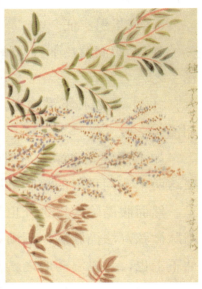

一種 奥州ノ産

一種 やや芝高シ
ゑぞきつせんまめ

琉球及ガ奥州ノ人
鳥ヲ陸奥ノ山ニ
鳥ヲ陸奥ニ明テ
ケ状紙ニ明テ
一味其字ヲ記ス
くえふシ

寒疝病

寒疝是古代腹痛中特殊症候之一。《内经》上说："病在少腹，腹痛不得大小便，名曰疝，得之寒。"《巢氏病源》上也说："疝者痛也，此由阴气积于内，寒气结搏而不散，脏腑虚弱，风冷邪气相击，则腹痛里急，故云寒疝腹痛也。"主要是受寒发作，按其腹部高突不平，有如山陵起伏，故名。所以《金匮》的叙述是：

心胸中大寒痛，呕不能饮食，腹中寒，上冲皮起出见（通"现"）有头足，上下痛而不可触近，大建中汤主之。寒气厥逆，赤丸主之。

腹痛脉弦而紧，弦则卫气不行即恶寒，紧则不欲食，邪正相搏，即为寒疝，寒疝绕脐痛苦，发则白津出（《内经》有"津脱者汗大泄"之句，当指大汗而言），手足厥冷，［其脉沉弦者］大乌头煎主之。寒疝腹中痛及胁痛里急者，当归生姜羊肉汤主之。寒疝腹中痛，逆冷，手足不仁，若身疼痛，灸刺诸药不能治，抵当乌头桂枝汤主之。

很显然，它的原因是寒邪，它的主症是腹中痛，它的特征是上冲皮起出现有头足，随着疼痛所引起的兼症是呕吐、汗出、手足厥冷等，它的主要治法是温中散寒，加入镇痛之品。镇痛之品当以乌头为主药，看到赤丸的服法内："不知，稍增之，以知为度。"又乌头桂枝汤的服法内："其知者如醉状。"可知乌头虽为辛热药，能散寒湿风冷，实则利用其麻醉作用。《金匮》里另有乌头赤石脂丸治心痛彻背、背痛彻心，乌头汤治历节疼痛、不可屈伸，同样以镇痛为惟一目的。有人问能不能不用乌头，我以为《温病条辨》曾经选用椒桂汤（川椒、桂枝、良姜、柴胡、小茴香、陈皮、吴萸、青皮），亦有效验。至于大建中汤重在扶阳，当归生姜羊肉汤重在治疗血虚有寒，均非寒疝主方，应当别论。

　　寒疝为腹痛症，但与一般腹痛有别，故仲景寒疝方不能使用于一般寒性腹痛，治一般的寒性腹痛当于《伤寒论》三阴篇中求之。后世常用的香砂六君汤（木香、砂仁、党参、白术、茯苓、甘草、半夏、陈皮）和排气饮（藿香、乌药、木香、厚朴、枳壳、陈皮、泽泻、香附）等，亦可参考。

宿食证

宿食的意义是食后经宿不消，使人腹胀痞闷，嗳恶酸腐，即俗所谓积食。食积于内，不能排泄，依据《内经》上"留者攻之"的治则，当以泻下为主。故《金匮》云："下之愈，宜大承气汤。"又云："当下之，宜大承气汤。"但积在于肠，可用下法，若停于胃，催吐为捷，因此又有"宿食在上脘，当吐之，宜瓜蒂散"的条文。成无己说："宿食在中下脘者则宜下，宿食在上脘则当吐，《内经》曰：'其高者因而越之，其下者引而竭之。'"总之不离因势利导。必须补充，其有食停中脘，吐之已迟，下之嫌早，则又宜用消运一法，保和丸（神曲、山楂、茯苓、半夏、陈皮、莱菔子、连翘）及大和中饮（山楂、厚朴、枳实、半夏、陈皮、干姜、泽泻、木香、麦芽、砂仁）最为妥善。

宿食证极为常见，吐之、下之亦为常法，但本人认为必宗仲景用瓜蒂散和大承气汤来治疗则大可考虑。理由是健康之体，偶然饮啖过量，食滞成积，用峻剂排除，尚无大害，如果脾胃薄弱的人，也固守经方，孟浪从事，未免太迂。而且积食之人，多数属于脾胃薄弱一流，前人所谓："胃气以下行为顺，脾气以健运为能，胃阳虚则饱食辄嗳，脾阳虚则多食不化。"所以治宿食证也当审察标本，辨证施治，不要为了轻浅而忽视。

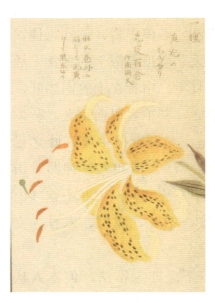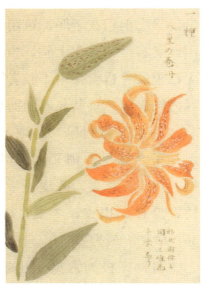

五脏风寒证

《金匮》五脏风寒证，历来注家无明确解释，多数拘泥在《伤寒论》的中风、中寒等名词，遂使格格不相入。本人的意见：①已经指出五脏字样，是病在内脏，不应当专从外感立论；②风与寒可以代表两种症状的不同性质，不一定指狭义的风邪和寒邪；③前人所说的五脏症状，往往包含经络范围，见到哪些症状，就认为与某脏有关，并不局限一脏。所以五脏风寒证包括热性和寒性、虚性和实性多方面，它可以由风邪或寒邪引起，也可能由本身的阴虚或阳虚引起。体会《金匮》五脏的条文，主要是根据症状来鉴别，仅仅是一个辨证的概念，我们应该注意其具体例子和治法，比较切实。兹将《金匮》原文列表如下。

五脏	中风	中寒	病例
肺	口燥而喘，身运而重，冒而肿胀	吐浊涕	（缺）
肝	头目瞤，两胁痛，行常伛，令人嗜甘	两臂不举，舌本燥，喜太息，胸中痛，不得转侧，食则吐而汗出	肝着，其人当欲蹈其胸上，先未苦时，但欲饮热，旋覆花汤主之
心	翕翕发热，不能起，心中饥，食即呕吐	心如噉蒜状，剧者心痛彻背，背痛彻心，譬如蛊注	心伤者，其人劳倦即头面赤而下重，心中痛而自烦，发热，当脐跳

（续表）

五脏	中风	中寒	病例
心	（缺）	其脉浮者，自吐乃愈	其脉弦，此为心脏伤所致也 邪哭使魂魄不安者，血气少也，血气少者属于心，心气虚者其人则畏，合目欲眠，梦远行而精神离散，魂魄妄行，阴气衰者为癫，阳气衰者为狂
脾	翕翕发热，形如醉人，腹中烦重，皮目瞤瞤而短气	（缺）	跌阳脉浮而涩，浮则胃气强，涩则小便数，浮涩相搏，大便则坚，其脾为约，麻子仁丸主之
肾	（缺）	（缺）	肾着之病，其人身体重，腰中冷，如坐水中，形如水状，反不渴，小便自利，饮食如故，病属下焦，身劳汗出，衣里冷湿，久久得之，腰以下冷痛，腹重如带五千钱，甘姜苓术汤主之

上表内原文有缺略，肺中寒条亦觉太简，恐系传写遗漏，决非无此症候。在病例方面比较重要，我想援引肺痿和肺胀两症补入，是否合适，盼望同道研究。至于肝着病的"着"字是留着的意思，肝气郁结，因而营行不利，当是受寒所致，故用旋覆花汤的行气散滞、通阳活血，《医宗金鉴》认为方症不合，实不恰当。且此方用药虽只

三味，立法极佳，叶天士医案中逢到久痛入络，常用此方增损，所加当归须、桃仁、郁金等药，效果显著，可谓读书有得。心伤症的"伤"字应作虚弱解，故其病多发于劳倦之后。所说面赤、自烦、发热，都为虚火上扰之象，与下文邪哭一条可以结合。邪哭是悲伤哭泣，如邪所凭，由于血少所致。故接着指出失眠症状："其人则畏，合目欲眠，梦远行而精神离散、魂魄妄行。"形容疲劳过度后欲眠不眠状态惟妙惟肖。这类症候，经久不愈，可以造成心理上极度恐怖，如癫如狂。从现在来说，都属于神经衰弱范围。仲景没有立方，我以为虚劳病篇的酸枣仁汤（枣仁、甘草、知母、茯苓、川芎）可以移用。脾约症见于《伤寒论》，是指津液枯燥的便闭，不能用承气汤猛攻，故把小承气汤加入麻仁、杏仁、芍药养阴滋润。这方法对于温病学家启发甚大，吴鞠通治阴虚便秘的增液汤（生地、玄参、麦冬），以补药之体，作泻药之用，实从麻仁丸化出。肾着本非肾脏病，因症状偏重腰部，腰为肾之府，遂称肾着。同时由于寒湿内阻，中焦阳气不化，故用甘草干姜茯苓白术汤，目的不在温肾而在散寒逐湿。《三因方》有除湿汤治冒雨着湿郁于经络，即是此方，更可明确其效用。

因五脏联想到三焦，在虚证则上焦为噫，中焦为消化不良，下焦为遗尿；在热证则上焦为肺痿，中焦为痞满，下焦为尿血或小溲癃闭。下焦中又分大肠和小肠寒热两证，可以发生大便溏薄、大便黏秽、后重便血和痔疮等不同病症。当然，我们不能以此胶柱鼓瑟，但仲景所说三焦的界限极为清晰，指出辨证求因的方法也甚明朗。有人识其以三焦为说，缥缈难凭，未免太少考虑了。

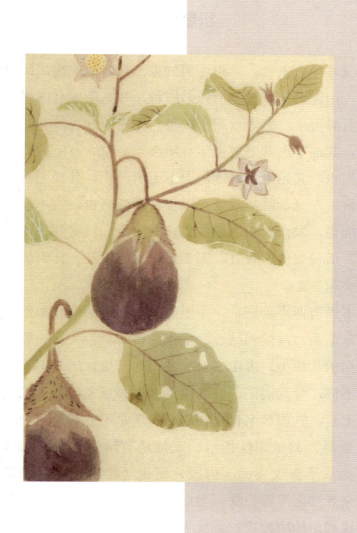

积聚病

《难经》上说："积者阴气也，聚者阳气也，故阴沉而伏，阳浮而动，气之所积名曰积，气之所聚名曰聚，故积者五脏所生，聚者六腑所成也。积者阴气也，其始发有常处，其痛不离其部。上下有所终始，左右有所穷处。聚者阳气也，其始发无根本，上下无所留止，其痛无常处，谓之聚。"《金匮》立论，以"积者脏病也，终不移。聚者腑病也，发作有时，展转痛移为可治"，实与《难经》相同。所说槃气即食气，因类似积聚而附及，作为鉴别诊断，实非主文。

本篇有两点遗憾，一是没有叙述积聚的症状和治法，二是脉象不与症候相结合，很难加以解释。大概积聚是包括有形的痞块类，多由气血痰浊凝结而成，因其形态和部位的不同，分为阴阳、脏腑以资区别。后来虽有五积、六聚、七症、八瘕等名目，在临床上还是不能离开《难经》和《金匮》的原则性指示。既然是有形的气血痰浊等凝结，治法不离攻逐，《内经》所说"结者散之，留者攻之，坚者削之"等治法，当以积聚症施用为最多。如李士材所说通治的阴阳攻积丸（吴萸、干姜、肉桂、川乌、黄连、橘红、槟榔、茯苓、厚朴、枳实、人参、沉香、琥珀、延胡、半夏曲、巴豆霜），《苏沈良方》记载外治的阿魏膏（羌活、独活、玄参、肉桂、赤芍、穿山甲、生地、两头尖、大黄、白芷、天麻、槐枝、柳枝、桃枝、红花、木鳖子、乱发、黄丹、芒硝、阿魏、乳香、没药、苏合香油、麝香）都是。然而积聚之症不是一朝一夕所成，根深蒂固，必须邪正兼顾，前人有追新久，酌虚实，或一补一攻，或三补一攻等说法。由渐而成，必由渐而去，这是极其合理的。

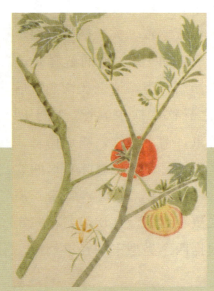
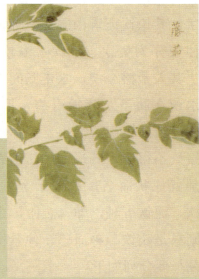

痰饮病

研究痰饮病之前，必须理解几个问题：①痰饮是病因，由病因而成为病名的；②痰饮和水气是一种，往往因病所不同而异称，但亦并不严格限定；③仲景把痰饮和咳嗽并提，实际上咳嗽仅是痰饮病中一个症状，不应拘泥在咳嗽症上。因此研究痰饮病应该首先追究发生痰饮的原因，其次分析痰饮的类型，才能丽珠在握，措置裕如。

《金匮》上没有指出痰饮的原因，从"病痰饮者当以温药和之"一条来看，属于寒证无疑，再观其处方多甘温之品，可知脾胃阳虚实为根本。证以《内经》无"痰"字，其论饮证皆由湿蒸土郁，可云一致。关于病型方面，仲景分为痰饮、悬饮、溢饮、支饮四类，他的解释是："其人素盛今瘦，水走肠间，沥沥有声，谓之痰饮，饮后水留在胁下，咳唾引痛，谓之悬饮，饮水流行，归于四肢，当汗出而不汗出，身体疼重，谓之溢饮，咳逆倚息，短气不得卧，其形如肿，谓之支饮。"我们意味着这四饮都就症状命名，故《千金方》有留饮、僻饮、痰饮、溢饮、流饮五种，即《金匮》也更有留饮、伏饮等名称，实则只是痰饮一种而已。仲景根据四个类型审别轻重处理，兹择要分列如下。

1．痰饮

（1）夫心下有留饮（留饮即痰饮之留而不去者），其人背寒冷如掌（掌原作水，依尤在泾改）大。

（2）留饮者，胁下痛引缺盆，咳嗽则转甚（转甚原作辄已，据《脉经》改）。

（3）胸中有留饮，其人短气而渴，四肢历节痛，脉沉者有留饮。

（4）膈上病痰满喘咳吐，发者寒热背痛腰疼，目泣自出，其人振振身𥆧剧，必有伏饮（痰饮之伏而难攻者）。

（5）夫病人饮水多必暴喘满，凡食少饮多，水停心下，甚者则悸，微者短气。

（6）心下有痰饮，胸胁支满，目眩，苓桂术甘汤主之。

（7）夫短气有微饮，当从小便去之，苓桂术甘汤主之，肾气丸亦主之。

（8）病者脉伏，其人欲自利，利反快，虽利心下续坚满，此为留饮欲去故也，甘遂半夏汤主之。

（9）腹满口干舌燥，此肠间有水气，己椒苈黄丸主之。

（10）卒呕吐，心下痞，膈间有水，眩悸者，小半夏加茯苓汤主之。

（11）假令瘦人脐下有悸，吐涎沫而癫（应据《医宗金鉴》改作"巅"）眩，此水也，五苓散主之。

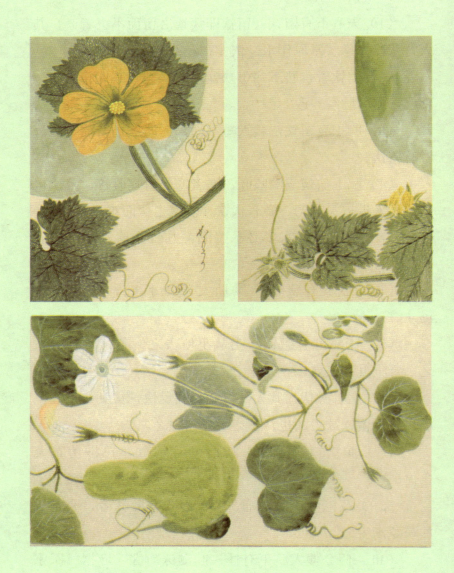

（12）咳家其脉弦，为有水，十枣汤主之。

（13）咳逆倚息不得卧，小青龙汤主之。青龙汤下已，多唾口燥，寸脉沉，尺脉微，手足厥逆，气从少腹上冲胸咽，手足痹，其面翕热如醉状，因复下流阴股，小便难，时复冒者，与茯苓桂枝五味甘草汤治其气冲。冲气即低，而反更逆胸满者，用桂苓五味甘草去桂加干姜细辛以治其咳满。咳满即止，而后更复渴，冲气复发者，以细辛干姜为热药也。服之当遂满，而渴反止者，为支饮也。支饮者法当冒，冒者必呕，呕者复纳半夏以去其水。水去呕止，其人形肿者，加杏仁主之。其症应纳麻黄，以其人遂痹，故不纳之。若逆而纳之者必厥，所以然者，以其人血虚，麻黄发其阳故也。若面热如醉者，此为胃热上冲熏其面，加大黄以利之。

（14）先渴后呕，为水停心下，此属饮家，小半夏加茯苓汤主之。

2．悬饮

脉沉而弦者悬饮内痛，病悬饮者，十枣汤主之。

3．溢饮

病溢饮者当发其汗，大青龙汤主之，小青龙汤亦主之。

4．支饮

（1）膈间支饮，其人喘满，心下痞坚，面目黧黑，其脉沉紧，得之数十日，医吐下之不愈，木防己汤主之。虚

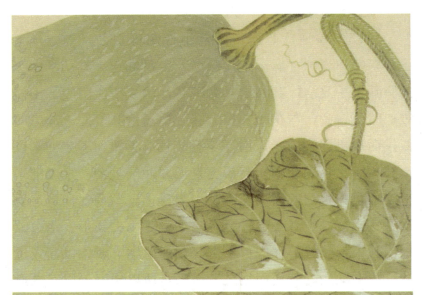
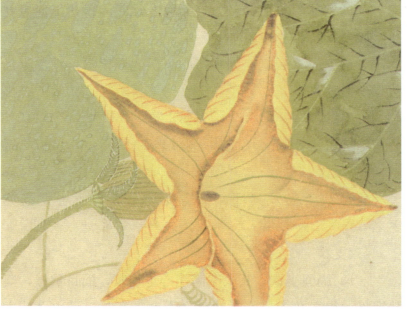

者即愈，实者三日复发，愈不愈者，宜木防己汤去石膏加茯苓芒硝汤主之。

（2）心下有支饮，其人苦冒眩，泽泻汤主之。

（3）支饮胸满者，厚朴大黄汤主之。

（4）支饮不得息，葶苈大枣泻肺汤主之。

（5）呕家本渴，渴者为欲解，今反不渴，心下有支饮故也，小半夏汤主之。

（6）夫有支饮家，咳烦胸中痛者，不猝死，至一百日或一岁，宜十枣汤。

从上面许多方剂中可以归纳为四类：第一，痰饮正治，以温化为主，如苓桂术甘汤、肾气丸等；第二，兼表证者，温而发汗，如大、小青龙汤等；第三，在下焦者，温而利小便，如泽泻汤、小半夏加茯苓汤等；第四，深痼难化者，温而攻逐，使从大便排除，如十枣汤、甘遂半夏汤等。但不宜单靠一条作标准，应把各条综合起来，寻出特征后，予以适当的治疗。比如十枣汤治悬饮，在痰饮、支饮亦用之，又如说："其人有支饮在胸中故也，治属饮家。"可知仲景虽然分类，并不划地自守。因而还可看到"水在心，心下坚筑短气，恶水不欲饮；水在肺，吐涎沫，欲饮水；水在脾，少气身重；水在肝，胁下支满，嚏而痛；水在肾，心下悸"一节，乃指水饮影响五脏，并非真在五脏之内，即不须根据五脏立方。饮去则脏气自安，故仲景不出治法，有人为补苓桂术甘汤、苓桂甘枣汤等，真如画蛇添足。

一般痰饮症多见咳嗽气喘，患者年龄多在五十岁以上，天寒加剧，天热轻减，由于体质上有变化，很难根治。它的发作每因外寒引起，故小青龙汤最为繁用。若在平时调理，当分脾肾。在脾宜苓桂术甘汤，在肾宜肾气丸，阳气极虚喘促欲脱者，后人加入黑锡丹（黑铅、硫黄、沉香、附子、胡芦巴、阳起石、补骨脂、茴香、肉豆蔻、金铃子、木香、肉桂），但只能用作急救，不可常服，以免铅中毒，至于降气药在痰饮症不起多大作用，泻下之剂更宜谨慎。

消渴病

中医治消渴向来分三焦：上消主肺，肺热津伤，渴饮无度，叫作消渴，即《内经》所说"心移热于肺，传为膈消"；中消主胃，胃热常觉饥饿，能食消瘦，叫作消谷，即《内经》所说"瘅成为消中"；下消主肾，口渴引饮，小泄浑浊如膏，叫作肾消，即《内经》所说"肾热病苦渴数饮身热"。三消口渴不尽属于热证，故由于火盛者称作阳消，也有气化无权的称作阴消。《金匮》论消渴极为简略，如说："厥阴之为病，消渴气上冲心，心中疼热，饥不欲食，食即吐蚘，下之不肯止。"又："趺阳脉浮而数，浮即为气，数即为消谷而大（"大"下疑脱"便"字）坚，气盛则溲数，溲数即坚，坚数相搏，即为消渴。"又："男子消渴，小便反多，以饮一斗，小便一斗，肾气丸主之。"都没有指出具体的症、因、脉、治。但在这三条里却不难看出上、中、下和阴、阳的区别，同《内经》理论一脉相承，还替后人开辟了研究道路。近来有不同意三焦之说，并以为西医只有糖尿病，其他可以不问，这种对号入座的办法，将会把中医宝贵经验付诸大海，非我所取。

仲景治消渴只有两方：一为肾气丸，乃治下焦虚寒证，后世有用鹿茸丸（鹿茸、麦冬、熟地、黄芪、五味子、鸡内金、苁蓉、补骨脂、牛膝、山萸、人参、地骨皮、茯苓、玄参）的，脱胎于此，效力较胜，倘然下焦有热，当从六味丸法，或用大补地黄丸（生地、熟地、山药、萸肉、杞子、白芍、当归、玄参、知母、黄柏、苁蓉）可以意会；另一为白虎加人参汤，当治上中消之肺胃热盛伤津症，但治上中消热证不宜过分寒凉，一般用天花粉散（花粉、生地、麦冬、干葛、五味子、甘草、粳米）或玉女煎（石膏、地黄、麦冬、知母、牛膝）加减较妥。此外，五苓散和文蛤散症本非消渴，因为也有口渴现象，仲景把它并列以资鉴别，兹不讨论。

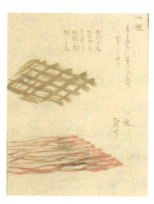
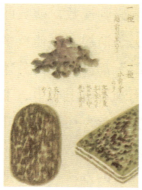
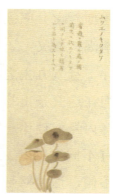

小便不利

本篇原题作小便利，但篇中多为小便不利症，因改小便不利。小便不利有多种原因，故后世治法有淡渗、分利、清降、宣通、清润、升举和温化，等等。《金匮》叙列得比较单纯，除"小便不利者，有水气，其人苦渴，栝蒌瞿麦圆主之"条指出水气内停，"脉浮发热，渴欲饮水，小便不利者，猪苓汤主之"条指出燥热水结现象外，如"小便不利，蒲灰散主之，滑石白鱼散、茯苓戎盐汤并主之"一条，没有症状可供参考。况且有人说，蒲灰即蒲席烧灰，白鱼即衣鱼，以及乱发治小便不利等，古今作家纷纷考据，我因从未用过，愧无经验，不敢强作解人。

与小便不利类似者又有淋证，但淋证的症状不一，诊治也不同于小便不利。仲景所说："［淋病］小便如粟状，小腹弦急，痛引脐中。"当指石淋而言。后人用加味葵子散（葵子、茯苓、滑石、芒硝、生草、肉桂）或二神散（海金沙、滑石）用木通、麦冬、车前子煎汤送服。最近有谓金钱草有特效，尚待积累经验，加以肯定。

水气病

　　《金匮》水气病分为风水、皮水、正水、石水四类，如果从症状和方剂上进行研究，只有表里两大纲，风水、皮水属于外，正水、石水属于内。所以仲景在治则上提出了这样一个提纲："诸有水者，腰以下肿当利小便，腰以上肿当发汗乃愈。"这种治法，就是《内经》所说的"开鬼门、洁净府"，也是后来《医宗金鉴》所说："治诸水之病，当知表里、上下分消之法。"兹择《金匮》原文中意义明显的分列如下。

表	风水	风水其脉自浮，外症骨节疼痛，恶风 寸口脉沉滑者，中有水气，面目肿大有热，名曰风水 视人之目裹上微臃，如蚕新卧起状，其颈脉动，时时咳，按其手足上陷而不起者风水 风水脉浮身重，汗出恶风者，防己黄芪汤主之，腹痛加芍药 风水恶风，一身悉肿，脉浮不渴，续自汗出，无大热，越婢汤主之
	皮水	皮水其脉亦浮，外症浮肿，按之没指，不恶风，其腹如鼓，不渴，当发其汗 皮水为病，四肢肿，水气在皮肤中，四肢聂聂动者，防己茯苓汤主之 里水（《脉经》作皮水）者，一身面目黄（《脉经》作洪）肿，其脉沉，小便不利，故令病水，假如小便自利，此亡津液，故令渴也 里水，越婢加术汤主之，甘草麻黄汤亦主之
里	正水	正水其脉沉迟，外证自喘 夫水病人，目下有卧蚕，面目鲜泽，脉伏，其人消渴，病水腹水，小便不利，其脉沉绝者，有水，可下之
	石水	石水，其脉自沉，外证腹满不喘

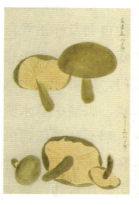

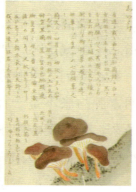

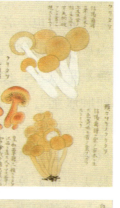

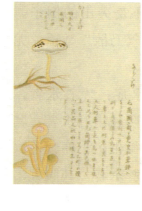

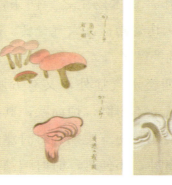

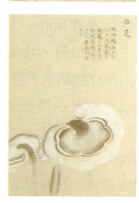

水气究竟是什么病呢？我们在上表内可以看出是肿胀病。因为肿胀原因多属水湿内停，仲景就以水气为名。如说："寸口脉沉而迟，沉则为水，迟则为寒，寒水相搏，趺阳脉伏，水谷不化，脾气衰则鹜溏，胃气衰则身肿。"又说："问曰：病下利后渴饮水，小便不利，腹满因肿者何也？答曰：此法当病水，若小便自利及汗出者自当愈。"已明白地指示了中气虚寒，水邪中阻。《巢氏病源》把风水、皮水、石水等列入水肿候门，更可证明水气即肿胀症。必须说明，肿与胀不是一种病，胀病中有水胀也有气胀，但气胀经久，可以变成腹水。那么仲景所说的气分，如"气分心下坚，大如盘边如旋杯，水饮所作，桂枝去芍加麻辛附子汤主之"及"心下坚大，如盘边，如旋盘，水饮所作，枳术汤主之"两条，不是突出的例子。"阴阳相得，其气乃行，大气一转，其气乃散"数语，尤为治疗胀病的关键了。

仲景在四类水气症外，又有五脏水症："心水者，其身重而少气，不得卧，烦而躁，其人阴肿；肝水者，其腹大不能自转侧，胁下腹痛，时时津液微生，小便续通；肺水者，其身肿，小便难，时时鸭溏；脾水者，其腹大，四肢苦重，津液不生，但苦少气，小便难；肾水者，其腹大，脐肿，腰痛不能溺，阴下湿如牛鼻上汗，其足逆冷，面反瘦。"这是五脏受水气侵凌的反应，相等于痰饮病的五脏症候，故亦不出方治。特殊的要算黄汗一症，为风、水、湿、热交郁的表里同病，似水气而实非水气，似历节而也非历节，故仲景在历节病内曾经述及，又在水气病内定出方药，据《金匮》记载："问曰：黄汗之病，身体肿，发热汗出而渴，状如风水，汗沾衣，色正黄如柏汁，脉自沉，何从得之？师曰：以汗出入水中浴，水从汗孔入得之，宜芪芍桂酒汤主之。"又："黄汗之病，两胫自冷，假令发热，此属历节，食已汗出，又身常暮卧盗汗出者，此荣气也，若汗出已反发热者，久久其身必甲错，发热不止者必生恶疮，若身重汗出已辄轻者，久久必身瞤，瞤即胸中痛，又从腰以上必汗出，下无汗，腰髋弛痛，如有物在皮中状，剧者不能食，身疼重烦躁，小便不利，此为黄汗，桂枝加黄芪汤主之。"这两方用药相近，目的皆在宣达阳气以疏化郁遏之邪。

仲景治水气，提出了发汗和利小便的大法，然方剂多偏于解表，即症状也偏重于风水和皮水。《医宗金鉴》曾补出十枣汤、神佑丸一类，但肿胀用泻，只能施于一时，且泻而无效，徒然损伤正气，不若利小便的逐渐分消最为妥善。因此，我认为习用的五皮饮（大腹皮、茯苓皮、陈皮、桑白皮、姜皮）和导水茯苓汤（赤苓、白术、泽泻、桑皮、麦冬、紫苏、木瓜、木香、大腹皮、陈皮、砂仁、槟榔、灯心）等时方，在熟练经方之外，也值得很好地掌握。

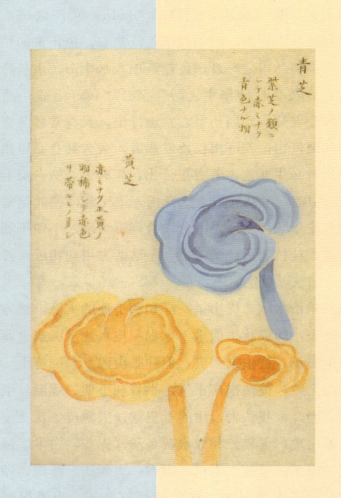

黄疸病

中医诊断黄疸，除观察目黄、溲黄的深淡及肤色的鲜明和晦滞外，特别重视全身症状，如发热和胸腹部病变等。也就是说，中医治疗黄疸以辨证为根据，或汗或吐或下或利尿，方法并不简单。《金匮》上指出了谷疸、酒疸、女劳疸等，是指病源而言，若从性质来分，只有如下两类。

1. 湿热

①夫病酒黄疸，必小便不利，其候心中热、足下热，是其证也；②酒黄疸者，或无热、清言了了，腹满欲吐，鼻燥，其脉浮者先吐之，沉弦者先下之；③酒疸心中热，欲吐者，吐之愈；④酒疸下之，久久为黑疸，目青面黑，心中如啖蒜韭状，大便正黑，皮肤爪之不仁，其脉浮弱，虽黑微黄，故知之；⑤师曰，病黄疸发热，烦喘，喘满，口燥者，以病发时火劫其汗，两热所得，然黄家所得从湿得之，一身尽发热而黄，肚热，热在里当下之；⑥脉沉，渴欲饮水，小便不利者，皆发黄；⑦腹满，舌（当作身）萎黄，躁不得睡，属黄家；⑧谷疸之为病，寒热不食，食即头眩，心胸不安，久久发黄为谷疸，茵陈蒿汤主之；⑨黄家日晡所发热，而反恶寒，此为女劳得之，膀胱急，少

腹满，身尽黄，额上黑，足下热，因作黑疸，其腹胀如水状，大便必黑时溏，此女劳之病，非水也，腹满者难治，硝石矾石散主之；⑩酒黄疸心中懊憹或热痛，栀子大黄汤主之；⑪诸病黄家，但利其小便，假令脉浮，当以汗解之，宜桂枝加黄芪汤主之；⑫黄疸病，茵陈五苓散主之；⑬黄疸腹满，小便不利而赤，自汗出，此为表和里实，当下之，宜大柴胡汤（大黄骨石汤）；⑭诸黄腹痛而呕者，宜柴胡汤；⑮诸黄、猪膏发煎主之。

2．虚寒

①阳明病脉迟者，食难用饱，饱则发烦头眩，小便必难，此欲作谷疸，虽下之，腹满如故，所以然者，脉迟故也；②黄疸病小便色不变，欲自利，腹满而喘，不可除热，热除必哕者，小半夏汤主之；③男子黄，小便不利，当予虚劳小建中汤。

正因为黄疸病以湿热为多，故《内经》曾有"湿热相交，民多病瘅"的条文，后来朱丹溪也有"如盦（音庵）相似，湿热久羃，其黄乃成"的说法。那么，本篇的主方只有茵陈蒿汤，其他都是随症施治。但在这里可以得出仲景的治疗规律。

当清症——心中懊憹，日晡所发热，心胸不安，躁不得眠，渴欲饮水，心中如啖蒜韭状。

当汗症——脉浮。

当吐症——心中热欲吐者，腹满欲吐，脉浮。

当下症——热痛，寒热不食，发热烦喘，胸满，口燥，脉沉弦。

当利尿症——膀胱急，少腹满，小便不利而赤。

当温症——脉迟，食难用饱，小便难。

当补症——虚劳。

尤在泾说："黄疸之病，湿热所郁也，故在表者汗而发之，在里者攻而去之，此大法也。乃亦有不湿而燥者，则变清利为润导，如猪膏发煎之治也。不热而寒，不实而虚者，则变攻为补，变寒为温，如小建中之法也。如有兼证错杂者，则先治兼症而后治本症，如小半夏及小柴胡之治也。仲景论黄疸一症，而于正变虚实之法，详尽如此。"这小结说明《金匮》对黄疸的正治和变法，非常恰当。所以我们不能执一个方来决定大局，仲景的用药也并不是单纯的，如茵陈蒿汤就结合了清、下、利尿三个方法，栀子大黄汤就是吐法栀子大黄汤和下法小承气汤一部分的合剂。故需要分析，也要综合，才能得出正确的治疗。

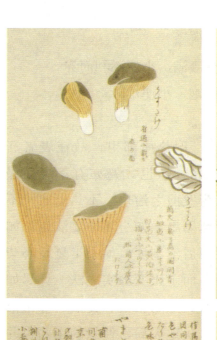

うすゆき

普通の親
あり色

うすゆき
菌火に歌ふ高の時同じ
「加色」並ぶ蝶をする
者色大に茶片の烏
搭る色りと片
其前ム色度
下りたる

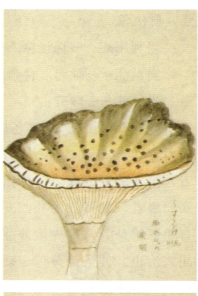

うすゆけ別
時あ代の
紋開

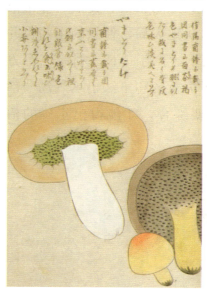

やまとうたけ

菌譜を載る図
同書に白稀稲
色やうろり親も
たり数の名を雪皮
名味り淡太へらう

信馬菌譜を載す
同書に百稀稲
色やまうろ羽
其へつろい羽り
名つるとるつ

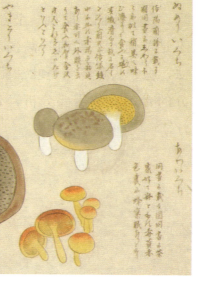

ぬめり・いろち

信馬菌譜を載す
同書に載り又を
菌書に稲其色あり
菌同書に稲其味
中羽りあり親や
其織者り色き色
中大りへ合字中
色人上り書羽
あり其外う外た
人り其り倉其
色黄とと倉天
とりへつらう

あついろち

同書に載る図同書の茶
其好て松とれん茶貢表
名氣み妨薬願ろらう

惊　悸

　　《金匮》上指出惊悸的定义："寸口脉动而弱，动则为惊，弱则为悸。"惊和悸同样是心跳症，为什么一定要分开来说，我认为这一点是值得注意的。凡暂时受外来刺激而心跳的叫作惊；因内脏衰弱，长期恐吓心跳，或微有声响即心跳不宁的叫作悸。故惊可镇静，悸则必须滋补，这是中医辨证细致的一面。一般所用枣仁汤（枣仁、人参、黄芪、当归、茯苓、陈皮、甘草、远志、莲子、姜、枣）、加味安神丸（地黄、芍药、川芎、当归、陈皮、贝母、黄连、甘草、茯神、麦冬、远志、枣仁、朱砂）和琥珀养心丸（琥珀、龙齿、远志、菖蒲、茯神、人参、枣仁、生地、当归、黄连、柏子仁、朱砂、牛黄）等，都是为了虚证而设。《金匮》对惊悸只提出"心下悸者，半夏麻黄丸主之"，系指水饮所引起的心悸，又"火邪者，桂枝去芍药加蜀漆牡蛎龙骨救逆汤主之"，当是温针等误治的坏症，与"动则为惊，弱则为悸"不相联系。

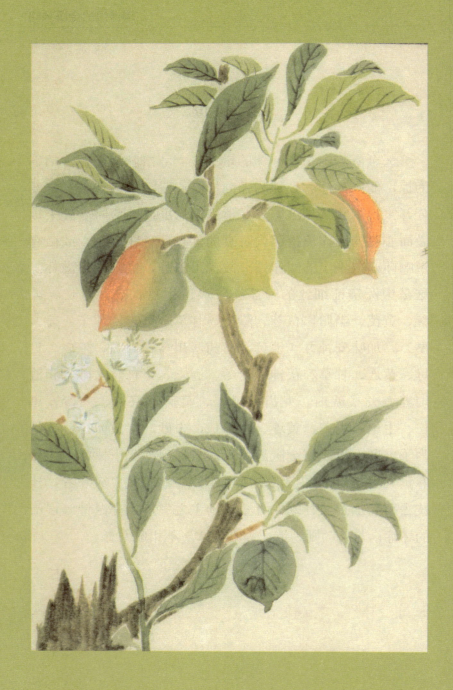

吐 血

吐血病在《金匮》所记载的仅有如下数条。

（1）病人面无血色，无寒热，烦咳者必吐血。

（2）夫酒客咳者，必致吐血，此因极饮过度所致也。

（3）寸口脉弦而大，弦则为减，大则为芤，减则为寒，芤则为虚，寒虚相击，此名曰革，妇人则半产漏下，男子则亡血。

（4）吐血不止者，柏叶汤主之。

（5）心气不足，吐血衄血，泻心汤主之。

（6）夫吐血咳逆上气，其脉数而有热，不得卧者死。

吐血是一个重要证，上面的叙述显然不够全面。但在这数条中包括了热证、虚证和死证，从一般来说，吐血的原因也以热证和虚证为最多，只是症状和方法，无论如何不够详细的。我认为治疗血证，可以参考葛可久的《十药神书》和唐容川的《血证论》。并必须分别三因：外因多为风火暑燥的激动，治宜甘凉清肃，或轻清滋养；内因多为肝肾心脾的损伤，治宜壮水潜阳或引火归原，或苦辛顺气，或大补气血；不内外因多为坠下跌伤，努力屏气和烟酒所造成，治宜祛瘀和络，或予通补。此外，缪仲淳的吐血三诀，宜行血不宜止血，宜补肝不宜伐肝，宜降气不宜降火，使血液循行经络，自然不向外溢，在血症初起用此，可以避免许多流弊。

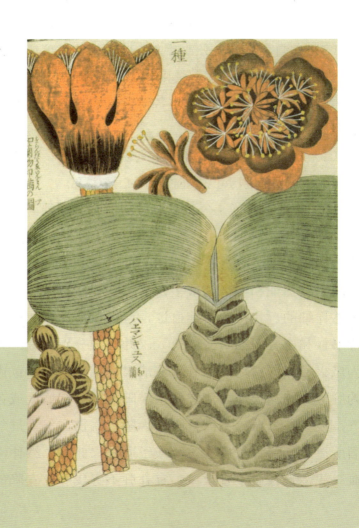

鼻 衄

鼻衄多为热证、轻证，暂时发作，虽有出血不止，发现虚脱现象者，毕竟少数。《金匮》上说："尺脉浮，目睛晕黄，衄未止，晕黄去目睛慧了，知衄今止。"目黄当指内热而言。又说："从春至夏衄者太阳，从秋至冬衄者阳明。"也不外指阳气鼓动，迫血妄行。可惜仲景没有留下方剂，其实后世也极少治衄专方，一般多在清热方内加入茅花、柏叶、藕节等，较重的再用生地、阿胶，最严重的用犀角地黄汤（犀角、地黄、芍药、丹皮）。

《伤寒论》曾经说："太阳病脉浮紧，发热身无汗，自衄者愈。"又说："太阳病脉浮紧无汗，发热身疼痛，八九日不解，表证仍在，此当发其汗，服药已微除，其人发烦目瞑，剧者必衄，衄乃解，所以然者，阳气重故也。"在表证上因衄血而病愈，相等于汗出热退，故后人称作"红汗"。凡既经衄血不可再予发汗，故《金匮》上指出："衄家不可汗，汗出必额上陷，脉紧急，直视不能眴，不得眠。"推而广之，一切血证都应忌汗，以免动阴耗阳，所以仲景又说："亡血家不可发其表，汗出则寒栗而振。"

《金匮》于本篇内又有瘀血证两条："病人胸满，

唇痿，舌青，口燥，但欲漱水不欲咽，无寒热，脉微大来迟，腹不满其人言我满，为有瘀血。""病者如热状，烦满口干燥。而渴，其脉反无热，此为阴伏，是瘀血也，当下之。"我不成熟的意见，可能是指血证的后遗症，《千金方》所谓"鼻衄吐血不尽，内余瘀血"。一般治疗血证，往往寒凉止涩，血虽止而离经之血内停，便为瘀血。这种瘀血，有停留上焦的，也有停留下焦的，故有胸满和腹满之异。依据仲景治法，当以桃仁承气汤（桃仁、大黄、芒硝、桂枝、甘草）为主。但不用攻下，改用复元活血汤（当归、桃仁、红花、柴胡、当归、花粉、山甲、大黄、甘草）或香壳散（香附、枳壳、青皮、陈皮、乌药、赤芍、蓬莪术、当归、红花、甘草）加减亦可以。

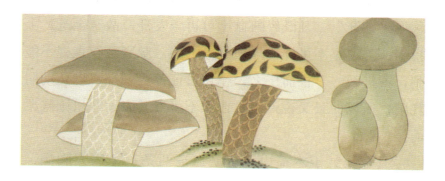

便　血

　　大便下血，《金匮》分远近论治："下血，先便后血，此远血也，黄土汤主之；下血，先血后便，此近血也，赤小豆当归散主之。"远近是指出血部位，远当指胃和小肠，近当指大肠和直肠部分。因为远故血在粪后，因为近故血在粪前，同时可以想到远血的血色当为紫黑，近血的血色当为鲜红，但实际并不一定。且从方剂的功效研究，黄土汤是温补止血，赤小豆当归散是和营清热，应用时也不能固执先后。我认为远血近血是辨证的大法，必须具体地再分虚实寒热：从血色来辨，稀淡为虚寒，鲜稠为实热。从兼症来辨，虚寒多面色萎黄，脉弱气怯；实热多便闭困难，脉滑口渴。故用黄土汤时如果有中气下陷或下元虚惫现象，可与补中益气汤（黄芪、人参、白术、甘草、陈皮、当归、升麻、柴胡、姜、枣）或十全大补汤（当归、生地、芍药、川芎、人参、白术、黄芪、肉桂、茯苓、甘草）结合，用赤小豆当归散时如果火重或挟风邪，也可和约营煎（生地、赤芍、黄芩、地榆、续断、甘草、槐花、荆芥、乌梅）及槐花饮（生地、当归、侧柏叶、荆芥、槐花、川芎、枳壳、甘草）等同用。

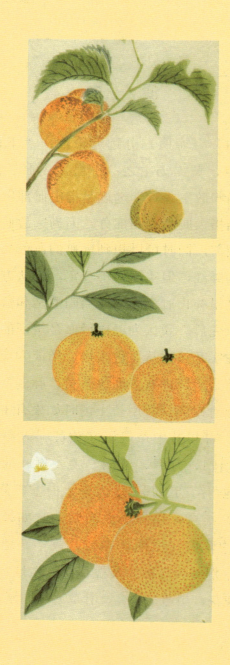

呕吐哕

一般以有声有物叫作呕，有物无声叫作吐，有声无物叫作哕，故哕也叫干呕。但《金匮》上并不以此区别，主要是辨证求因，作为治疗的准则。例如，"先呕却渴者此为欲解，先渴却呕者为水停心下，此属饮家。呕家本渴，今反不渴者，以心下有支饮故也，此属支饮"；又"问曰：病人脉数，数为热，当消谷引饮，而反吐者何也？师曰：以发其汗，令阳微膈气虚，脉乃数，数为客热，不能消谷，胃中虚冷故也。脉弦者虚也，胃气无余，朝食暮吐，变为胃反，寒在于上，医反下之，今脉反弦，故名曰虚"；又"趺阳脉浮而涩，浮则为虚，虚则伤脾，脾伤则不磨，朝食暮吐，暮食朝吐，宿谷不化，名曰胃反，脉紧而涩，其病难治"等，都是从症状寻求原因的方法，当然切脉也是重要一环。还可在用药法则里，看出症因复杂，治疗也非常复杂，兹分如下。

（1）胃寒：①呕而胸满者，茱萸汤主之；②干呕吐涎沫，头痛者，茱萸汤主之；③干呕吐逆，吐涎沫，半夏干姜散主之；④干呕兼哕，若手足厥者，橘皮汤主之。

（2）胃热食已即吐者，大黄甘草汤主之。

（3）胃虚胃反呕吐者，大半夏汤主之。

（4）肠热干呕而利者，黄芩加半夏生姜汤主之。

（5）湿热呕而肠鸣，心下痞者，半夏泻心汤主之。

（6）水饮：①诸呕吐谷不得下者，小半夏汤主之；②呕吐而病在膈上，后思水者急予之，思水者猪苓汤主之；③胃反吐而渴欲饮水者，茯苓泽泻汤主之；④病人胸中似喘不喘，似呕不呕，似哕不哕，彻胸中愦愦然无奈（烦闷难言的意思）者，生姜半夏汤主之。

（7）阳虚呕而脉弱，小便复利，身有微热，见厥者难治，四逆汤主之。

（8）虚热哕逆者，橘皮竹茹汤主之。

（9）太阳证吐后渴欲饮水而贪饮者，文蛤散主之，兼主微风，脉紧头痛。

（10）少阳证呕而发热者，小柴胡汤主之。

倘然把上面分类再加归纳，可以认识：一类是胃的本病，受着寒和热的刺激或机能衰弱而上逆，必须止呕；一类是因其他疾患所引起，或仅仅是一般的兼症，只要予以照顾或仅治主病，呕吐自止。

呕吐固然是一种病，但治法里也有吐法。可见有些病是靠自然的祛邪机能得呕自愈，或者得吐可以轻减，显著的如伤食和停饮等，往往自吐后即感舒畅，这种只需在吐后和其胃气，不必再予止呕剂。有些呕吐其势正在上逆，不可攻下直折，致生他变，除非因下焦病引起的，可以斟酌变通。还有胃脘痈破溃呕吐，须待脓物排尽，非但不可止呕，并要助其消痈排脓。故《金匮》又有"病人欲吐者，不可下之"；"哕而腹满，视其前后，知何部不利，利之即愈"和"呕家有痈脓不可治，呕脓尽自愈"等指出。仲景临床经验的丰富，于此可见。

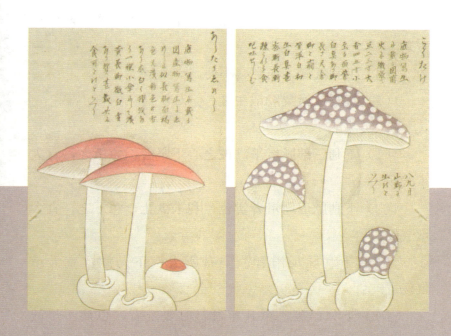

下利病

《金匮》下利病包括泄泻和痢疾，再分出虚实两项，掌握了"虚则补之，实则泻之"的原则进行治疗。先言泄泻：

1. 虚寒证

（1）下利腹胀满，身体疼痛者，先温其里，乃攻其表，温里宜四逆汤，攻表宜桂枝汤。

（2）下利清谷，里寒外热，汗出而厥者，通脉四逆汤主之。

（3）下利气者，当利其小便。

（4）气利，诃梨勒散主之。

2. 实热证

（1）下利三部脉皆平，按之心下坚者，急下之，宜大承气汤。

（2）下利脉迟而滑者实也，利未欲止，急下之，宜大承气汤。

（3）下利脉反滑者，当有所去，下乃愈，宜大承气汤。

（4）下利已瘥，至其年月日时复发者，以病不尽故也，当下之，宜大承气汤。

（5）下利谵语者，有燥矢也，小承气汤主之。

这里有两点疑问，第一，气利是否虚证？我认为下得气者是指欲利无物，但泄气体，或挟粪汁少许，此症多见于久利，故用诃黎勒止涩。尤在泾释为"气随利失"，《医宗金鉴》以为气陷大肠之类，都不透彻，有人解作赤痢下泡沫，与治法更不符合了。第二，下利至年月日时复发者，是否指一般下利？我认为当指痢疾为妥，痢疾常有病邪潜伏至隔年复发，仍以"通因通用"治之。唐容川以为湿热未尽，至来年长夏内外合邪而复作，比较接近。兹一并提供讨论。至于下利的原因和治法甚多，仲景在这里仅举出了温中和攻下，实不全面，当与《伤寒论》中有关下利症结合，特别是利小便法，明明是消化系疾患，却从泌尿系来治疗，我认为最为突出。虽然在今天我们可以理解帮助肾脏把陈宿的水分排出以后，会向胃肠里吸收新的水分，因而大便得到改善，但目前只有中医会用此法。仲景于下利还特别指出发热一症，也附带提出了相反的恶寒证，如"下利脉沉弦者为下重，脉大者为未止，脉微弱数者为欲自止，虽发热不死"；"下利有微热而渴，脉弱者令自愈"；"下利脉数，有微热汗出，令自愈，设脉紧为未解"；"下利脉反弦，发热身汗者自愈"；"下利手足厥冷无脉者，灸之不温，若脉不还，反微喘者死"；"下利后脉绝手足厥冷，晬时脉还手足温者生，不还不温者死"，核其主要用意，在于辨别虚实和外感内伤。下利为胃肠病，最易影响脾肾，凡实证外感症多轻，虚证内伤症多重。故恶寒而手足厥冷，或厥冷而兼戴阳，都为阳虚、阳越现象，认作难治。阳虚之证大忌疏表，疏表则阳更虚而不能运化，故指出"下利清谷，不可攻其表，汗出必胀满"。相反的，热郁虚烦，非阳虚之症，可以用吐法，吐法兼有发汗作用，所谓"下利后更烦，按之心下濡者为虚烦也，栀子豉汤主之"。

次言痢疾，也分虚实两类：

1. 实热

①下利脉数而渴者，令自愈，设不差，必圊脓血，以有热故也；②下利寸脉反浮数，尺脉自涩者，必圊脓血；③热利下重者，白头翁汤主之；④下利肺（疑"腹"字之误）痛，紫参汤主之。

2. 虚寒

下利便脓血者，桃花汤主之。

这里所指实热痢似以血痢为主，但白头翁汤治痢不限于血痢，我在上海市第十一人民医院时，试用于细菌痢和阿米巴痢，疗效都极高。其次桃花汤虽有温涩作用，李东垣尝仿其意作诃子散（诃子、御米壳、干姜、橘红），但遇严重症可参考罗谦甫真人养脏汤（人参、白术、当归、白芍、罂粟壳、诃子、肉豆蔻、肉桂、木香、甘草），力量较大，寒甚的还可加附子。

四肢病

四肢运动障碍，《金匮》只有三条：一为"病人常以手指臂肿动，此人身体瞤瞤者，藜芦甘草汤主之"。历来注家从药审症，都认为风痰凝聚胸膈，故用催吐方剂，我意风痰内积，影响经络，可以有此症状，并且兼见微痛微麻，近多归于风科范围。采用针灸疗法外，内服导痰汤（胆星、枳实、半夏、陈皮、甘草、茯苓、姜、枣）或指迷茯苓丸（半夏、茯苓、枳壳、风化硝、姜汁），化痰燥湿，用意相近。一为"趺蹶，其人但能前不能却（后退），刺腨入二寸，此伤太阳经也"。这一条注家有很多意见，且有把"趺"字改作"跌"字，解释为跌仆损伤。首先指出这种说法是不妥当的。趺即足趺，蹶为僵硬，趺蹶是足背不活动，非但能前不能退，连前进也趑趄难行。其次，有人把刺入腨内伤了太阳经，误为是此病由刺伤所作，也有商讨必要。从病症和经文语气来看，其病在太阳经运用不灵活，既在太阳经络当以针刺为简捷，腨部穴位除承筋禁针外，其他合阳、承山、飞阳等穴本能治转筋腨痛。但一般刺入八分至寸许，这里所说二寸，有待专家考证了。另一为："转筋之为病，其人臂脚直，脉上下行（形容劲急而不柔和），微弦，转筋入腹者，鸡屎白散主之。"转筋是一种痉挛症状，多见于霍乱，即因转筋而来。主要是下肢经脉失其营养或寒冷乘袭，其筋有如绳索之绞紧而短缩，故《内经》谓"血气皆少则善转筋"，巢氏《诸病源候论》上说："随冷所入之筋则转，转者由邪冷之气系动其筋而移转也。"此症极少单独出现，一般治法都在应用方内加入木瓜、吴萸等舒筋祛寒，也有用白酒外擦，或炒盐使热包裹温熨。我于鸡屎白散缺乏临床经验，如果从《内经》用鸡矢醴治鼓胀来说，那么目的在于通利，可能还有内脏病症，仲景略而未言。

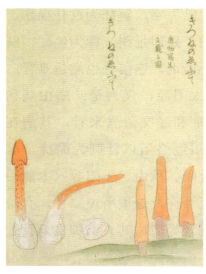

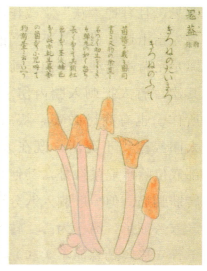

疝气病

"阴狐疝气者，偏有大小，时时上下，蜘蛛散主之"。仲景论疝气只此一条。按阴狐是形容睾丸的或上或下，卧时可推揉使升，行动则又下坠，好像狐狸的昼出夜伏状。《内经》论狐疝多属于厥阴经，蜘蛛散的作用在于温散通利，意义符合，故我同意陈修园把桂枝改为肉桂，直达下焦。至于蜘蛛治疝，没有用过，不敢人云亦云，兹介绍聚香饮（丁香、乳香、沉香、檀香、木香、藿香、肉桂、姜黄、乌药、桔梗、甘草、玄胡、姜、枣）作为参考。

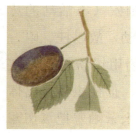
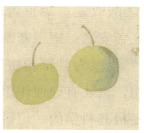
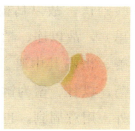

蛔虫病

《金匮》治蛔虫，首先指出："问曰：病腹痛有虫，其脉何以别之？师曰：腹中痛，其脉当沉，若弦反洪大者，故有蛔虫。"这是一种鉴别诊断，意思是蛔虫多腹痛，一般腹痛由于受寒，寒脉当沉，若现弦或洪大，即当留意虫病。但这也不能那么简单，应该观察腹痛是否阵发性的？剧烈程度如何？痛时面色有无改变？有没有恶心呕吐？此外如舌苔剥蚀、鼻内作痒等特征，以及大便、食欲、性情均须顾及。

治疗蛔虫以杀虫为主，甘草粉蜜汤是一个最早的杀虫药方，方内的粉当是铅粉，《本草纲目》记载铅粉能杀三虫，可以引证。其次是用多种性味来制止虫的活动，使其萎靡至死，如乌梅丸是。据《医方集解》解释："蛔得酸则伏，故以乌梅之酸收之；蛔得苦则安（不活动的意思），故以连、柏之苦安之；蛔得寒则动，故以桂、附、姜、椒温其中脏。"我以为甘草粉蜜汤用铅粉杀虫为主药，以甘、蜜为诱饵，蜜还有通便作用，促使虫体排出体外，用意周到，也是极其科学的。记得余云岫曾把《伤寒论》里的甘草看作无用之物，他根本不知道仲景用炙甘草汤治心悸，是以甘草补虚；甘橘汤治咽痛，是以甘草解毒；甘草干姜汤治肺痿，是以甘草和中。像这里甘草粉蜜汤的杀虫，又是以甘草为引诱，同样把甘草用作君药，却起不同的特殊作用。所以不懂中医，批评中医，不免是盲目的。

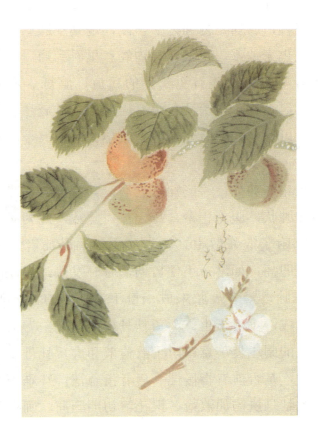

外科疾病

"诸浮数脉，应当发热而反洒淅恶寒，若有痛处，当发其痈"，又"诸痈肿欲知有脓无脓，以手掩肿上，热者为有脓，不热者为无脓"。这是《金匮》辨外疡生成和化脓与否的提纲，不免太简略。在证治方面只提出肠痈和浸淫疮两种，肠痈是内痈之一，浸淫疮是皮肤病之一，与上述辨证也无关系。我们从《内经》里看到痈、疽、痤、痱、大疔等名词，还有更具体的猛疽、脑烁、赤施、兔啮、四淫等名称，在治法上也有内服药、针砭法和截除手术等，可以想见仲景时当有更大进步。然而《金匮》里极不详尽，必有残缺。

仲景论肠痈症："肠痈之为病，其身甲错，腹皮急，按之濡如肿状，腹无积聚，身无热，脉数，此为肠内有痈脓，薏苡附子败酱散主之。"又说："肠痈者，少腹肿痞，按之即痛，如淋，小便自调，时时发热，自汗出，复恶寒，其脉迟紧者，脓未成，可下之，当有血，脉洪数者，脓已成，不可下也，大黄牡丹皮汤主之。"按肠痈即现在所说的阑尾炎，薏苡附子败酱散和大黄牡丹皮汤用法实有差别，是否前者指慢性、后者指急性，殊难确定。我尝用大黄牡丹皮汤加败酱、银花治初期肠痈，确有效果。

十年前西医对肠痈动手术视作奇货，甚至索取金条，故服中药者甚多。但治不如法，变化极速，化脓后且有转变为腹膜炎的危险，故仲景也有不可下的训诫。在目前人民政府领导下，医院制度大大改善，本人主张非有确实把握时还是速施手术为是。速施手术为了根本解决，并不等于中医没有办法，也不是说不必再加研究。

浸淫疮的意义是浸润淫溢不已，即俗称湿疮。初起肌肤有颗粒作痒，搔破后脂水蔓延，逐渐扩大，《千金方》所谓"瘙痒者初如疥，搔之转生汁相连着是也"。此症小儿患者最多，生于头面，日夜啼哭，用油膏不相宜，用黄连粉扑之有好处，但不解决问题。我根据黄连粉清化法佐以凉血之品，用鲜生地、鲜首乌、丹皮、赤芍、苦参、白鲜皮、绿豆衣、生草煎服，极有效验。

伤科疾病

"问曰：寸口脉微浮而涩，法当亡血若汗出，设不汗出云何？答曰：若身有疮，被刀斧所伤，亡血故也。"又："病金疮，王不留行散主之。"此二条系不内外因之外伤症，金疮即金创，亦即刀斧所伤，王不留行散的作用在于和血镇痛。魏荔彤说："王不留行为君，专走血分，止血定痛，而且除风散痹，于血分最宜也，佐以蒴藋叶与王不留行性共甘平，入血分，清火毒，祛恶气；倍用甘草以益胃解毒；芍药、黄芩助清血热；川椒、干姜助行血瘀；厚朴行中带破，惟恐血乃凝滞之物，故不惮周详也。桑根白皮性寒，同王不留行，蒴藋细叶烧灰存性者，灰能入血分止血也，为金疮血流不止者设也。小疮则合诸药为粉以敷之，大疮则服之，治内以安外也。"日本丹波元简亦说："王不留行《本经》云治金疮，止血逐痛；蒴藋本草不载治金疮，而接骨木一名木蒴藋，《唐本草》谓治折伤，续筋骨，盖其功亦同；桑根白皮《本经》云治绝脉，《别录》谓可以缝金疮，知是三物为金疮之要药。"

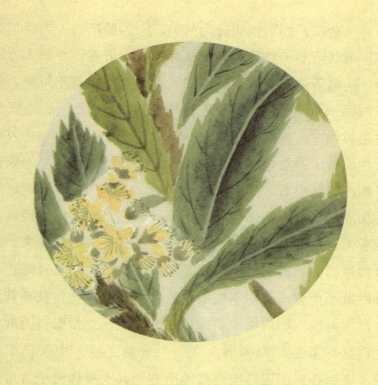

妇科疾病（上）

《金匮》妇科疾病分为两类，一为胎产，一为经带杂病。考《隋书·经籍志》有张仲景方十五卷，疗妇人方二卷，这里所录的可能就是疗妇人方。文字上有不可解，且方与症有不符合处，疑是残缺和传抄错误，兹选择分述之。

仲景于胎前杂病，首先指出怎样诊断受孕："妇人得平脉，阴脉小弱，其人渴，不能食，无寒热，名妊娠。"其次，怎样来辨别怀孕和瘕病的疑似："妇人宿有瘕病，经断未及三月而得漏下不止，胎动在脐上者为瘕痼害。妊娠六月动者，前三月经水利时胎，下血者后断三月衃也，所以血不止者，其症不去故也。当下其症，桂枝茯苓丸主之。"再次，如何来安胎："妇人妊娠，宜常服当归散主之；妊娠养胎，白术散主之。"安胎之法，中医向来重视，唐朝孙思邈还订出逐月养胎方，其实身体健康者可以不借药力调摄。体会仲景二方，当归散以和血清热为主，白术散的作用在于温中祛寒，如果不是血虚生热或挟寒兼湿的孕妇，不仅无服用必要，并且极不相宜，那么仲景所说养胎，目的还在却病。故朱丹溪尝把白术、黄芩称为安胎要药，在《丹溪心法》附余里却又说当归散为"养血清热之剂，瘦人血少有热，胎动不安，素曾半产者宜之"。

怀孕常见症为恶阻和腹痛，仲景指出："妊娠呕吐不止，干姜人参半夏丸主之。"这里的呕吐不等于一般恶阻，当是胃寒有饮，故以温中为主。又指出："妊娠腹中痛，为胞阻，胶艾汤主之；妇人怀妊，腹中㽲痛，当归芍药散主之。"据《脉经》"胞阻"作"胞漏"，指妊娠漏红，胶艾汤即习用的胶艾四物汤，意在温养。当归芍药散的组成相近于时方逍遥散，以调肝和脾为主。前者宜于止血，后者宜于肝气不调，临床上必须辨证使用。

胎前大小便方面，指出了"妊娠有水气，身重，小便不利，洒淅恶寒，起即头眩，葵子茯苓散主之"，又"妊娠小便难，饮食如故，归母苦参丸主之"。我认为有水气而小便不利，用葵子、茯苓利水，小便利则水自除，主症不在小便不利，葵子有碍妊娠，不宜过量。小便难而饮食照常的用当归、贝母和苦参来治，很难理解，古今注家多望文生训，理论脱离实际。近得金华沈介业中医师来信，指正这条小便难当作大便难，经他祖父五十年的经验和他自己试用，效验非凡。信里说："孕妇患习惯性便闭，有时因便闭而呈轻微燥咳，用当归四份，贝母、苦参各三份，研粉，白蜜和丸，服后大便润下，且能保持一天一次的正常性，其燥咳亦止。过去吾家对孕妇便难之不任攻下者，视此为秘方。"云云。用当归贝母苦参丸治大便难，非但符合理论，且下文"饮食如故"也有着落，多时疑

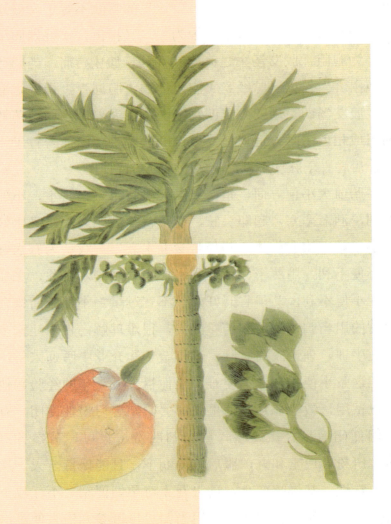

团，涣然水释，使我衷心钦佩。可以明确，我们要整理和发扬中医学遗产，必须加强团结，发挥群众智慧，搜集多方面的经验，这是最切实的一个事例。

关于产后，首先指出一般的新产病症："问曰：新产妇人有三病，一者病痉，二者病郁冒，三者大便难，何谓也？师曰：新产血虚多汗出，喜（疑'善'字）中风，故令病痉；亡血复汗，寒多，故令郁冒；亡津液胃燥，故大便难。"接着说明郁冒和大便难的诊治："产妇郁冒，其脉微弱，不能食，大便反坚，但头汗出，所以然者，血虚而厥，厥而必冒。冒家欲解，必大汗出。以血虚下厥，孤阳上出，故头汗出。所以产妇喜汗出者，亡阴血虚，阳气独盛，故当汗出，阴阳乃复。大便坚，呕不能食，小柴胡汤主之。病解能食，七八日更发热者，此为胃实，大承气汤主之。"再从善于中风的原因补充产后中风的诊治："产后中风，发热面正赤，喘而头痛，竹叶汤主之"，又"产后风续之数十日不解，头微痛，恶寒时时有热，心下闷，干呕汗出，虽又，阳旦证续在耳，可与阳旦汤"。

其次，特别重视腹痛症，有属于血虚寒结的，如"产后腹中疞痛，当归生姜羊肉汤主之，并治腹中寒疝，虚劳不足"。有属于气结血凝的，如"产后腹痛，烦满不得卧，枳实芍药散主之"。又有属于瘀血内阻的，如"产妇腹痛，法当以枳实芍药散，假令不愈者，此为腹中有干血着脐下，宜下瘀血汤主之，亦主经水不利"。如果瘀血内阻与大便燥实同时互见的，通便之后，往往恶露亦行，故又说："产后七八日，无太阳症，少腹坚痛，此恶露不尽，不大便、烦躁发热，切脉微实，再倍发热，日晡时烦躁者，不食，食则谵语，至夜即愈，宜大承气汤主之。"

他如："产后下利，虚极，白头翁加甘草阿胶汤主之。"说明产后下痢治法与一般相同，不同者在于照顾体虚。又如："妇人乳中虚，烦乱呕逆，安中益气，竹皮大丸主之。"乳中即哺乳期内，说明哺乳期内烦热同样可用凉剂，但须顾及中气，故以枣肉为丸。

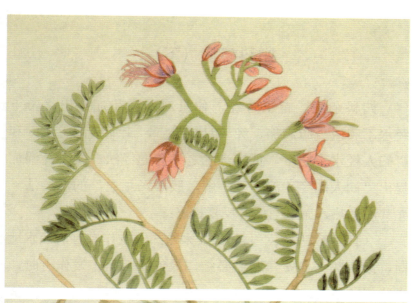
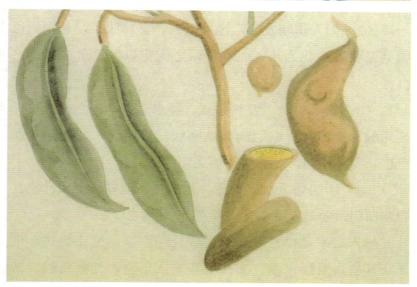

妇科疾病（下）

妇科杂病，首重月经，仲景对于经闭症提出"带下经水不利，少腹满痛，经一月再见者，土瓜根散主之"和"妇人经水不利下，抵当汤主之"等通经法。又于经漏症提出"妇人陷经，漏下黑不解，胶姜汤主之"的温经法。尤其注意热入血室一症，反复指出：

（1）妇人中风，七八日续来寒热，发作有时，经水适断，此为热入血室，其血必结，故使如疟状，发作有时，小柴胡汤主之。

（2）妇人伤寒发热，经水适来，昼日明了，暮则谵语如见鬼状者，此为热入血室，治之无犯胃气及上二焦，必自愈。

（3）妇人中风，发热恶寒，经水适来，得之七八日，热除脉迟身凉和，胸胁满如结胸状，谵语者，此为热入血室也。当刺期门，随其实而泻之。

（4）阳明病下血谵语者，此为热入血室，但头汗出，当刺期门，随其实而泻之，濈然汗出则愈。

热入血室是指月经适来，或月经刚净，感染热病，或热病其中，月经来潮，邪热乘虚袭入子宫，使血瘀凝，故治法不论用针用药，都以泄热为主。但已经热入血室而仍用小柴胡汤，不免偏于片面，过去我治此症，在小柴胡汤内或加丹参、赤芍，或加泽兰、焦山栀，热甚的再酌加生地，效果良好，提供考虑。

《金匮》带下病的记载，一用内服法："问曰：妇人年五十所，病下利（应作血）数十日不止，暮即发热，少腹里急，腹满，手掌烦热，唇口干燥何也？师曰：此病属带下。何以故？曾经半产，瘀血在少腹不去。何以知之？其症唇口干燥，故知之，当以温经汤主之。"一用外治法："妇人经水闭不利，脏坚癖不止，中有干血，下白物，矾石丸主之。"我于矾石丸无临床经验，温经汤的意义，注家拘于经文和方名，不曾说透。我的初步意见，很像现在所说的子宫癌症，故症情复杂，而温经汤总的效用在于生新祛瘀，并不限于带下，且待研究。至于有人把带下解释为"带脉下病"，也有解释为"腰带以下之病"，都是依据丹波元简"古所称带下，乃腰带以下经血诸疾之谓也"一语，不知丹波所说的是带下医，本条所说的是带下病，不能混为一谈。

妇科病以经带胎产为主要，已如上述。《金匮》还记载了不少杂病，简释如下：

（1）"妇人咽中如有炙脔（形容喉头梗阻吞吐不得），半夏厚朴汤主之。"——后来称作梅核气，由于忧郁气结，喉间不利则黏液增多，故用辛以散结，苦以降逆。习用的四七汤（半夏、厚朴、茯苓、紫苏、姜、枣）

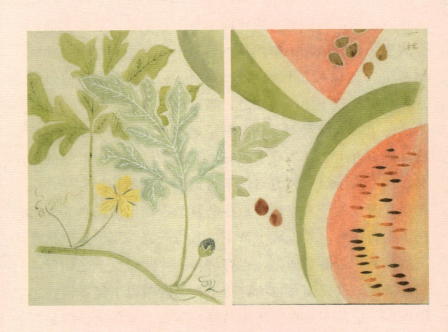

开郁化痰，和本方实同，所以称四七的理由，因为这四药能治七情之气。

（2）"妇人脏躁，喜悲伤欲哭，像如神灵所作，数欠伸，甘麦大枣汤主之。"——此即现代所说歇斯底里症，过去诊断为子脏血虚，影响心肝两经。患此者感觉灵敏，情绪易于波动，往往想入非非，无法劝解，故方取平淡，专予缓急养心。我意有些严重的情志病多忧多虑，也宜体会此意，用药避免刺激。

（3）"妇人六十二种风，及腹中血气刺痛，红蓝花酒主之。"——六十二种风，无从考证，风症而用血药，一般认为"治风先治血，血行风自灭"，但养血息风，多指虚证，本方似以活血通经为主，不必拘泥"风"字。

（4）"妇人腹中痛，小建中汤主之。"——这是补虚缓中的方法，宜于脾经虚寒腹痛。

（5）"妇人少腹满如敦（音对、古代置黍稷的器具，形圆中部突出）状，小便微难而不渴，生后（即产后）者，此为水与血俱结在血室也，大黄甘遂汤主之。"——水血互结，本为实证，由于产后体虚，在攻逐方内佐用阿胶。

（6）"问曰：妇人病饮食如故，烦热不得卧而反倚息者，何也？师曰：此名转胞，不得溺也，以胞系了戾（缠绕绞扭的意思），故致此病，但利小便则愈，宜肾气丸主之。"——转胞亦作胞转，胞指膀胱，胞系疑即括约肌。

主症是小便不利，脐下急胀，故但利小便即愈。此症多由强忍小便得来，与一般因病而致溺闭不同，与阳不化气的小便难更不同，仲景用肾气丸似有疑问，这是一方面。另一方面，男女都有患转胞症，这里指明妇人，那么只有孕妇胎压膀胱为多，一般用升举法或探吐法，也不是肾气丸能治。因此，我意由于忍尿而无其他原因的小便不利，可以施行导尿手术，比较简捷。

（7）"妇人阴寒，温中坐药，蛇床子散主之。"——和上面的矾石丸同为外治法，后人以蛇床子、吴茱萸为末，加麝香，蜜丸，绵裹纳阴中，据说效力较胜。

（8）"少阴脉滑而数者，阴中即生疮，阴中蚀疮烂者，狼牙汤洗之。"——狼牙清热散邪，有杀虫作用，并可内服龙胆泻肝汤（龙胆草、生地、山栀、黄芩、柴胡、当归、车前、泽泻、木通、甘草）作为辅助。

总的来说，任何一病都有多种原因，仲景对以上诸症各用一个方剂来治，显然不够细致。然而这些方剂用之得当还是有特殊效果，在于临床上善于选择而已。

最后补充，《金匮》有妇人三十六病之说，一则曰"妇人三十六病不在其中"，再则曰"三十六病千变万端"，究竟是哪几种病没有说明。考《巢氏病源》："张仲景三十六病，皆由子脏冷热劳损而挟带下，起于阴内。"那么都是生殖系疾患当无疑义。中医研究院徐季含老中医师曾经和我商榷，认为妇人三十六病即在《金匮》妇人病三篇之内，他指出，妊娠篇十一条，除去末一条见《玉函》为针治外，实为十条；产后篇十一条，除去末二条为后人附方外，实为九条；杂病篇二十三条，除去前四条见《伤寒论》，末一条属小儿科和其中总论一条外，实为十七条。三篇恰为三十六条，都有症有方。并附内容如下：

（1）妊娠口渴、不能食：桂枝汤。

（2）癥病漏下：桂枝茯苓丸。

（3）胎胀腹痛：附子汤。

（4）胞阻下血：胶艾汤。

（5）妊娠腹疞痛：当归芍药散。

（6）妊娠呕吐不止：干姜人参半夏丸。

（7）妊娠小便难：当归贝母苦参丸。

（8）妊娠水气身肿：葵子茯苓散。

（9）妊娠使易产：当归散。

（10）养胎：白术散。

（11）新产郁冒、痉病、大便难：小柴胡汤、大承气汤。

（12）产后腹疞痛：当归生姜羊肉汤。

（13）产后腹痛烦满：枳实芍药散。

（14）产后瘀血腹痛：下瘀血汤。

（15）产后恶露不尽，发热烦躁便闭：大承气汤。

（16）产后中风：阳旦汤。

（17）产后风，面赤而喘：竹叶汤。

（18）乳中虚烦乱呕逆：竹皮大丸。

（19）产后下利：白头翁加甘草阿胶汤。

（20）咽中如炙脔：半夏厚朴汤。

（21）脏躁：甘麦大枣汤。

（22）吐涎沫，心下痞：小青龙汤、泻心汤。

（23）腹痛手掌烦热，带下：温经汤。

（24）带下，经水不利：土瓜根散。

（25）半产漏下：旋覆花汤。

（26）陷经漏下：胶姜汤。

（27）血室水血俱结：大黄甘遂汤。

（28）经水不利下：抵当汤。

（29）经闭，下白物：矾石丸。

（30）腹中血气刺痛：红蓝花酒。

（31）腹中诸疾痛：当归芍药散。

（32）腹痛：小建中汤。

（33）转胞：肾气丸。

（34）阴中寒：蛇床子散。

（35）阴中蚀疮烂：狼牙汤。

（36）阴吹：膏发煎。

徐老提出的当然是初步意见，他还说不敢随便发表，我以为在贯彻百家争鸣方针之下，只要有利于中医文献整理和研究，不是武断地片面地早下结论，我们应该欢迎提出讨论，因代为介绍云。

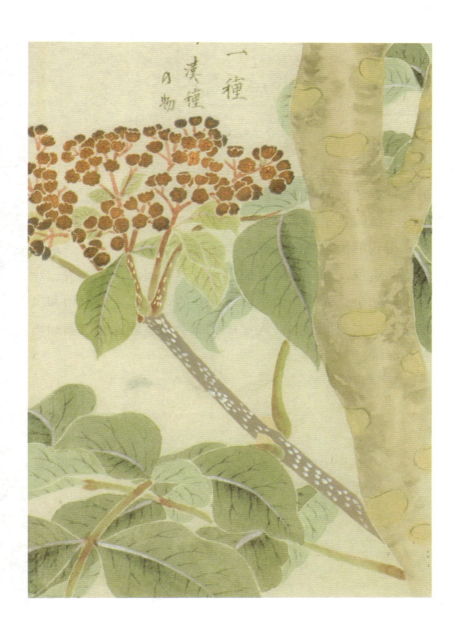

后　记

本文暂告结束。由于作者学识经验有限，虽然企图用另一种方法把《金匮要略》加以整理，帮助同道们学习，但毫无疑问是不够的，并且是存在许多缺点的。有些问题还没得到解决，有些凭我主观地提出了意见，还有些是同道们的贡献，都有待读者们进行讨论。因此，我敢进一步要求，如果认为这样做是值得研究的话，希望大家用和风细雨的方式来批评，前人说："旧学商量皆邃密，新知培养转深沉。"

这是我的愿望了。

秦伯未记

1957年7月

附文

评伤寒与温病之争

《伤寒论》《温病条辨》《温热经纬》诸书，今之医家，类皆读之，曰俱类能明其大义，实非不可思议之佛经梵典比也。然读《伤寒论》者，辄眼高于巅，不可一世，目温热为魔道，痛毁至体无完肤；读《条辨》《经纬》者，又欣然自得，以为道尽在是，而讥伤寒派之拘泥固执，于是意见日左，而伤寒温热之争起。

吾谓读《伤寒》者，信能勤求古训；而读《条辨》《经纬》者，也不失为博采新知。然医之学问，不在古与新，而在能实用。患伤寒者，吾用麻黄、桂枝而愈，此固伤寒书之长；患温热者，吾用桑、菊、银、翘而愈，亦未始非温热书之特长。换言之，伤寒温热诸书中，有是说，有是方，而用之不效，即是诸书之短。倘医家不能在此等处用功，但就伤寒温热字面上争执，是谓意气之争，虽再历数千百年，而中医求永无进步之一日。

况《伤寒论》中有数方可治温热病，温热书中亦有数方可治伤寒病，何以故，以伤寒温热均有变化。如伤寒传经，可以变为热，即有清凉之剂，而合于温病之治。……

吾今明白道破之，则中医之学，素属混合，而不主张隔别，言生理然，言病理亦然，以至言治疗方剂，莫不皆然。故于寒证，不论伤寒杂病，在表则俱得用桂枝，在里俱得用附子、干姜；于热证，不论温热杂病，在上俱得用栀、翘，在下俱得用知母、黄柏；若为肠胃实证，则论伤寒温热杂病，俱得用承气下之。此为一定法则，药可变而法不可变也。是故有是病，用是药，苟认病准确，以温病方用治伤寒证亦可，以伤寒方用治温热病亦佳。……吾敢断其于伤寒温热两无深刻之研究，即于中医之基本学说尚未彻底领略耳。

何谓基本学说？曰：凡习中医而欲求其深造者，必令先读《内经》《难经》《伤寒》《金匮》等，以中医学说，顺流而下，由浅入深，能读古书，则如登泰岱，冈峦起伏，历历可指。然此数种，只能为基本书籍，而不能名曰基本学说。我所称基本学说者，当明了此项学说时，可以解决一切问题……大抵中医之学说，素属混合，而不主张隔别，素属一片神行，而不主张支离破碎，言生理然，言病理亦然。以至言治疗方剂亦然。故于生理重精神、气血、津液，于病理重风寒、暑湿、燥火、痰、虫、食，于治疗方剂重温、凉、补、泻，而以五脏六腑为大前提，在此一二十字中错综变化，以奏其不可思议之神技。

中医诊治之特长，必先求其原因，次求其部位，再出以治法。……能明乎此，则伤寒温热之争，可以休止矣。

何以故，寒与温在表面上截然不同，及其变化，在实际上确有相同，而伤寒温热自初起以至变化之用药，不越随症以求因，随因以施治，活泼泼的，绝无成见。是则伤寒之治可通杂病，而温热之治亦可通杂病，杂病既可相通，岂伤寒温热竟如水火之不可相容乎。……吾尝告诫诸弟子曰："读书时要有古人，要有信仰；临诊时要不得古人，万不可固执。"

《温病条辨》分三焦立论

《内经》之论三焦：一则曰三焦者，决渎之官，水道出焉；再则曰上焦如雾，中焦如沤，下焦如渎。《金匮》曰：腠者，三焦通汇元真之处。是三焦者，人身之网膜，水津之所归也。《温病条辨》不明经义，以心肺属上焦，脾胃属中焦，肝肾属下焦，根本既揆，安望其能治病哉。于是仲圣《内经》六经之分，泯然淘汰，悖经之罪，又能逭乎。夫六经犹大匠之规矩，大匠不能舍规矩而成方圆，上工不能弃六经而求标本，故《伤寒》一书悉以六经统之，未尝以三焦立名也。而邪之所凑，虽有直中三阴者，总以太阳为多，所谓太阳主卫，出入之道路，即温病亦由表入。《伤寒论》曰："太阳病发热而温，身灼热者，名曰温病。"玩"太阳病"三字可知。故《内经》有体若燔炭，汗出如散之文。若从肺入，安得劫汗乎。叶香岩更曰：首先犯肺，逆传心包。自此言出，而阳明为温热之薮之文，无端扫地。殊不知神昏者，乃胃络通于心，胃实而热邪上蒙君王所致。总宜清热和胃为主，安得用犀角、羚羊角之辈。不辨标本，已属大误，况更以滋腻之品，固住其邪乎。于是昔日之神昏，一变而为真神昏矣。推其原，皆上焦心肺误之也，即谓鞠通杀之可也。更证以《金匮》

痉湿暍症，仲景均冠以太阳病，所以明六淫之气，皆人外受，于风有桂枝汤，于湿有麻黄苡米汤，于暍白虎汤以养津酿汗，奈何后人不察之甚耶。呜呼。不明六经而欲议病，吾终见其操刀杀人矣。悲夫悲夫。吾欲无言。

按：《内经》言因于暑，动则喘喝，静则多言，体若燔炭，汗出如散，又言湿上盛而热，治以苦温，佐以辛甘，以汗为故而止。长沙于痉湿暍证，尽冠以太阳病，正与经义密合。后人引经略于治法，吴鞠通始作之俑，于是治病不本六经，庸医乃操刀杀人矣。

金元四大家学说之研究

四大家有前后之别，前四大家为张仲景、刘河间、李东垣、朱丹溪，后四大家为薛立斋、张凤逵、吴又可、喻嘉言。陆九芝以仲景之圣不得居三子之列，以张子和易之，而前四大家之论定。吾今本兹，作金元四大家学说之研究。

一、刘完素学说之研究

刘完素字守真，河间人，撰《运气要旨论》《伤寒直格》《医方精要宣明论》等五卷。又虑庸医或出妄说，有《素问玄机原病式》一卷，特举二百八十八字，注两万余言，然好用凉剂以降心火、益肾水为主。

河间学说之宗旨，在"亢则害、承乃制"六字。能明其理，凡阳证似阴，阴证似阳，寒极反热，热极反寒，皆可于此推之，惟河间之精到处在是，而河间之偏颇处亦在是。盖俱言五行之盛，未言五行之衰，所以多用寒凉攻伐也。……其学说或偏，而附翼先哲，开悟后人，功正无量。矧其辨喘症寒热之精细，则知河间未尝不知寒证，其遇寒证，亦治以苦寒，可以断定。乃学者仅观皮毛，而忘其伟大之发明，更多方加以訾议，何耶？

对方剂之研究：仲景伤寒论，不独治伤寒一病。故河间伤寒诸书，所论皆温热之病，而所用皆《伤寒论》之方。较之后人之但见仲景麻桂姜附法，而不知芩连膏黄法者高出百倍。然于表证立双解散以治伤寒温病；表里实热，天水散以治热伤元气；内外俱热，于里证立三一承气汤以通治实热，于表里证立凉膈散以治心火上盛；中焦燥实，黄连解毒汤以治大热烦渴，干呕谵语。……头痛口干，用桂苓甘露饮。身疼无问风寒，用六神通解散。甘露饮即五苓散加寒水石、石膏、滑石、黄芩，皆以寒凉为主体，高揭其寒凉派之旗帜。

然考《宣明论》中最精之方，如喑痱之用地黄饮子，多属温补之药；露风之用解风散，多属温散之药；腹胀之用吴茱萸汤，多属温化之药；疼筋之用柏子仁散，多属温运之药。其他伏梁之鳖甲汤，结阴之地榆汤，失音之诃子汤，首风之大川芎丸等，均不以寒凉是尚。然则后人每谓河间好用凉剂，不善用温剂，犹属门外之见，而未能升堂入室者也。

二、张从正学说之研究

张从正字子和，自称戴人，睢州考城人。……其法宗刘守真，用药多寒凉。……著有《儒门事亲》十五卷行世，子和以汗、吐、下三法为主。其论汗、吐、下三法云：夫病之一物非人身素有之也，或自外而入，或由内而生，皆邪气也。邪气加诸身，速攻之可也，速去之可也，搅而留之，虽愚夫愚妇皆知其不可也。及其闻攻则不悦，闻补则乐之。今之医者曰：当先固其元气，元气实，邪自去。世间如此妄人，何其多也。夫邪之中人，轻则传久而自尽，稍甚则传久而难已，更甚则暴死。若先论固其元气，以补剂补之，真气未胜，而邪气已交驰横骛而不可制矣。惟脉脱下虚。无邪无积之人，始可议补。其余有邪积之人议补者，是鲧湮洪水之徒也。观子和此论，亦必视其人元气何如，方敢施用，非不察虚实，冒昧攻泻不顾元气者所可借口。

对方剂之研究：仲景之下剂，至十枣汤而极。子和之下，于水肿用舟车神佑丸、浚川散，举甘遂、芫花、大戟、十枣汤之主药，益以牵牛、大黄、轻粉，助以青皮、木香之破气，其力量之大，实轻仲景方而倍之，真不愧为攻下派之健将。然人于十枣汤则畏惧不敢用，舟车丸、浚川散则反习用而不顾忌，何耶？其他槟榔丸为消宿食之剂亦用牵牛；通经散为治膈食之剂，亦用甘遂；柴胡饮子为疏外邪之剂，亦用大黄。又若牛黄通膈丸，牵牛、大黄并用；泄水，芒硝、商陆并用；七宣丸，桃仁、枳实并用。其用药之泼辣，与近代以平淡见长者，真如冰炭，然其识见之高，殊可推想矣。……在此下、吐、汗三法之外，求其平正之方，厥惟白术调中丸，人参调中汤。盖极吐极下，俱伤中气，不可不有善后之法，然则子和之法，邪去而正自复之法也。

三、李东垣学说之研究

李杲，字明之，镇定人。时张元素以医名燕赵间，杲捐千金从学之，不数年，尽传其业。著《内外伤辨》《脾胃论》《兰室秘藏》三种。

东垣学说，大旨以脾胃为主，专事升阳。……是以脾阳下陷，胃阳不足之症居多，故用升、柴及参、苓、芪、术，脾胃合治，效如桴鼓也。

脾胃虚实传变论，引经立说，为独重脾胃之提纲。首明脾胃为养生之本，盖土为万物之母，脾胃为生化之源，实有至理。中段以"饮食失节，寒温不适，脾胃乃伤"十二字作骨，申明脾胃之气既伤，则元气亦不能充而生诸病之理。……其《内外伤辨》一文，辨阴证阳证，发明内伤之理，特制补中益气等方，重在温补升阳，以救刘、张两家末流攻脾之弊，论饮食劳倦，论饮食伤脾，发明补益消导之理，特畅洁古枳术丸方意，先补其虚，后化所伤，不使峻厉攻下。

对方剂之研究：东垣之著名方剂，为补中益气汤，为清暑益气汤，为升阳散火汤。大致在脾胃不健，中气下陷，故补之、益之、升之，曲尽其用。然补中益气用以补脾……亦可补心肺，损其肺者益其气，损其心者益其营卫。亦可补肝，木郁则达之，审属佳妙。若阴虚于下者不宜升，阳虚于下者更不宜升，服之动辄得咎。……若清暑益气当为暑微温盛而气虚者之法，倘暑热盛而湿微者，决不可施。升阳散火，亦治阳之郁而非治阳之虚，故用辛温而不用寒药，取火郁发之之旨也。总之东垣长技，不外升、麻及参、芪、苓、术，以为甘温能除大热。但参、芪所去之热，乃脾肺虚乏之热，非肝肾虚损之热……

其治脾胃实证，有枳实导滞丸。治伤暑热之物，不得施化，百作痞满闷乱不安，有葛花解醒汤。治饮酒太过，呕吐痰逆，心神烦乱，胸膈痞塞，小便不利，有平胃散。治湿淫于内，及积饮痞膈中满，有中满分消丸。治中满热胀、鼓胀、气胀、水胀所用之药，不外厚朴、二术、泽泻、枳实、神曲、茯苓、陈皮辈。观此，东垣于脾胃虚实证之治法，已可得其梗概矣。

四、朱丹溪学说之研究

朱震亨，字彦修，婺之义乌人。既负医名，复从罗知悌学。罗得刘完素之再传，而旁通张从正、李杲二家之说，尽得其学而归。著有《格致余论》《局方发挥》《伤寒辨疑》《本草衍义补遗》《内科精要》《外科精要》新论诸书。丹溪以刘、张、李三家之论，去其长而用其短……而更创"阳常有余，阴常不足"之论。宗旨偏主滋阴降火。……考其学说之产生，尽于《格致余论》阳有余阴不足及相火二论。……其次于养老、慈幼二论，对于养阴之主议，亦多发挥。吾今引《内经》"阴精所奉其人寿"，又"年四十而阴气自半也，起居衰矣"数语，可知丹溪之说似偏，而持贵阳贱阴之说者，亦未尽当也。况人当垂暮之年，阴精已断，血液不足，孤阳时有飞越之虞。岂可以其年老气弱下虚，以温补为事，助其元阳，而竭其阴气哉。

丹溪之主义，其论杂病，亦多独到之处。……再以胎堕言，《病源》谓冷伤于子脏而堕，丹溪独主血虚内热，阳旺阴亏，故养胎之方，主以黄芩，佐以白术也。再以鼓胀言，鼓胀水肿症，寒热虚实，最难辨认，丹溪专主土败木贼，湿热相乘为病，而以补脾土、养肺金、滋肾水、却盐味、断妄想为治。……衡觉丹溪之思想，殊有突过昔人之处。

对方剂之研究：丹溪以滋阴降火为主，力辟温补燥热之非，遂其大补阴丸之黄柏、知母、龟板。补天丸之用河车、黄柏、龟板、牛膝，咸寒坚阴，苦寒制火，湮成阴虚火旺之正鹄。其他内燥之活血润燥生津方，血燥翻胃之韭汁牛乳饮，消渴之消渴方，均以养阴为能事。……舍滋阴之剂外，越鞠丸之治六郁，痛风丸之治痛风，疝气方之治疝气，皆以清化擅长，则以湿热为主也。左金丸用黄连、吴萸，清火降逆，为治吞酸之主药。六一散用滑石、甘草，利水泻火，为治暑热之妙方。……故补则养阴，不补则清化。纵有辛温之法，皆非主体也。

写给中国人的中医三书

读得懂的黄帝内经

秦伯未 著

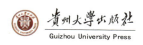

贵州大学出版社
Guizhou University Press

· 贵阳 ·

图书在版编目（ＣＩＰ）数据

读得懂的黄帝内经 / 秦伯未著. -- 贵阳 ： 贵州大学出版社,2024.5

（写给中国人的中医三书）

ISBN 978-7-5691-0890-3

Ⅰ．①读… Ⅱ．①秦… Ⅲ．①《内经》 Ⅳ.①R221

中国国家版本馆CIP数据核字(2024)第103523号

XIEGEI ZHONGGUOREN DE ZHONGYI SANSHU·DUDEDONG DE HUANGDI NEIJIN
写给中国人的中医三书·读得懂的黄帝内经

作　　　者：秦伯未

出 版 人：闵　军
责 任 编 辑：葛静萍

出 版 发 行：贵州大学出版社有限责任公司
　　　　　　　地址：贵阳市花溪区贵州大学东校区出版大楼
　　　　　　　邮编：550025　电话：0851-88291180
印　　　刷：三河市天润建兴印务有限公司
开　　　本：880mm × 1230mm 1/32
印　　　张：20.25
字　　　数：400 千字
版　　　次：2024 年 5 月第 1 版
印　　　次：2024 年 5 月第 1 次印刷

书　　　号：ISBN 978-7-5691-0890-3
定　　　价：168.00 元（全3册）

引　言

　　《内经知要》是中医古典著作之一《黄帝内经》的简化本。《黄帝内经》包括《素问》和《灵枢》两部分，每部各有八十一篇文章，内容非常丰富。李念莪（名中梓，字士材，明朝末年华亭人）选择了其中比较重要的一小部分，分为道生、阴阳、色诊、脉诊、藏象、经络、治则、病能等八篇，取名《内经知要》，作为研究医学的入门本子。"知要"两字的来历是根据《素问·至真要大论》里说："知其要者，一言而终，不知其要，流散无穷。"意思是《内经》全书有一个思想体系，明白这个体系，一句话便可说完，如果抓不到中心，那就散漫复杂，难以理解了。这个本子后来经过清朝薛雪（字生白，号一瓢，吴县人）加上补注和序文，便是现在的流行本。

　　《黄帝内经》发现于公元前二世纪，不是一个人的作品，也不是一个时期的产物。它从西周以后西汉以前，经过若干的学者总结前人经验，并结合当时的文化，加以理论化、系统化，托名黄帝所作。由于《内经》总结了前人的实践经验，同时也表达了古代医学的思想体系，就成为中医学发展的基础。我们在后世医书里经常看到引用《内经》的字句便可体会到后来医家是把《内经》的理论用来指导实践的。所以我们研究中医学，先要学习《内经》，然后可以顺流而下地贯彻到其他医书，不如此，便像失掉了钥匙，无法打开中医宝库的大门。《内经知要》仅仅给予我们一个概念，在得到初步认识以后，还要更深入地学习全部《内经》才对。

《内经》的本质是朴素的，因为文字深奥，注解也不够通俗，因而阻滞了部分的学习进度。本人认为学习的重要关键，首先对《内经》的学术思想要明确，名词方面不要模糊；其次，分别哪些部分要熟记，哪些部分只须了解大意；等到学完以后，再来一次复习。这种复习，是没有限制的，在学习《本草经》和《伤寒论》的时候，还是要回过头来复习。因为中医中药的理论体系只有一个，只有反复地研究，才能融会贯通，这是学习中医所有古典著作的总的精神。

本书是我个人学习《内经知要》的肤浅见解。老实写出，提供参考，错误地方，请予指教。

秦伯未

1957年2月

目 录

一、道生 1

二、阴阳 23

三、色诊 39

四、脉诊 51

五、藏象 81

六、经络 106

七、治则 123

八、病能 153

一、道生

道生两字，根据本篇内"此其道生"一句提出的，说明了防止疾病、充实体力和延长寿命的方法。后来《类经》和《医经原旨》等关于此类文字，都作"摄生"，从现在来说，就是养生的意义了。

【原文】《［素问·］上古天真论》曰："夫上古圣人之教下也，皆谓之虚邪贼风，避之有时，恬惔虚无，真气从之。精神内守，病安从来。"

【语译】《素问·上古天真论》上说，古代明白道理的人经常教导人们，都说是：外界的虚邪贼风要及时回避，同时，意志要安定清净，没有欲念，防止情绪的波动，使体内真气也很和顺。这样精神自然充满结实，疾病还会从哪里来呢？

【名词浅释】《上古天真论》：《素问》的篇名，指出古代的养生方法注重保养先天的真气，所以称作上古天真。文内还指出人生过程中生、长、衰、老的规律，教导人们改善生活，延长寿命。

虚邪贼风：《灵枢·刺节真邪论》里说："正气者，正风也，从一方来，非实风，又非虚风也；邪风者，虚风之贼伤人也，其中人也深，不能自去。"它在自然界里分出正常和不正常的两种气候，正常的如春温、夏热、秋凉、冬寒，在应当发生的季节发生，俗语所谓当令，为了不是凭空来的，虽然有时来得过分，只能说是实风，不能当作虚风。不正常的如应热反冷，应凉反温，在不应当发生的季节里发生，便是邪气，也就是虚邪了，这种邪气带有伤人害病的残贼性质，故又叫贼风。

恬憺：音"甜淡"，即安静的意思。

虚无：指没有欲念和患得患失的思想情绪。

真气：《灵枢·刺节真邪论》又说："真气者，所受于天，与谷气并而充身者也。"这里所说的"天"是先天的禀赋，"谷气"是后天的营养，一个人体力充实，全靠先、后二天有良好的条件，古人统称真气，后来也叫元气或精气。

【体会】本节是全篇的主脑。它把养生的道理，环绕在内因和外因两个方面，有力地掌握了人体的完整性和人体与环境的统一性。因此"避之有时"和"真气从之"两句，是极其重要的环节。怎样来"避之有时"呢？人们生活在大自然里，不可能离开环境，就必须适应环境，气候的变化不是人们所能制止的，就应该对预见的或者已见的及时回避。浅近地说，我们看到天气转变，将刮大风了，或者季节变换，将要发冷了，就得做好防备，或者骤然遭遇大冷大热，就得调节衣服，不要挨受忍耐。怎样又使"真气从之"呢？我们认识到人体复杂的组成部分，都是有机的联系，不能用局部观点来看问题。凡是嗜好、欲望、忧虑和外界诱惑等，都能使思想上存在着一种负担，影响到各个组织。《内经》里指出真气是由先天和后天合并而成的，那就包括了维持生命的一切有利条件，所有血的循环、气的流动、津液的输布等等都属于真气的一面。故凡使真气发生障碍的，我们都应该极力防止。

再从真气和虚邪贼风来做一对比。

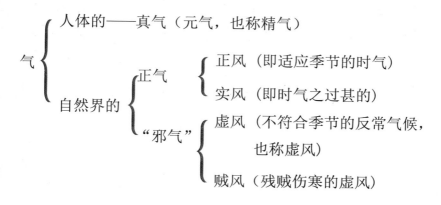

在上面表内可以看到真气和邪气，一内一外，根本处在相对的地位，绝对不能并存的。真气战胜邪气，便是健康，邪气战胜了真气，就是疾病，《内经》强调"精神内守"，更明确了人体功能的健全，是抵抗外邪侵袭的主要因素。

【应用】本节必须熟记。虽指养生，实际含有预防意义，在治疗上是外感和内伤两类病的分界。懂得这大纲，诊察时应先考虑是否有感冒，并询问其有否受到精神刺激等，备作参考。

【补充】《上古天真论》在本节之后有如下说法，原文是："是以志闲而少欲(欲望)，心安而不惧，形劳而不倦(疲劳过度)，气从以顺，各从其欲，皆得所愿。故美其食，任其服(章服)，乐其俗(风俗)，高下(指地位)不相慕，其民故曰朴(朴实)。是以嗜欲不能劳其目，淫邪(指带有诱惑性的不正当行为)不能惑其心，愚、智、贤、不肖不惧于物，故合于道。"这里指出了在日常生活中做到"恬憺虚无"的办法，也说明了"道"字的真正意义。所以"道是从一切具体事物中抽象出来的自然法则或规律"(范文澜说)，并不是玄妙的名词。

【原文】《［素问·］上古天真论》曰："有真人者，提挈天地，把握阴阳，呼吸精气，独立守神，肌肉若一，故能寿敝天地，无有终时，此其道生。有至人者，淳德全道，和于阴阳，调于四时，去世离俗，积精全神，游行天地之间，视听八远之外，此盖益其寿命而强者也，亦归于真人。有圣人者，处天地之和，从八风之理，适嗜欲于世俗之间，无恚嗔之心，行不欲离于世，被服章，举不欲观于俗，外不劳形于事，内无思想之患，以恬愉为务，以自得为功，形体不敝，精神不散，亦可以百数。有贤人者，法则天地，象似日月，辨列星辰，逆从阴阳，分别四时，将从上古合同于道，亦可使益寿而有极时。"

【语译】古代养生家有叫作真人的，他掌握天地、阴阳，呼吸精气，保养元神，不受环境支配，能把精神和肉体结合成一，进一步抛弃肉体，只有精神存在，所以寿命和天地一样地永久，没有穷尽。这种造就，不是单靠锻炼形体所能获得的，必须懂得调养精神的道理，才能与道同生哩。后来有叫作至人的，具有淳厚的道德品质，并懂得高深的养生道理。他脱离了世俗的纷扰，全心全意调和四时、阴阳来保养精神。最后也能自在地游行大地之间，保持体力的强壮、听觉和视觉的敏感，增加了寿命，虽然不及真人，也与真人距离不远了。其次有叫作圣人的，善于吸收天地的和气，鉴别八风的好坏，与人们同样地生活在世上，有时还穿着制服，做些人事工作，但绝对不使形体疲劳过度，且对饮食、起居也有适当安排，特别是思想上没有恼怒和忿恨，经常抱着愉快乐观的心理，这样避免了体力的衰弱，精神的耗散，寿到百岁以上。再次有叫作贤人的，他观察天地、日月、星辰、阴阳、四时等自然界现象的变化逆顺，作为养生的法则，为了合乎自然规律，也能活到很高的年纪。

【名词浅释】阴阳：是古代的一种哲学，指客观存在的一切对立的事物，都由阴阳两性统一而成，详见"阴阳"篇。

八风：即八方的风，《灵枢·九宫八风》篇里说："从南方来名曰大弱风，从西南方来名曰谋风，从西方来名曰刚风，从西北方来名曰折风，从北方来名曰大刚风，从东北方来名曰凶风，从东方来名曰婴儿风，从东南方来名曰弱风。"这些风都是正风。

【体会】这是承接上文，提出真人、至人、圣人和贤人四个不同程度的养生家作为例子。圣人是神仙一流，至人是道家修炼的人，与圣人和贤人显然有区别。这是古代医学受着道教渗入的影响，只要揭去道家的外衣，医学本质不受什么损害。故在这些例子里，可以看到不同的养生方法，也可看到他们存在着一个共同之点，这共同之点，便是掌握身体和环境的统一，特别是"精神内守"。他们认为人体的各种组织是有形的，还有一个高级的、无形的精神在主持活动，如果精神充旺，形体就活泼，精神涣散，一切都不起作用了。所以劝导避免精神刺激，间接保护形体。这个观点，是极堪注意的。

【备注】《内经》原文，"有真人者"上有"上古"两字，"有至人者"上有"中古之时"四字，"有圣人者"和"有贤人者"上都有"其次"两字，应补入以明层次。

【补充】本篇对于养生有总的精神，节录如下："上古之人，其知道者，法于阴阳，和于术数（当是指五行），食饮有节，起居有常，不妄作劳，故能形与神俱而尽终其天年，度百岁乃去。今时之人不然也，以酒为浆，以妄为常，醉以入房，以欲竭其精，以耗散其真，不知持满，不时御神，务快其心，逆于生乐，起居无节，故半百而衰也。"

【应用】本节只要了解大意。临床上遇到精神病或神经衰弱的病人，可以根据这些理论来了解他：是否担任工作？担任些什么工作？工作的情况怎样？有没有困难的现象？同时，有没有其他心事？究竟是什么心事？日常的饮食、生活怎样？有哪些是愉快的？哪些是厌恶的？这些对于治疗都有帮助的。

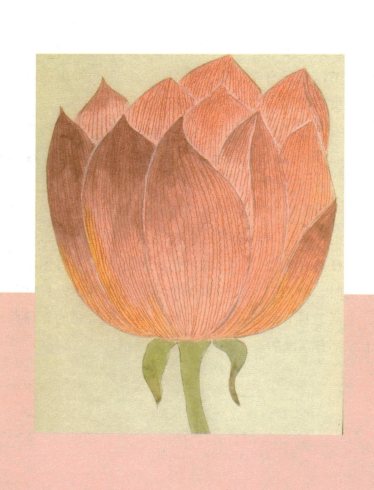

【原文】《[素问·]四气调神[大]论》曰："春三月，此谓发陈。天地俱生，万物以荣。夜卧早起，广步于庭，被发缓形，以使志生，生而勿杀，予而勿夺，赏而勿罚。此春气之应，养生之道也。逆之则伤肝，夏为寒变。奉长者少。夏三月，此谓蕃秀。天地气交，万物华实。夜卧早起，毋厌于日。使志无怒，使华英成秀，使气得泄，若所爱在外。此夏气之应，养长之道也。逆之则伤心，秋为痎疟。奉收者少，冬至重病。秋三月，此谓容平。天气以急，地气以明。早卧早起，与鸡俱兴。使志安宁，以缓秋刑，收敛神气，使秋气平，无外其志，使肺气清。此秋气之应，养收之道也。逆之则伤肺，冬为飧泄。奉藏者少。冬三月，此谓闭藏。水冰地坼，无扰乎阳。早卧晚起，必待日光。使志若伏若匿，若有私意，若已有得，去寒就温，无泄皮肤，使气亟夺，此冬气之应，养藏之道也。逆之则伤肾，春为痿厥。奉生者少。"

【语译】《素问·四气调神大论》上说，春天三个月是生发的季节，也是一年的开始，好像天地从此再生，万物都有发展的现象。人们要适应这环境，晚一些睡觉，早一些起床，在庭院里散散步，同时把束发散开，衣上的带子也放宽，让身心感到舒畅活泼，还要内存"生而勿杀、予而勿夺、赏而勿罚"等和平愉快的意念，这是调养生气的方法。违反这方法，对内脏的"肝"是不利的，在夏天炎热时候，可能发生寒性疾病，承受夏天的"长"气就吃亏了。夏天三个月是繁荣的季节，天地交泰，云腾致雨，草木都在开花结果。人们应该晚些睡，早些起身，不要厌恶日长，并使心上没有郁怒，毛孔能够宣通，好比百花齐放，喜形于色，这是调养夏天"长"气的方法。不如此，内伤于"心"，秋天易生疟疾，承受"收"气也就减少，甚至冬天还要生病；秋天三个月是从容平定的季节，天气渐寒，地气清肃。人们应早些卧、早些起来，可把鸡来作标准。精神必须安静，不能再同夏天一样的松弛，这样才能适应秋气，调养好"收"气。不然，会内伤于"肺"，到冬天生消化不良的飧泄病，因而承受"藏"气也少了。冬天三个月是闭藏的季节，河水结冰，田地冻裂，到处是阳衰阴盛的现象。人们要早些睡，非待太阳上升不要起来，避寒就暖，也不要时常出汗，使体力愈加耗散。精神方面须像埋伏、藏匿般地镇静起来，但内心还是要像打算一件事，得到了满意解决而异常高兴，这是保养冬天"藏"气的方法。否则会内伤"肾"气，到春天发生痿厥症，难以充分承受明春的"生"气了。

【名词浅释】《四气调神大论》：《素问》的篇名，四气指四时的气候，文内论适应四时气候来调养人身的精神，故称四气调神，从而还指出了不能调神所引起的一般病症。

春三月：这里所说的四季，是用农历节气匀分，从立春、雨水、惊蛰、春分、清明、谷雨至立夏前一日为春三月，不同于习惯上的正、二、三月。

夏三月：从立夏、小满、芒种、夏至、小暑、大暑至立秋前一日为夏三月。

痎疟：痎音"皆"，痎疟即间日疟，也有作阴疟、久疟解的。

秋三月：从立秋、处暑、白露、秋分、寒露、霜降至立冬前一日为秋三月。

飧泄：飧音"孙"，意思是水和饭，飧泄指泻下不消化的东西。

冬三月：从立冬、小雪、大雪、冬至、小寒、大寒至立春前一日为冬三月。

痿厥：痿是下肢没有力，厥是足冷不暖。

【体会】在这一节里，认识了上文所说"提挈天地"和"法则天地"等近乎玄虚的字句，是为了完成一个目标而提出的，这目标是"调于四时"和"分别四时"。很明显，先把四时划分来观察客观存在的现象，寻求其不同的性质，定出"生""长""收""藏"作为养生的法则。所说春主"发陈"，就是"生"气；夏主"蕃秀"，就是"长"气；秋主"容平"，就是"收"气；冬主"闭藏"，就是"藏"气。养生的要求和目的，要把人身的精神符合四时的性质，随时应变。由于古人重神不重形，故在四时主重性质，在人身就着重于精神方面。所说"以使志生""使志毋怒""使志安宁"和"使志若伏若匿"
等，都是调神的关键。调神不是机械的，故又引用人情所
喜悦的生、予、尝来说明春天要愉快；百花齐放、喜形于
色的情况来说明夏天要畅达；在秋冬神气收藏的时候，也
要像减少秋刑，内心欢喜，或者像打算一件事情得到完满
解决似的心里非常高兴。这一连串的比喻，指出了精神是
活动的，而且始终要舒适的，精神和健康有密切关系，值
得细细地体味。

　　春夏的性质生发蓬勃，属于阳性方面；秋冬的性质安
静凝练，属于阴性方面，所以分散成为四时，合并就是阴
阳。那么用四气来调神，与"把握阴阳""和于阴阳"及
"逆从阴阳"等都是一件事。阴阳是矛盾统一，在过去称
作消长循环，故对四时转变的环节，古人又看得非常重
要。指出调养的效果，不仅限于本一季节，还为下一季节
打好基础，也就是在这个季节里不能很好地调养，会引起
下一个季节的不健全状态。有很多疾病就在这种情况下产
生的。现在把各方面综合起来，列表于后。

		春三月	夏三月	秋三月	冬三月
自然界	现象	天地俱生，万物以荣	天地气交，万物华实	天气以肃，地气以明	水冰地坼
	性质	发陈（生）	蕃秀（长）	容平（收）	闭藏（藏）
养生方法	一般的	夜卧早起，广步于庭，被发缓形	夜卧早起，毋厌于日	早卧早起，与鸡俱兴	早卧晚起，必待日光

（续表）

		春三月	夏三月	秋三月	冬三月
养生方法	调神	生而勿杀，予而勿夺，赏而勿罚	使华英成秀，若所爱在外	收敛神气，毋外其志	若有私意，若已有得
	要求	以使志生	使志毋怒，使气得泄	使志安宁，以缓秋刑，使秋气平，使肺气清	使志若伏若匿
	目的	养生气	养长气	养收气	养藏气
	逆后的反应	伤肝	伤心	伤肺	伤肾
	间接的影响	奉长者少，夏为寒变	奉收者少，秋为痎疟，冬至重病	奉藏者少，冬为飧泄	奉生者少，春为痿厥

　　这种观点，既然适应了环境，还利用环境来加强本身的体力，更帮助在治疗上解决了不少问题。例如：夏天贪凉不出汗，多吃生冷东西，到秋凉时容易发生吐泻等胃肠病；相反地，冬天好动多出汗，喜吃辛辣的东西，到春天容易感染急性、热性病等。当然，我们不能把一切的病刻板地这样看待，然而尽可能是其中因素之一。更显然的，慢性支气管炎的患者，以老年人最多，常发于秋冬两季，因为本身阳虚，更受不住阳气萧索的季节，倘然春天转暖，本身得到外界阳气的支持，就渐渐平复了。因此，中医治疗这种病，不用一般化痰镇咳的药物，主张温养体力，促使疾病自然好转。还防止秋冬发作，主张在夏天调

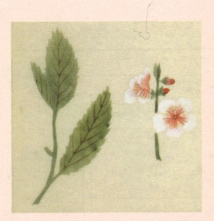
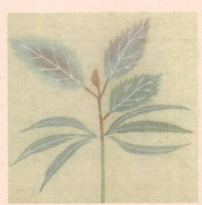
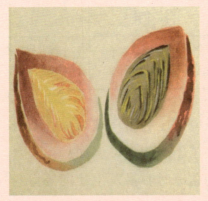

桃
解集

毛
桃
解集

櫻
桃
上同

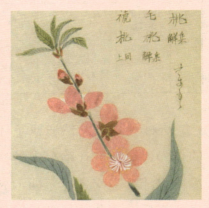
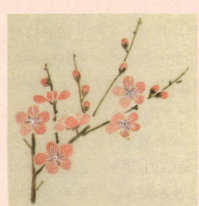
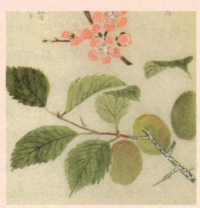

养，理由便是借夏天阳旺来培植秋冬的不足。这是养生与治病可以结合的地方了。

【应用】本节能熟读最好。对传染病以外的季节性疾病，或是一般的多发性疾病，除对症疗法外，可以得到进一步的处理。

【原文】［《素问·四气调神大论》曰：］"天气清静光明者也。藏德不止，故不下也。天明则日月不明，邪害空窍，阳气者闭塞，地气者冒明。云雾不精，则上应白露不下，交通不表万物命，故不施，不施则名木多死；恶气不发，风雨不节，白露不下，则菀槁不荣，贼风数至，暴雨数起，天地四时不相保，与道相失，则未央绝灭。惟圣人从之，故身无奇病，万物不失，生气不竭。"

【语译】天气是健运不息的，所以永远不会倾颓，也为了含蓄精气而不暴露，就保持了它的清净光明。假如：天会发光的话，日月便黯然无色；天气的运行停止，势必地面的浊阴充满蔽塞。在这种上下交通混乱的情况下，可以看到云雾昏暗，露水不降，浊气不散，风雨也不调节。影响万物方面，树木都会抑郁枯槁，失去其繁荣的现象。残贼的风邪和急暴的大雨如果经常出现，对于四时的生、长、收、藏绝对不能保持常度，这是天道失常，使宇宙间一切的一切中途灭绝。只有圣人能顺从天地之正，不仅避免了奇病，并与万物不相失，生气也没有衰竭的时候。

【名词浅释】奇病：即大病、重病的意思。

【体会】这是古代哲学"道常无为而无不为"的思想，借来叫人保持体内的潜力。故想象天气的变化来作比喻，说明人体的阳气恰恰和天气一样，既然不能停滞，也不能发泄太过，否则机能受到障碍，一切疾病从而蜂起。

故从天会发光以下直至中途灭绝，这一段指的天地混乱现象完全是假设的，不仅与医学毫不相干，即自然界也不会真的有此现象。最后指出一个"道"字和"从"字，可以明白它的中心思想还是根据上文"此其道生"和"逆从阴阳，和于四时"来的。

【应用】略记大意。

【原文】《［素问·］阴阳应象［大］论》曰："能知七损八益，则二者可调，不知用此，则早衰之节也。年四十而阴气自半也，起居衰矣，年五十体重，耳目不聪明矣，年六十阴痿，气大衰，九窍不利，下虚上实，涕泣俱出矣。故曰：知之则强，不知则老。故同出而异名耳。智者察同，愚者察异；愚者不足，智者有余。有余则耳目聪明，身体轻强，老者复壮，壮者益治。是以圣人为无为之事，乐恬憺之能，从欲快志于虚无之守，故寿命无穷，与天地终。"

【语译】《素问·阴阳应象大论》上说，能够了解男女七损八益的生理作用，然后会调理男女的一般疾病，所有未老先衰的现象，都由不明白这个道理所引起的。特别是不论男女，自发育长成到四十岁以后，体内物质已由高度发展而渐趋衰落，故在起居方面开始发觉衰退，到五十岁，更会感到身体笨重，听觉和视觉不够灵敏，到了六十岁，性欲也没有了，中气也不足了，表现在九窍的多涕多泪，二便不能约束，有下虚上实的现象了。所以说，明白了人生盛衰的过程，及时摄养，可以强健，否则不免衰老，衰老和强健虽然是两件事，实际还是一个根源的。只有聪明的人能认识这同一的根源，愚笨的只看到强健和衰老两个表面，于是愚笨的经常忧虑体力的不够，聪明的不但保持体力充实，并且能使老年和少年一样，那么壮年定然更要健全。所以圣人主张清静愉快，用适应自然的方法来增长他的寿命。

【词解】《阴阳应象大论》：《素问》的篇名，它把自然界一切事物存在的客观现象，用阴阳两字来概括，故称阴阳应象。

七损八益：李念莪注，"七损者阳消也，八益者阴长也，能知七损八益，察其消长之机，用其扶抑之术，则阳常盛而阴不乘，二者可以调和"。本人认为《上古天真论》里说："女子七岁肾气(不是解剖学上的肾，用来代表发育、生殖等机能的总称)盛，齿更发长，二七而天癸至，任脉通，太冲脉盛，（天癸、任脉和太冲脉一类名词，可能指内分泌和生殖系方面的器官，留待讨论）月事以时下，故有子，三七肾气平均，故真牙生而长极，四七筋骨坚，发长极，身体盛壮，五七阳明脉衰，面始焦(同"憔")，发始堕，六七三阳脉衰于上，面皆焦，发始白，七七任脉虚，太冲脉衰少，天癸竭，地道不通，故形坏而无子也；丈夫八岁肾气实，发长齿更，二八肾气盛，天癸至，精气溢写(通"泻"，作"泄"字解)，阴阳和，故能有子，三八肾气平均，筋骨劲强，故真牙生而长极，四八筋骨隆盛，肌肉满壮，五八肾气衰，发堕齿槁（枯），六八阳气衰竭于上，面焦，发鬓颁白，七八肝气衰，筋不能动，天癸竭，精少，肾藏衰，形体皆极，八八则齿发去，发鬓白，身体重，行步不正而无子耳。"据此，古人以七、八作为男女的纪数，故这里的"七"是指女子，"八"是指男子。意思是女子的月经为生理正常现象，应当按月来潮，不来潮便是病(妊娠当然例外)，故称损，"损"字含有不使积聚的意义；男子精气的溢泄是一种生殖能力，应该充实，不充实便是病，故称益，"益"字含有不使亏乏的意义。所以《医宗粹言》也谓："七损八益之道，谓女子二七而天癸至，七七而绝，男子二八而天精通，八八而尽，女子以时下月故曰损，男子以节而泻故曰益。"必须说明，当损当益，都是健康之本。

下虚上实：病理上的名词，指下元虚损而上部有实象的一种病症。

【体会】由壮而老是人生的一个过程，也是自然的发展规律。《内经》先从生理的正常现象来说明不可避免衰老，而且可能提前衰老，又指出智愚的认识不同，说明强壮和衰老是从同一基地上出发，两个不同的方向，就在于能否养生作为决定。故认为避免内、外因素的刺激，减少疾病，可以改善甚至阻止衰老的到来，如果已经发觉衰老，再想回复强壮，那是非常困难的了。关于这一点，我们在临床上经常遇到中年人的长期头晕、耳鸣、失眠、记忆力薄弱、面色萎黄、四肢无力等症，一般原因在于自渎或疲劳过度，虽有对症的药物治疗，适当的营养和休息，很难收到根治的效果。可以证明在日常生活中注意摄养，是制止衰弱症发生的最好方法，一见衰弱症状，就应该及早疗养。特别是衰弱症患者的情绪大多忧郁悲观，必须放弃一切思想顾虑安心静养，否则只想重用补药来挽救，也是徒然的。

　　【应用】略记大意。对大脑皮质疲劳症患者可以采作一种说服方法。

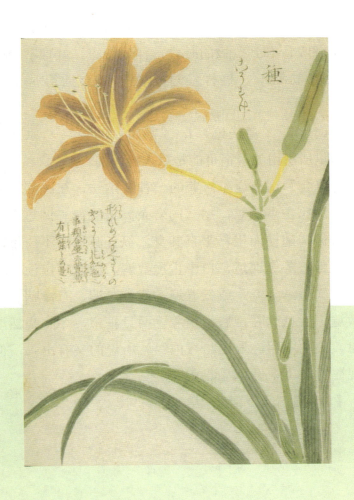

【原文】《素问》遗篇《刺法论》曰："肾有久病者，可以寅时面向南，净神不乱思，闭气不息七遍，以引颈咽气顺之，如咽甚硬物。如此七遍后，饵舌下津无数。"

【语译】《素问》遗篇《刺法论》上说，肾脏有久病的，可在下半夜的寅时面向南方，心上不要胡思乱想，同时停止呼吸，等到气极的时候，伸颈使直，好像咽极硬东西似的把气咽下，这样经过七次，便会觉得舌下口津很多。

【词解】《刺法论》：《素问》的篇名，原文已散佚。这里所引用的，很可能是后人搀入的。

【体会】这是道家修养的一种吐纳法，在医疗上很少应用。道家主重调息，据《同寿录》记载："调息之法，不拘时候，随便而坐，平直其身，纵任其体，不倚不曲，解衣宽带，务令调适，口中舌搅数遍，微微呵出浊气，鼻中微吸（微纳之），或三五遍，或一二遍，有津咽下，叩齿数遍，舌抵上腭，唇齿相着，两目垂帘，令眈眈然渐次调息，不喘不粗。"这与《内经》所说的又有出入，但近于现在的气功疗法，因此录供参考。

【应用】略记大意。

二、阴阳

中医学术是建立在古代朴素的唯物主义的哲学指导思想的基础上，阴阳学说便是古代哲学。中医引用来说明人体生理和病理的现象，以及药物性能和诊断、治疗方法等的正、反两面。所以阴阳是一个机动的代名词，是在相互对立的现象上运用的，从而发展为五行学说。本篇就是借阴阳来说明人体内在和内外之间的矛盾统一的整体观念。

【原文】《［素问·］阴阳应象［大］论》曰："阴阳者，天地之道也，万物之纲纪，变化之父母，生杀之本始，神明之府也。治病必求于本。故积阳为天，积阴为地。阴静阳躁。阳生阴长，阳杀阴藏。阳化气，阴成形，寒极生热，热极生寒。寒气生浊，热气生清，清气在下，则生飧泄；浊气在上，则生䐜胀。清阳为天，浊阴为地。地气上为云，天气下为雨。故清阳出上窍，浊阴出下窍；清阳发腠理，浊阴走五脏；清阳实四肢，浊阴归六腑。水为阴，火为阳；阳为气，阴为味。味归形，形归气；气归精，精归化。精食气，形食味；化生精，气生形。味伤形，气伤精；精化为气，气伤于味。阴味出下窍，阳气出上窍。味厚者为阴，薄为阴之阳；气厚者为阳，薄为阳之阴。味厚则泄，薄则通；气薄则发泄，厚则发热。壮火之气衰，少火之气壮，壮火食气，气食少火，壮火散气，少火生气，阴胜则阳病，阳胜则阴病；阳胜则热，阴胜则寒；重寒则热，重热则寒。寒伤形，热伤气；气伤痛，形伤肿。故先痛而后肿者，气伤形也；先肿而后痛者，形伤气也。喜怒伤气，寒暑伤形。天不足西北，故西北方阴也，而人右耳目不如左明也。地不满东南，故东南方阳也，而人左手足不如右强也。阳之汗，以天地之雨名之；阳之气，以天地之疾风名之。"

【语译】《素问·阴阳应象大论》上说，阴阳是天地的道理，也是一切事物的纲领，变化的原始，生死的根本，好像神明之府。治病必须从这根本问题——阴阳上求得彻底的解决。一般来说，天是阳气的积聚，地是阴气的凝结；阳性多动，阴性多静；阳主生发，阴主长成，但太过的阳和阴，反会杀害和收藏；阳能化气，阴能成形；寒极可以生热，热极可以生寒；寒气多重浊，热气多轻清。病例反映，清气在下，便患腹泻，浊气在上，便患胸闷。天是清阳，地是浊阴，但天上的云，多由地气上升，地上的雨，却由天气下降，所以人身的清阳应该出上窍、发腠理和充实四肢，浊阴应该出下窍、走五脏和归于六腑；又因为水属阴，火属阳，阳属气，阴属味，故在人身是五味入胃，主要营养形体，从而充实真气，再由真气化为精华

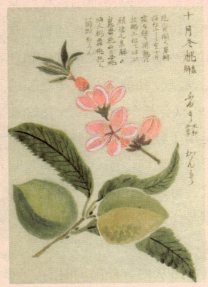

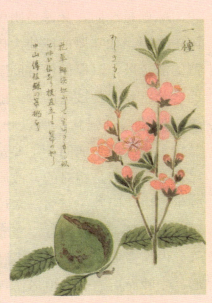

以养元神。也可说成精华是食了真气而生的，形体是食了五味而长的，元神可以化生精华，真气也会充实形体。然而饮食不节，反能损害形体，因形体的损害而妨碍真气不足，再因真气不足而影响精华不化，故精华由于真气化生，真气也会因饮食而受到伤害。把饮食的气和味分开来说，凡是重于味的多下行出下窍，重于气的多上升出上窍。味厚是纯阴，味薄是阴中之阳。气厚是纯阳，气薄是阳中之阴。如味厚的能使大便泄泻，味薄的只是通畅，气薄的能疏散，气厚的便有助阳发热的作用。火也有少和壮的区分，壮火是过甚的火，能使气分耗散，少火是温和的火，能使气分强壮，所以壮火似会把气食去，气又好像是食了少火而长成的，主要是由于壮火耗气，少火生气而已。基于阴阳是相对的，故阴胜便阳病，阳胜便阴病，阳胜生热病，阴胜生寒病，寒过甚可以发现热象，热过甚可以发现寒象。从外因看，寒邪多伤形体，热邪多伤气分，气分内伤多痛，形体外伤多肿，故先痛而后肿的是由气伤形，先肿而后痛的是由形伤气。然从内、外因同时看，则又喜怒七情多伤气分，寒暑六淫多伤形体了。（下略）

【名词浅释】神明之府：变化莫测称作神，事物昭著叫作明，意思是阴阳的变化很难窥测，而它的现象又极其显著。府的原意是人民聚集的地方，借来比喻阴阳变化的场合。

䐜胀：䐜音"嗔"，胀起的形状，胀是泛指胸膈胀满。

腠理：腠音"辏"，肌肉的纹理，腠理是指皮肤肌肉之间。

味：是五味，这里指饮食而言。

少火："少"读去声，和"少年"的"少"意义同，对亢盛而有破坏作用的壮火恰恰相反。

【体会】这是内经阴阳学说的概论，从自然界客观存在的一切事物现象，说明阴阳的本质及其变化，结合到人体生理和病理的一般情况，认为运用阴阳的辨症方法，可以理解人体生理的正常活动和病理的反映，作为治疗的规律，故"治病必求于本"是全篇的主脑。

本节里比较难于理解的是"阳为气，阴为味，味归形，形归气"等十四句。就我个人的看法，阳为无形的气，阴为有形的物质，是一个总纲，以下单从物质方面提出饮食来作为例子。它的变化，可以想象如下。

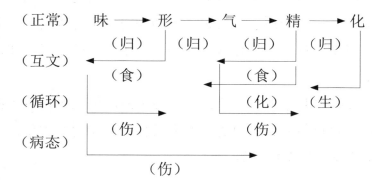

前人看到饮食的营养，不光是维持生命，凡是人体所最宝贵的精、气、神三项的作用，都靠饮食营养中得来，所以接连指出精、气和化三个方面。化不是空洞地指变化或化生，而是暗示一种善于变化的神的动作，"形归气"以下所说的气，也不同于"阳为气"的"气"字，而另指一种元气。由于精、气、神具有相互的关联，就产生了对于营养的密切影响，主要是指出由味充形，同时也由味生气，由气生精，由精生神，人体需要内部全面充实，不能只重形体，这是一方面。另一方面再从饮食本身来分析，认为饮食对于人体的作用，有味与气的区别，便是"阴味出下窍，阳气出上窍"等十句了。这种气和味的划分，与后来解释药物的性质和功能完全一致，故这里的"气"字与上面的"气"字意义又不同，这里所说的"味"与上面"阴为味"的味字，也有广义和狭义的分别。以上仅是对于《内经》文字上的一些讨论，然而可以了解《内经》对于阴阳的使用，并非固定的指某一事物，而是代表某一事物或某一现象的属性，必须在一切相对性里寻求某种一定情况或某一种特征来体味《内经》运用阴阳的意义，才不致茫无头绪。

【应用】选择重点熟记。掌握了阴阳的原则，对于中医理论可以得到初步概念。有人看作阴阳学说是玄学，是形而上学，完全错误的。

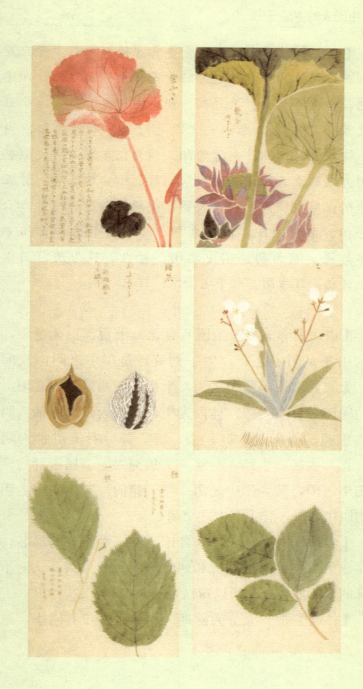

【原文】《［素问·］金匮真言论》曰："平旦至日中，天之阳，阳中之阳也。日中至黄昏，天之阳，阳中之阴也。合夜至鸡鸣，天之阴，阴中之阴也。鸡鸣至平旦，天之阴，阴中之阳也。夫言人之阴阳，则外为阳，内为阴。言人身之阴阳，则背为阳，腹为阴。言人身之脏腑中阴阳，则脏者为阴，腑者为阳。肝、心、脾、肺、肾五脏皆为阴。肠（胆）、胃、大肠、小肠、膀胱、三焦，六腑皆为阳。故背为阳，阳中之阳，心也。背为阳，阳中之阴，肺也。腹为阴，阴中之阴，肾也。腹为阴，阴中之阳，肝也。腹为阴，阴中之至阴，脾也。"

【语译】《素问·金匮真言论》上说，白天是阳，天明到中午是阳中之阳，中午到黄昏是阳中之阴；夜间是阴，天黑到半夜是阴中之阴，半夜到天明是阴中之阳。人体的阴阳是体表为阳，体内为阴，背部为阳，腹部为阴。体内脏腑的阴阳是：肝、心、脾、肺、肾五脏都为阴，胆、胃、大肠、小肠、膀胱、三焦都为阳。属于背的，心为阳中之阳，肺为阳中之阴；属于腹的，肾为阴中之阴，肝为阴中之阳，脾为阴中之至阴。

【名词浅释】《金匮真言论》：《素问》的篇名，文内指出五脏与四时的相应和四时与疾病的关系，认为不是特殊的人不能传授，所以藏在金匮，当作真诀。

【体会】把一天分为四期，相等于一年有四季，意思是日出为春，日中为夏，日入为秋，夜半为冬，故以昼为阳、夜为阴，与春夏为阳、秋冬为阴没有异样。这些分法，似乎空泛，但中医在临床上却依靠这理由来解决了某些不明原因的病症。例如虚弱性和消耗性的发热症，有用甘温退热法，是指白天热、夜间退尽的一类；也有用甘凉退热法，是指夜间热，白天不热的一类。又如虚汗症，有用黄芪一类固表法的，指昼醒自汗，有用地骨皮一类清里法的，指夜睡盗汗。如果用得适当，见效很快，用不合适，可以使病情恶化。原因是阴阳既然平衡，不应当有偏倚，故某些虚的症状偏向在白天或夜间呈现，显然是阳分或阴分的不足不能加以控制，必须从根本上来调和了。

五脏分为阴阳，在中医理论上也是重要部分之一。当然，这些理论无法与现代生理学结合，但中医凭这理论运用在临床方面，却有一定的收获。第一，作为内脏机能的一个总的印象，如某种程度上看到心阳的过甚而造成亢进现象，相反地在某种程度上又看到心阳不足而顾虑到心力衰竭；第二，作为整体疗法中的一种分区疗法，如心肺是同样的阳脏，心脏有热可以影响及肺，而肺热的病症可以兼用清心的药物来帮助其退除；第三，作为用药程度上差别的准则，如心为阳中之阳，可用大苦大寒以清火，肺为阳中之阴，则宜照顾其阴分，也可用养阴生津的药来退热……，诸如此类，虽然极难说明，也可领略中医如何运用这种阴阳学说来调整或协助内脏生理机能的概况了。

【应用】能熟记最好，作为将来辨症用药的基础。

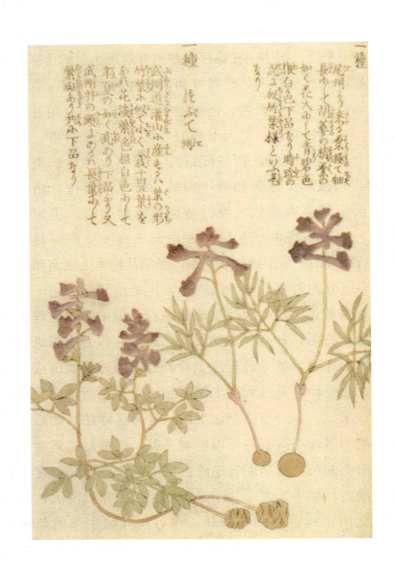

尾州より来るを最も佳て細
ねり長くして雄姿の梗葉の
如く花大ふして青碧色
根白色下品なり時珍の
恐ひ似梗竹葉様とり説
なり

一種

花ぶて 綳

武州道灌山ふ産もう八葉の形
竹葉ふ似て小く茎十四葉を
ねり花淡紫色ふ根白色ふして
下品なり又葉のあく如く蔓あり
武州汁の頭まふより最幣ふて
紫斑あり共ふ下品なり

【原文】《［素问·］生气通天论》曰："阳气者，若天与日，失其所，则折寿而不彰。故天运当以日光明"；"凡阴阳之要，阳密乃固。两者不和，若春无秋，若冬无夏，因而和之，是为圣度。故阳强不能密，阴气乃绝。阴平阳秘，精神乃治"。

【语译】《素问·生气通天论》上说，人体的阳气，好像天上的太阳，天的运行不息，依靠太阳的光明，如果人体的阳气失去应有位置，会使体力衰弱甚至减短其寿命。阴阳的重要环节，在于外面的阳气不耗散，才使内部阴气得以坚固。阴和阳的不相调和，正如有春天没有秋天，有夏天没有冬天，怎样来使它和平，这是圣人的法度。所以阳气太强，容易发泄，间接使阴气受到扰乱而缺乏，只有阴气充满，阳气秘密，精神自然焕发了。

【名词浅释】《生气通天论》：《素问》的篇名，以天人合一为主，故以生气通于天为名。

【体会】"阴平阳秘"是矛盾统一的一个阶段，前人治病的目的，只在矛盾中求得统一，但不是说只能解决某一阶段的矛盾，而是既能解决旧矛盾，又能解决新矛盾；对矛盾统一，再矛盾再统一的事物发展过程，是始终适合的。所以《内经》的阴阳学说实际上不能以某一阶段的平衡作为终点。

【应用】择要熟记。

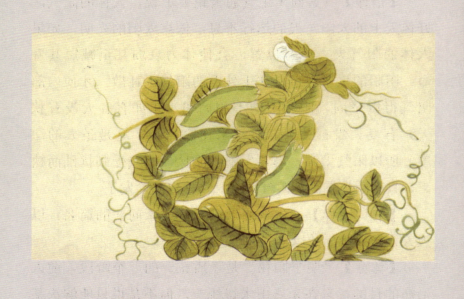

【原文】《［素问·］五常政大论》曰："阴精所奉，其人寿。阳精所降，其人夭。"

【语译】《素问·五常政大论》上说，阴气的精华能够奉承，人多长寿。如果阳气的精华衰落，不免夭折了。

【名词浅释】《五常政大论》：《素问》的篇名。内容讲的是运气，五常指五运政令的常态，有常然后有变，所以从平气到太过和不及。篇内还说到司天和在泉的症状和治疗并用药大法。

【体会】阴气奉承使人长寿，则阴气减少便为夭折，阳气衰落使人夭折，则阳气充旺便是长寿，从两面对照，可以了解其用意是在说明阴阳的相反相成而又相互关联，不但不能分离，并且不能有偏损。

从全篇总的意义来说，"天地之道"和"万物之纲纪，变化之父母，生杀之本始"数句是四个提纲，用来归纳和解释一切事物的变化，从而把气味、火、昼夜、形体、脏腑等作进一层的分化。说明阴阳虽然是一个抽象名词，但随着不同的事物和变化用来代表，都是实有所指的。如果没有现实的指出，光问阴阳的本身究竟是怎么，那是没有意思的。又在《内经》所举的例子里，不难看到都是对立的，所以不能把阴或阳单独孤立起来，必须认识彼此间相互影响，相互制约和相互依存，从整体观点来求得平衡，才能掌握原则运用。兹把《内经》原文列图如下。

【应用】从总的来说，阴阳在中医学上的应用，是一个机动的代名词，一种思想方法。前人体认到一切事物和现象，都是相互对立的，有内就有外，有上就有下……应用在医学上，有寒就有热，有虚就有实，有形质就有功能……故通过阴阳学说在医学上的反映，去理解古代医家积累起来的丰富经验，是极其重要的一环。

治病必求其本
- 天地之道
  - 积阳为天，积阴为地
  - 清阳为天，浊阴为地，地气上为云，天气下为雨
  - （结合生理：清阳出上窍，浊阴出下窍；清阳发腠理，浊阴走五脏；清阳实四肢，浊阴归六腑）
- 万物之纲纪
  - 阴静，阳躁
  - 水为阴，火为阳
  - 阳为气，阴为味（结合生理：阴味出下窍，阳气出上窍）
- 变化之父母
  - 阳化气，阴成形（结合生理：味归形，形归气，气归精，精归化，精食气，形食味，化生精，气生形，味伤形，气伤精，精化为气，气伤于味）
  - 寒极生热，热极生寒（结合生理：重寒则热，阴生则寒）阴性则阳病，阳胜则阴病，阳胜则热，阴胜则寒
  - 寒伤形，热伤气（结合病理：气伤痛，形伤

阴阳

生杀之本始 { 肿，先痛而后肿者气伤形也，先肿而后痛者形伤气也。又喜怒伤气，寒暑伤形）

生杀之本始 {
阳生阴长，阳杀阴藏
阴精所奉其人寿，阳精所降其人夭
}

分化 {
气味：味厚者为阴，薄为阴之阳，气厚者为阳，薄为阳之阴，味厚则泄，薄则通，气薄则发泄，厚则发热

火：壮火之气衰，少火之气壮，壮火食气，气食少火，壮火散气，少火生气

昼夜：平旦至日中，天之阳，阳中之阳也。日中至黄昏，天之阳，阳中之阴也，合夜至鸡鸣，天之阴，阴中之阴也，鸡鸣至平旦，天之阴，阴中之阳也

形体脏腑：言人之阴阳，则外为阳，内为阴。言人身之阴阳，则背为阳，腹为阴。言人身之脏腑中阴阳，则脏者为阴，腑者为阳。肝心脾肺肾五脏皆为阴，胆胃大肠小肠膀胱三焦六腑为阳，故背为阳，阳中之阳心也，背为阳，阳中之阴肺也，腹为阴，阴中之阴肾也，腹为阴，阴中之阳肝也。腹为阴，阴中之至阴脾也
}

平衡 {
阴阳之要，阳密乃固，两者不和，若春无秋，若冬无夏，因而合之是谓不变
阳强不能密，阴气乃绝。阴平阳秘，精神乃治
}

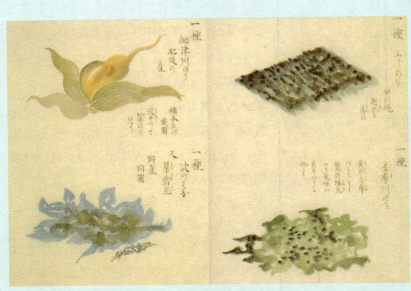

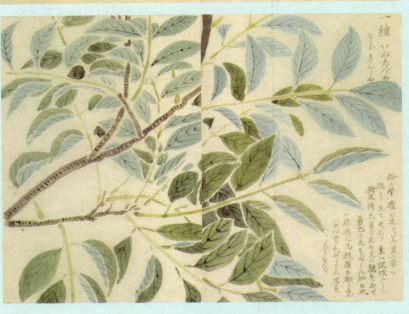

三、色诊

望、闻、问、切是中医的四诊，色诊即用望法来诊断形体和内脏的病变。望法很多，这里是把望色来概括其他。

【原文】[《素问·脉要精微论》曰：]"夫精明五色者，气之华也。赤欲如白裹朱，不欲如赭；白欲如鹅羽，不欲如盐；青欲如苍璧之泽，不欲如蓝；黄欲如罗裹雄黄，不欲如黄土；黑欲如重漆色，不欲如地苍。五色精微象见矣，其寿不久也。夫精明者，所以视万物，别白黑，审短长。以长为短，以白为黑，如是则精衰矣。"

【语译】《素问·脉要精微论》上说，两目视力的精明和面部气色的光润都与内脏精气健全有关，故红色要像白的东西包裹朱砂，不要像赭石；白色要像鹅的羽毛，不要像食盐；青色要像苍玉的润泽，不要像蓝；黄色要像罗裹雄黄，不要像黄土；黑色要像加工的漆器，不要像地面的苍褐。如果五色彻底暴露，便是精气发泄无遗，寿命定然不久了。眼所以看东西，分辨黑白，审察长短，倘然以长为短，以白为黑，也是内脏精气衰竭的象征。

【名词浅释】《脉要精微论》：《素问》的篇名，大部分论切脉的道理，也说到辨症方法。

蓝：是一种草名，可作靛青，为天然染料之一，其色深而不鲜明。

【体会】首先指出，《内经》《阴阳应象大论》曾说过：善于诊病的，观察气色，按脉搏，听声音，再看呼吸，然后治疗可以不犯错误。可见前人是综合多种诊断方法作为辨别病情、决定治疗的方针，望法仅仅是其中之一，不能把它孤立起来。本节是说明察色和察目的概要，认为各人的面色并不一致，不论生理原有的自然色素或病理所呈现的各种变化，主要是不要枯晦和异样鲜明。一般面色枯晦的是久病和虚弱症，异样鲜明的是病邪亢进现象或虚症上的一种特殊亢奋反应，所以举出不同的五色作为对比，特别指出了十分鲜明也不是常态。至于视力方面，颠倒错乱，不是器质有变化，便是神经系统有障碍，或者是瞳孔异常及反射消失，也是严重症状，故《内经》当作精神涣散的先兆。

【应用】略记大意。医生与病人接触时，首先看到对方的面色和目光，如果能留心观察，对某些病症在进行诊断上是有帮助的。

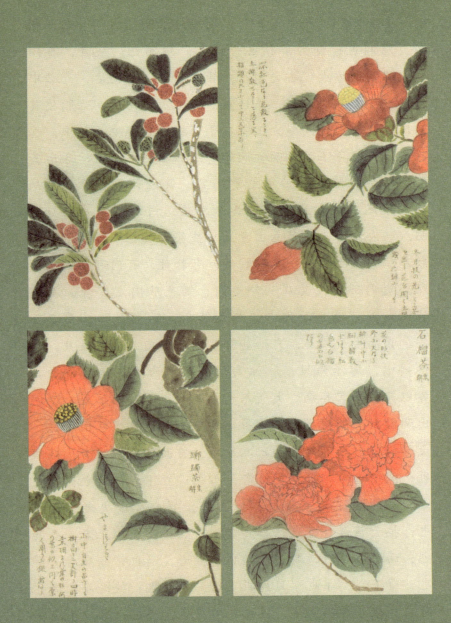

【原文】《灵枢·五色》篇曰："明堂者，鼻也；阙者，眉间也；庭者，颜也；蕃者，颊侧也；蔽者，耳门也。其间欲方大，去之十步，皆见于外，如是者，寿必中百岁。明堂骨高以起，平以直，五脏次于中央，六腑挟其两侧。首面上于阙庭，王宫在于下极。五脏安于胸中，真色以致，病色不见，明堂润泽以清。五色之见也，各出其色部，部骨陷者，必不免于病矣。其色部乘袭者。虽病甚，不死矣。青黑为痛，黄赤为热，白为寒。其色粗以明，沈夭者为甚。其色上者，病益甚。其色下行，如云彻散者，病方已。五色各有脏部，有外部，有内部也。色从外部走内部者，其病从外走内；其色从内走外者，其病从内走外。病生于内者，先治其阴，后治其阳，反者益甚。其病生于阳者，先治其外，后治其内，反者益甚。常候阙中，薄泽为风，冲浊为痹，在地为厥，此其常也。各以其色，言其病。大气入于脏腑者，不病而卒死。赤色出两颧，大如拇指者，病虽小愈，必卒死。黑色出于庭，大如拇指，必不病而卒死。庭者，首面也；阙上者，咽喉也；阙中者，肺也；下极者，心也；直下者，肝也；肝左者，胆也；下者，脾也；方上者，胃也；中央者，大肠也；挟大肠者，肾也；当肾者，脐也；面王以上者，小肠也；面王以下者，膀胱子处也；颧者，肩也；颧后者，臂也；臂下者，手也；目内眦上者，膺乳也；挟绳而上者，背也；循牙车以上者，股也；中央者，膝也；膝以下者，胫也；当胫以下者，足也；巨分者，股里也；巨阙者，膝膑也。各有部分，有部分，用阴和阳，用阳和阴，当明部分，万举万当，能别左右，是谓大道，男女异位，故曰阴阳。审察泽夭，谓之良工。沈浊为内，浮泽为外；黄赤为风，青黑为痛，白为寒；黄为膏，润为脓，赤甚为血；痛甚为挛，寒甚为皮不仁。五色各见其部，察其浮沈，以知浅深；察其泽夭，以观成败；察其散搏，以知远近；视色下上，以知病处。色明不粗，沈夭为甚；不明不泽，其病不甚。其色散，驹驹然，未有聚，其病散而气痛，聚未成也。肾乘心，心先病，肾为应，色皆如是。男子色在于面王，为小腹痛，下为卵痛，其圆直为茎痛。高为本，下为首，狐疝癀阴之属也。女子在于面王，为膀胱子处之病。散为痛，搏为聚，方圆左右，各如其色形，其随而下至胝为淫，有润如膏状，为暴食不洁。色者，青黑赤白黄，皆端满有别乡，别乡赤者，其色亦大如榆荚，在面为不日。其色上锐，首空上向，下锐下向，在左右如法。

【语译】《灵枢·五色》篇上说，鼻叫作明堂，眉间叫作阙中，额叫作天庭，颊侧叫作蕃，耳门叫作蔽，这几项要生得端正宽大，十步之外，望去非常分明，才是上寿的相貌。鼻骨高起正直，把五脏依次排列中央，六腑附在两旁，阙庭（也叫下极，又称王宫）以上属于头面。五脏没有病时，这些地方发现正色而没有病色，特别是鼻部必然清润。病色的反映，多随着分配的部位呈现，只要没有深陷入骨的样子，虽有病色，不至沉重致死。一般的病色，青和黑主痛，黄和红主热，白主寒症，但还须看其色泽，明亮的病轻，晦滞的病重，并须看其有无向上发展的形势，如向上发展，则病势更重，向下移动而好像浮云欲散的样子为病渐轻减。内脏病色的反映，既然在面部有一定部位，内部属于五脏，外部属于六腑，故病色从外走内，可以推测病邪也由表向里，相反地，病色从内走外，也可推测病邪由里向表。五脏为阴，六腑为阳，那么在治疗的时候，病生于里的应该先治其脏后治其腑，病生于表的应该先治其腑后治其脏。治不合法，必然加重病势。例如：阙中是肺的部位，其色浅薄明亮多是风病，中央是脾的部位，其色晦浊多是痹病，如在下面地角，便是寒湿引起的厥症(原文作"冲浊为痹"，"冲"字疑中字之误，因这里所指的是上中下三部)，这是一般的察色辨症法。但有极利害的病邪侵入脏腑，也会不等到发现病症骤然死亡，像两颧有红色大如拇指，即使病能轻减，还是不免急性恶化，又像天庭发现大如拇指的黑色，那就必然暴死了。(中略)

面色沉浊晦滞的病深在内，浮泽鲜明的病浅在外，又色见黄的红的属于风的一类，青的黑的属于痛的一类，黄而膏润的(原文作"黄为膏，润为脓"，把膏润分离是刻错的)是肿疡症，红甚是血症，痛极的是挛症，寒极的是肌肤麻木症。面色的呈现，必须看它浮沉、枯润、散聚和上下，然后能明白病的浅深、新久、病灶所在及其预后的良否。故色明不显，病必不重，不明不泽而深沉枯晦，定然是严重的阶段。见于痛症多在气分而不是积聚，还有肾脏黑色发现在心的部位，这说明心病是受肾邪的影响，一般不是它部位上应见的本色，都可把这当作例子。（下略）

【名词浅释】《五色》篇：《灵枢》的篇名，大部分叙述色诊法，也指出了一些色和脉合诊的方法。

聚：病名，腹内硬块。一般积聚并称，把积属血分，聚属气分。

【体会】本节详叙望色的方法，但在诊断上不能机械地运用。第一要善于选择其可靠经验，例如五脏大多排列在面部中央，而肾脏偏偏排在两颧，依据肾经阴亏的病人，虚火上升，往往两颧发赤发热；又如肺痨病人面白如纸，但发现潮热症状需要用滋阴药的时期，颧骨也泛红，红得像抹了胭脂一样，从这些来看，有的部分是前人从经验中得来的。其次要明确其主要还在于辨察明润和枯晦，例如黄疸的目黄和肤黄，必须看其黄如烟熏，或黄如橘皮样，像烟熏的是阴黄，应予温化，橘皮样的是阳黄，应予清利，治法截然不同；又如风温病的面色多清朗，湿温病的面色便多晦滞，虽然同样发热，在诊察时先有敏锐的感觉，这些也是常见的事实。特别要指出的，审察泽和夭，不仅属于病邪方面而与体力极有关系，凡是营养缺乏的面上不会有华色，疲劳过度的在神色也不会焕发。故泽夭可以观察疾病的类别，也可估计体力的强弱，《内经》是掌握了体力和病症两个方面来诊断的，不可不知。

《内经》对于望色并不局限面部，也可在本节内看到。如说"黄赤为风"，是指风热病的面色；而"青黑为痛"，便多见于跌打损伤症；"白为寒"是指阳虚或外感初起的面色，而"黄而膏润为脓"便为肿疡化脓症；还有"赤甚为血"，一种是指失血症，一种可能指的局部充血；至于"痛甚为挛"和"寒甚为皮不仁"，根本与面色没有牵连。于此可见，凡是医师目力观察到的地方，都属于望诊范围，所以《内经》在其他方面还举出了很多例子。如"颈脉动，喘疾，咳，曰水。"又："目裹（即眼皮）微肿如卧蚕起之状，曰水。"又："尿黄赤，安卧者黄疸。"（均见《平人气象论》）又："耳间青筋起者掣病（惊风抽搐一类）。"又："婴儿病其头毛皆逆上者必死。"（均见《论疾诊尺》篇）。由于望法是诊断的第一步，医师凭其积累的临床经验，可以首先得到一些印象，所以前人很重视，列为四诊之首。后来医家发展到望舌，占了望诊中极重要的地位。

【备注】原文"色明不粗"以下四句疑有颠倒，拟改为"色明不粗，其病不甚，不明不泽，沉夭为甚"。容易理解。

【应用】择要熟记，作为临床上一种参考。望法是极其复杂而细致的，除面色外，还应留意面部表情，如眉头

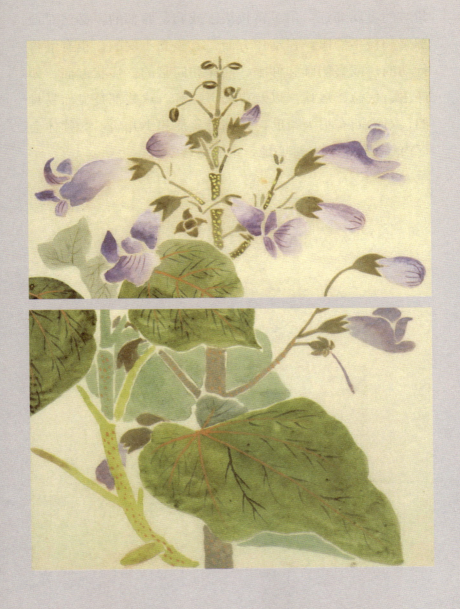

紧皱的多属痛症，用手常按头部或胸、腹部的，必然对该部感到极不舒服。在动作方面，有坐立不安的，也有懒得行动的，或喜侧卧和仰卧、向光和向暗的。症状方面，如汗出、气急、瘙痒，以及皮肤斑疹等。这些都是显而易见的，对诊断有很大帮助，特别是急症和小儿病，必须体会《内经》的精神，细心地、全面地诊察。

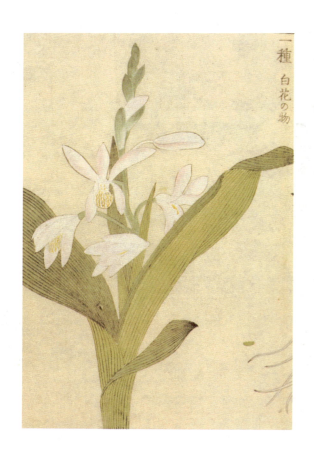

【原文】《［素问·］五脏生成论》曰："面黄目青，面黄目赤，面黄目白，面黄目黑者，皆不死。面青目赤，面赤目白，面青目黑，面黑目白，面赤目青，皆死也。"

【语译】《素问·五脏生成论》（略）。

【名词浅释】《五脏生成论》：《素问》的篇名，叙述形体与五脏的关联，饮食对五脏的刺激，及色脉诊断五脏的病变等。

【体会】本节不易理解，症状也极少呈现，大概以后天生气的强弱作为吉凶的判断。黄为脾胃之色，故不死症都有黄色，认为生气尚存；反之，不见黄色，断为后天已败，多归不治。

【应用】略记大意。主要是指出营养的重要。

【补充】《内经》察色，除面目等外，还注意到络脉的颜色，如《经络论》里说："阴络之色应其经，阳络之色变无常，随四时而行也。寒多则凝泣（通"涩"），凝泣则青黑，热多则淖泽，淖泽则黄赤。"这可能是后来儿科察指纹的滥觞。

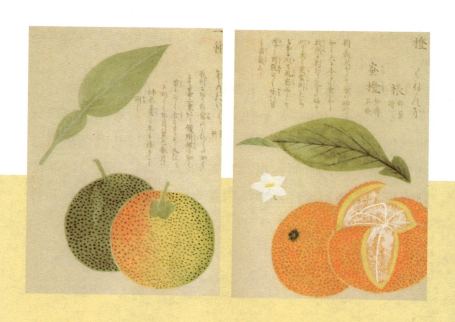

四、脉诊

脉诊即切脉法，本篇叙述了切脉的部位和脉搏的正常与变化，并指出四诊综合应用的重要性。

【原文】《［素问·］脉要精微论》曰："诊法常以平旦，阴气未动，阳气未散，饮食未进，经脉未盛，络脉调匀，气血未乱，乃可诊有过之脉；切脉动静，而视精明，察五色，观五脏有余不足，六腑强弱，形之盛衰。以此参伍，决死生之分。尺内两傍，则季胁也。尺外以候肾，尺里以候腹。中附上，左外以候肝，内以候鬲。右外以候胃，内以候脾。上附上，右外以候肺，内以候胸中。左外以候心，内以候膻中。"

【语译】《素问·脉要精微论》上说，诊病宜在早上，因为病人经过夜间的休息，阴气和阳气都很安定；没有进过饮食，气血也不受波动。此时经络平静调匀没有紧张状态，故能诊出不正常的脉象。然而切脉变化之外，必须观察眼目和面部的神色，五脏、六腑和形体所呈现的症状，将它对比鉴别，然后可以判断预后的良否。

脉的部位，两手尺脉都应季胁界限，尺的前半部候肾，后半部候腹；附在尺之上而居于中的为关脉，左手的前半部候肝，后半部候膈膜，右手的前半部候胃，后半部候脾；上而又附于关部之上为寸脉，右手的前半部候肺，后半部候胸中，左手的前半部候心，后半部候膻中。

【名词浅释】膻中：即心包络，别处也有指胸中气海的。

【体会】切脉的方法，以现存医书来说，最早见载于《内经》。战国时名医秦越人曾加以推阐，至王叔和又系统化起来作成《脉经》，传至朝鲜、日本，又从阿拉伯传至印度，对世界医学曾起巨大影响，成为中医学史上光辉的一页。《内经》又主张与望诊综合应用，特别是对五脏六腑的强弱，认作诊断的重要一环。故张仲景在《伤寒论》和《金匮要略》上指出病、脉、症并治的综合性的统一方法，掌握整体诊断和整体治疗的特点，不可否认都由《内经》启发而来的。

切脉的部位分为寸、关、尺，究竟怎样定出寸、关、尺来，《内经》没有说明。《难经》第二难曾说："尺寸者脉之大要会也。从关至尺是尺内，阴之所治也，从关至鱼际是寸口内，阳之所治也。故分寸为尺，分尺为寸。"意思是从手臂内侧腕部横纹处鱼际穴至臂弯横纹处尺泽穴长同身寸一尺零九分。自鱼际起分去一寸，再自尺泽起分去一尺，其相交之点即为关部，关以前是寸部为阳，关以后为尺部属阴。此外，《内经》把脏腑分配在两手的所以然也没有加以解释，后来王叔和、李东垣、滑伯仁、李时珍、张景岳、喻嘉言和本书编者李念莪等所作的脉书里稍有出入，因此引起近人驳斥为唯心的任意支配。其实左寸候心，左关候肝，右寸候肺，右关候脾，两尺候肾，各家都是一律的。在事实上，同一病人的脉，有左与右手大小不同的，也有寸与尺部强弱不同的，也有关部显出特殊的，依据前人的经验作为诊断，自有可信地方。本人曾有这样的看法：前人所指心、肝、脾、肺、肾的症状，是包括心经、肝经、脾经、肺经和肾经的发病，不等于五脏器质的病变。他在某一经病上遇到某一部脉象有特殊变化，即以某一部脉属于某脏。临床上经常见到神经系统的疾患，中医所说肝火一类的头昏胀痛，左关脉多特别弦大；消化系统里，中医所说脾阳不振的肠鸣泄泻等久病，右关脉也多微弱无力，倘然症是久泻而右关脉弦大，则又认作肝旺而脾受影响，不能用健脾常法治疗。这类例子很多，大半是前人从实践中积累起来的经验，故往往行之有效。所以孤立地强调或夸大切脉的神妙固然不对，贸然加以驳斥也似乎太早，有些地方还待虚心地共同研究。

【应用】牢记脉位，并时时体会四诊综合应用的精神，可以减少疏忽大意。

【补充】《内经》在本节之后有如下的一节原文："五脏者，中(泛指体内)之守(守卫)也；中(指胸腹)盛脏满(盛和满都是胀闷的意思)，气胜伤恐(指肾经)者，声如从室中言（混浊不扬），是中气（指中焦）之湿也；言而微，终日乃复言者（不能连续说话者），此夺气（即气虚）也；衣被不敛，言语善恶不避亲疏者，此神明之乱（即神昏）也；仓廪不藏（即泄泻不禁）者，是门户（指幽门、阑门和魄门，魄门即肛门）不要也；水泉不止（即小便失禁和遗尿等）者，是膀胱不藏也。得守者生，失守者死。夫五脏者，身之强也；头者精明之府（府是聚所，与脏腑的腑不同），头倾（不能抬起）视深（目陷无光），精神将夺矣；背者胸中之府，背曲（脊椎无力）肩随（肩不能举），府将坏矣；腰者肾之府，转摇不能，肾将惫矣；膝者筋之府，屈伸不能，行则偻附（指不能直身，并须扶物行走），筋将惫矣；骨者髓之府，不能久立，行则振掉（动摇貌），骨将惫矣。得强则生，失强则死。"这些都是显而易见的症状，说明切脉的时候应注意其他方面来帮助诊断。最好熟记。

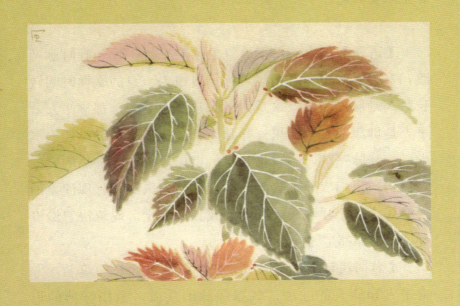

【原文】《素问·平人气象论》曰："人一呼脉再动，一吸脉亦再动，呼吸定息脉五动，闰以太息，命曰平人。平人者，不病也。人一呼脉一动，一吸脉一动，曰少气。人一呼脉三动，一吸脉三动而躁，尺热，曰病温。尺不热，脉滑曰病风，脉涩曰痹。人一呼脉四动以上曰死。脉绝不至曰死。乍疏乍数曰死。"

【语译】《素问·平人气象论》上说，人一呼时脉两跳，一吸时脉也两跳，当一呼一吸成为一息的交换时间较长时，则脉增一跳，这是为了长息而多余的，都称平人，平人是健康的人。如果一呼脉一跳，一吸也一跳，便为气虚；一呼脉三跳，一吸也三跳，再加尺部皮肤发热的，便为热病；尺部皮肤不热而脉现滑象的为风病，脉现涩象的为痹病。又一呼脉四跳以上，或脉搏停止，或忽快忽慢没有规律，那都是死候了。

【名词浅释】《平人气象论》：《素问》的篇名，专论平人和病人的脉法，气指经脉的气血，象指脉搏的形象，认为脉象的变化，由于气血的波动，故称气象。

尺：这里的尺是尺肤的简称，即臂弯尺泽穴以下一尺的部位，不是寸关尺的尺部。

痹：感受风、寒、湿邪而气血不和，引起骨肉、关节酸痛麻木一类的病症。

【体会】本节从正常的脉象，举出不正常的脉象作为对比。正常的一息四跳，以一分钟十八息计算，为七十二跳，不及此数称作迟，超过此数称作数，这是指脉搏的至数；在形象方面，滑是滑利，气血活动之象，涩是艰涩，气血郁滞之象。迟脉和数脉是诊断寒症和热症的纲领，滑脉和涩脉是诊断实症和虚症的纲领，故《内经》首先提出，后来滑伯仁添入浮、沉二脉，作为诊断表症和里症的纲领，定出切脉的六纲。

【应用】能熟记最好，为辨别平、病和死脉的一个总纲。

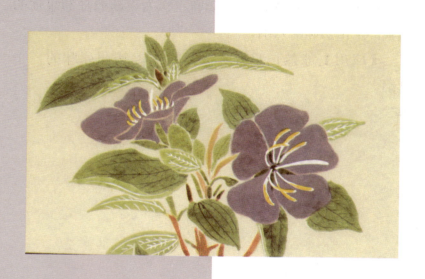

【原文】《灵枢·根结》篇曰："一日一夜五十营，以营五脏之精。不应数者，名曰狂生。所谓五十营者，五脏皆受气，持其脉口，数其至也。五十动而不一代者，以为常也，以知五脏之期。予之短期者，乍数乍疏也。"

【语译】《灵枢·根结》篇上说，人身气血一昼夜周行五十次，赖以运行五脏的精气，不能符合此数字的，叫作狂生。所说五十周是五脏之气普遍行到，可以切脉来计算其搏动，五十跳内没有歇止，为五脏健全的常态，如果有歇止，便可推测某一脏的衰弱而断其死期，倘再呈现快慢不规律时，则死期更近了。

【名词浅释】《根结》篇：《灵枢》的篇名，叙述经脉的根于何穴，结于何穴，作为针灸补泻的依据，故称根结。

狂生：狂是狂妄，即失其常态的人。

【体会】《内经》另有《五十营》篇叙述经脉气血的流行，大意是全身经脉长十六丈二尺，一呼脉行三寸，一吸亦行三寸，一昼夜为一万三千五百息，行八百一十丈，五十周于身。这是前人对于血液循环的一种估计，但此数字与实际相差甚远，因疑"一日一夜五十营"句，应作"一日一夜各五十营"，比较接近。

【应用】略记大意。了解我国在很早以前，已知血液的循环，便知用脉搏来诊断内脏的病变，在医学史上是值得注意的。

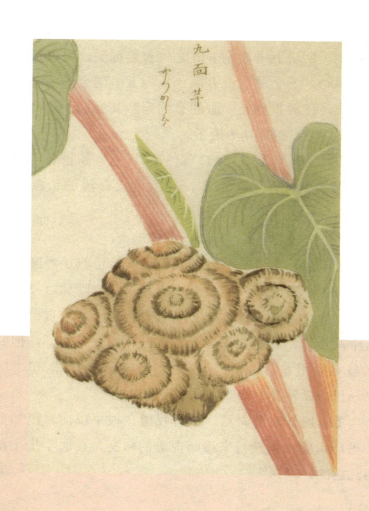

九面芋

サウメン

【原文】《［素问·］三部九候论》曰："独小者病，独大者病，独疾者病，独迟者病，独热者病，独寒者病，独陷下者病。"

【语译】《素问·三部九候论》上说，在九候里，有一候脉独小，或独大，或独快，或独慢，或独热，或独寒，或独沉伏的，都是病之所在。

【名词浅释】《三部九候论》：《素问》的篇名，专讲三部九候的脉法。三部是指人体头、手和足，九候是在每部中分出三个不同的部位。如下表：

三部九候

上部
天：两额的动脉，足少阳经的悬厘穴，诊头额病
地：两颊的动脉，足阳明经的四白穴，诊口齿病
人：耳前的动脉，手少阳经的和髎穴，诊耳目病

中部
天：寸口桡骨动脉，手太阴经的经渠、太渊两穴，诊肺脏病
地：大指次指间桡动脉，手阳明经的合谷穴，诊胸中病
人：掌后锐骨端的尺动脉，手少阴经的神门穴，诊心脏病

下部
天：毛际外股动脉，足厥阴经的阴廉穴，诊肝脏病
地：跟骨上胫后动脉，足少阴经的复溜穴，诊肾脏病
人：鱼腹上腘穴动脉，足太阴经的阴陵泉穴，诊脾胃病

【体会】凡人体浅表部位的动脉(其下为硬部)，都可供脉诊之用，颞动脉和颈动脉在现代医学上也有时应用，可见前人对于切脉是有相当研究的。本节特别指出三部九候的脉象必须相应，如有一部特异便是病征，可从部位来决定其病灶。不过独寒、独热不是脉象，疑有错误。后来《难经》上所说："三部者寸、关、尺也，九候者浮、中、沉也。"是专指寸口诊法，不能并为一谈。

【应用】略记大意。

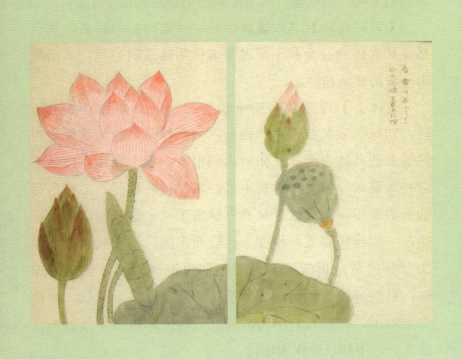

【原文】《［素问·］方盛衰论》曰："形气有余，脉气不足死；脉气有余，形气不足生。"

【语译】《素问·方盛衰论》上说，形体不虚而脉象虚弱的多死，相反地，脉象不虚而形体虚弱的多生。

【名词浅释】《方盛衰论》：《素问》的篇名，从自然界和人体的有余和不足现象来说明盛衰的道理，从而提出一般的症状和诊法。

【体会】这是从本质来说明脉诊的重要性。如上所述，切脉必须参症形体的强弱，但形体是外貌，脉象是内脏强弱的具体表现，比如树木的根本，根本败坏，枝叶不会持久繁荣，只要根本有生气，虽然枝叶枯萎，还有苗芽抽条的希望，故在这里又补充脉重于形。这种看法，很可能在一般疾病的某种程度上比较而来的，例如病后骨瘦如柴而脉搏渐向正常的，都能短期内很快恢复，就认为无妨，有些外貌似无病而脉搏不正常，治疗效果减低，便认为难治了。所以真的形肉消脱，《内经》也当作预后不良症之一，不能以此作为定论。

【应用】能熟记最好。如果病人肌肉消瘦，形容憔悴，只要脉搏没有特殊变化，并能接受营养的，都无大碍。

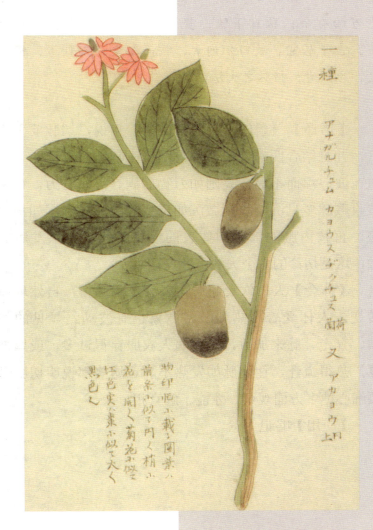

一種

アナガルチュム カヨウスボクヨス蘭　又　アカヨウ上

【原文】《［素问·］脉要精微论》曰："持脉有道，虚静为保。春日浮，如鱼之游在波；夏日在肤，泛泛乎万物有余；秋日下肤，蛰虫将去；冬日在骨，蛰虫周密，君子居室。故曰知内者，按而纪之；知外者，终而始之。此六者，持脉之大法。"

【语译】《素问·脉要精微论》上说，切脉要平心静气，并且结合四时气候。春夏阳气生长脉多见浮，春则如鱼在波、浮而不显，夏则如万物盛满、浮而有力，秋冬阳气收藏脉多见沉，秋则微沉如蛰虫欲静，冬则沉如蛰虫深藏。再按内脏的部位和体表的经络路线，寻求发病的根源，这是切诊的六个大法。

【体会】人们饮食起居，多会影响脉搏，自然环境的转变，人体受着冷热刺激，脉象也有波动。显见的如饮酒、奔走、脉来加数，有些病人衣服穿得过多，或厚被盖复，热得流汗，往往脉如发热不静。这些都说明切脉时候要细心地多方面观察，才能了解真相。

【应用】略记大意。

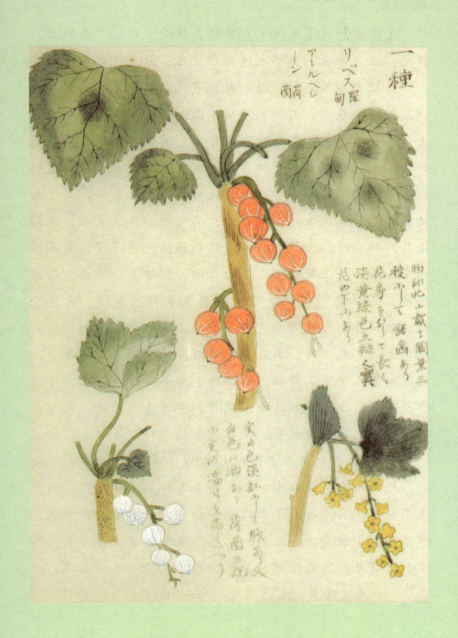

一種

リベス羅
甸
アールヘレ
ーン
蘭荷

物印此ニ載ス圖東三
稜ニシテ鋸齒あり
花房を別て長く
淡黄緑色六辧ノ糞
花ノ下ニあり

実ノ色淡紅ニシテ脉高ス又
白色ノ物あり荷蘭ノ訛
小実ノ編り集ヲ帯ニうつ

【原文】《［素问·］玉机真脏论》曰："春脉者，肝也，东方木也，万物之所以始生也。故其气来软弱轻虚而滑，端直以长，故曰弦。反此者病。其气来实而强，此谓太过，病在外；其气来不实而微，此谓不及，病在中。太过则令人善忘，忽忽眩冒而巅疾；其不及则令人胸痛引背，下则两胁胠满。夏脉者，心也，南方火也，万物之所以盛长也。故其气来盛去衰，故曰钩。反此者病。其气来盛去亦盛，此谓太过，病在外；其气来不盛去反盛，此谓不及，病在中。太过则令人身热而肤痛，为浸淫；其不及则令人烦心，上见欬唾，下为气泄。秋脉者，肺也，西方金也，万物之所以收成也。故其气来轻虚以浮，来急去散，故曰浮。反此者病。其气来毛，而中央坚，两傍虚，此谓太过，病在外；其气来毛而微，此谓不及，病在中。太过则令人逆气而背痛，愠愠然；其不及则令人喘，呼吸少气而咳，上气见血，下闻病音。冬脉者，肾也，北方水也，万物之所以合藏也。故其气来沉以搏，故曰营。反此者病。其气来如弹石者，此谓太过，病在外；其去如数者，此谓不及，病在中。太过则令人解㑊，脊脉痛，而少气不欲言；其不及则令人心悬如病饥，䏚中清，脊中痛，少腹满，小便变。脾脉者，土也，孤脏以灌四旁者也。善者不可得见，恶者可见。其来如水之流者，此谓太过，病在外；如鸟之喙者，此谓不及，病在中。"

【语译】《素问·玉机真脏论》。（略）

【名词浅解】《玉机真脏论》：《素问》的篇名，上半篇叙述五脏太过和不及的脉象与症状，下半篇叙述五脏的真脏脉，真脏的意思是脉来没有胃气，暴露了五脏的真相。当时珍视这篇文章，故称玉机。

【体会】文内引用四时作陪，实际仍以五脏为主，它指出的弦、钩、毛、石为肝、心、肺、肾的平脉，借用实物来作形容，需要细细分辨体会。又从强弱来判断本脏虚实，着重在外邪和内伤的区分，故说"太过病在外，不及病在中"是本节的关键。

【应用】略记大意。

【原文】《［素问·］平人气象论》曰："夫平心脉来，累累如连珠，如循琅玕，曰心平。夏以胃气为本。病心脉来，喘喘连属，其中微曲，曰心病。死心脉来，前曲后居，如操带钩，曰心死。平肺脉来，厌厌聂聂，如落榆荚，曰肺平。秋以胃气为本，病肺脉来，不上不下，如循鸡羽，曰肺病，死肺脉来，如物之浮，如风吹毛［，曰肺死］。平肝脉来，软弱招招，如揭长竿末梢，曰肝平。春以胃气为本。病肝脉来，盈实而滑，如循长竿，曰肝病。死肝脉来，急益劲，如新张弓弦，曰肝死。平脾脉来，和柔相离，如鸡践地，曰脾平。长夏以胃气为本。病脾脉来，实而盈数，如鸡举足［，曰脾病］。死脾脉来，锐坚如鸟之喙，如鸟之距，如屋之漏，如水之流，曰脾死。平肾脉来，喘喘累累如钩，按之而坚，曰肾平。冬以胃气为本。病肾脉来，如引葛，按之益坚，曰肾病。死肾脉来，发如夺索，辟辟如弹石，曰肾死。"

【语译】《素问·平人气象论》。（略）

【体会】把胃气做中心，论述五脏的平脉、病脉和死脉。所谓胃气，是在五脏不同脉象中具有一种和缓现象，失去此和缓现象便为真脏脉。

【应用】略记大意。

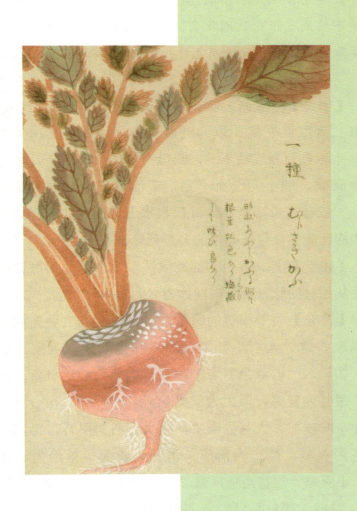

一種　むらさきかふ

形状あふらかぶに似て
根首紅色ろう収歳
くく味ひ美ろう

【原文】《素问·脉要精微论》曰："夫脉者，血之府也。长则气治，短则气病；数则烦心，大则病进；上盛则气高，下盛则气胀；代则气衰，[细则]气少，涩则心痛；浑浑革至如涌泉，病进而色弊；绵绵其去如弦绝，死。"

【语译】《素问·脉要精微论》上说，脉是血管，故脉来长为气血充盛，短为气血有病，快为烦热，大为邪实，寸脉有力为气喘于上，尺脉有力为气滞于下，歇止为气血衰微，细小为气血不足，艰涩不利为气血凝滞而心痛。一般脉来急躁坚实，好像泉水上涌的为病邪亢进，软弱如棉而骤然像弓弦断绝的多是死脉。

【体会】上二节为三部九候法，本节是寸口脉诊法，主要从相对的脉象上来辨别体力衰弱和病邪亢进。

【补充】关于相对的脉象，《灵枢·邪气脏腑病形》篇以缓、急、大、小、滑、涩六脉为纲领，观察五脏病变。如说："心脉急甚者为瘛疭，微急为心痛引背，食不下。缓甚为狂笑，微缓为伏梁（心积的专名），在心下，上下行，时唾血。大甚为喉吤，微大为心痹引背，善泪出。小甚为善哕，微小为消瘅。滑甚为善渴，微滑为心疝引脐，小腹鸣。涩甚为喑，微涩为血溢（即出血），维厥（四肢冷），耳鸣，颠（通"巅"，指头部）疾。肺脉急甚为癫疾，微急为肺寒热，怠惰，咳吐血，引腰、背、胸，若鼻息肉不通。缓甚为多汗，微缓为痿瘘，偏风，头以下汗出不可止。大甚为胫肿，微大为肺痹引胸背，起恶日光。小甚为泄，微小为消瘅。滑甚为息贲（肺积的专名）上气，微滑为上下出血。涩甚为呕血，微涩为鼠瘘，在颈支腋之间，下不胜其上，其应善酸矣。肝脉急甚者为恶言，微急为肥气（肝积的专名），在胁下，若覆杯。缓甚为善呕，微缓为水瘕痹（积水一类病）也。大甚为内痈，善呕衄，微大为肝痹阴缩，咳引小腹。小甚为多饮，微小为消瘅。滑甚为癀疝，微滑为遗尿。涩甚为溢饮，微涩为瘛、挛、筋痹。脾脉急甚为瘛疭，微急为膈中满，食饮入而还出，后沃沫。缓甚为痿厥，微缓为风痿，四肢不用，心慧然若无病。大甚为击仆，微大为疝气，腹里大，脓血，在肠胃之外。小甚为寒热，微小为消瘅；滑甚为癀癃，微滑为虫毒蛔蝎腹热。涩甚为肠癀，微涩为内癀，多下脓血。肾脉急甚为骨癫疾，微急为沉厥奔豚，足不收，不得前后。缓甚为折脊（脊痛如折），微缓为洞，洞者食不化，下嗌还出。大甚为阴痿，微大为石水，起脐以下至小腹，腄腄然上至胃脘，死不治。小甚为洞泄，微小为消瘅。滑甚为癀癃，微滑为骨痿，坐不能起，起则目无所见。涩甚为大痈，微涩为不月（月经闭阻）、沉痔。"又说明所以然之故："诸急者多寒，缓者多热，大者多气少血（阳盛阴衰的意思），小者血气皆少，滑者阳气盛微有热，涩者少血少气微有寒。"

【应用】能熟记最好，在病人主诉时，可以估计病势，也可推测体力。

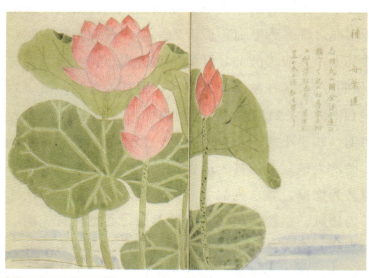

一種　毎葉蓮ノ
為竹氏ノ國全津ヲ通
類シ〃花ニ四為ヲ
ホ所亦花ナリ　ア〃
正ル末ル蓮ル紅ル葉ル

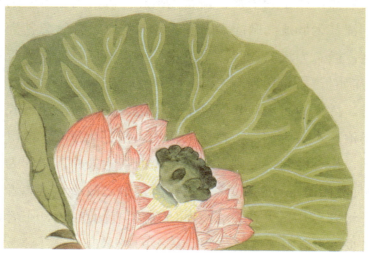

【原文】《［素问·］大奇论》曰："脉至浮合，浮合如数，一息十至以上，是经气予不足也，微见九十日死。脉至如火薪然，是心精之予夺也，草干而死。脉至如散叶，是肝气予虚也，木叶落而死。脉至如省客，省客者，脉塞而鼓，是肾气予不足也，悬去枣华而死。脉至如泥丸，是胃精予不足也，榆荚落而死。脉至如横格，是胆气予不足也，禾熟而死。脉至如弦缕，是胞精予不足也，病善言，下霜而死，不言可治。脉至如交漆，交漆者，左右傍至也，微见三十日死。脉至如涌泉，浮鼓肌中，太阳气予不足也，少气，味韭英而死。脉至如颓土之状，按之不得，是肌气予不足也，五色先见黑，白垒发死。脉至如悬雍，悬雍者，浮揣切之益大，是十二俞之予不足也，水凝而死。脉至如偃刀，偃刀者，浮之小急，按之坚大急，五脏菀热，寒热独并于肾也，如此其人不得坐，立春而死。脉至如丸，滑不直手，不直手者，按之不可得也，是大肠气予不足也，枣叶生而死。脉至如华者，令人善恐，不欲坐卧，行立常听，是小肠气予不足也，季秋而死。"

【名词浅释】《大奇论》：《素问》的篇名，承接《奇病论》加以补充，认为比《奇病论》的脉症还要广大奇异，故名大奇。

【体会】借事物来形容难以言状的死脉，都是心脏极度衰弱和脉管硬变弛纵的现象，故至数和调节，与寻常脉象大不相同。后世脉书有七怪脉：一雀啄，二屋漏，三弹石，四解索，五鱼翔，六虾游，七釜沸，同一意义。由于这些怪脉，都在病人迫近死亡时发现，故极少见到。

【应用】略记大意。

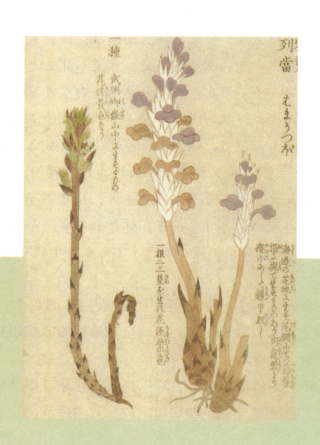

【原文】《［素问·］三部九候论》曰："形盛脉细，少气不足以息者死（危）；形瘦脉大，胸中多气者死。形气相得者生，参伍不调者病。三部九候，皆相失者死。形肉已脱，九候虽调，犹死。七诊虽见，九候皆从者，不死。"

［《素问·阴阳别论》曰：］"凡持真脉之脏脉者，肝至悬绝急，十八日死。心至悬绝，九日死。肺至悬绝，十二日死。肾至悬绝，七日死。脾至悬绝，四日死。"

［《素问·平人气象论》曰：］"妇人手少阴脉动甚者，妊子也。（又）《阴阳别论》曰：阴搏阳别，谓之有子。"

【语译】《素问·三部九候论》上说，形充、脉细、气少呼吸困难的是死症，形瘦、脉大、气逆胸中胀闷的也是死症。故形和气符合的主生，三部九候脉不相协调的主病，完全不调匀的主死。也有九候脉虽调，形肉已经脱尽的还是主死，只有一候脉见独大、独小等而其他调和的不在此例。

《素问·阴阳别论》说，在真脏脉方面，见到虚而无根，肝为十八天死，心为九天死，肺为十二天死，肾为七天死，脾为四天死。

《素问·平人气象论》上说，妇人的手少阴脉独见滑动的为妊娠现象。《素问·阴阳别论》上说，阴脉搏动，不同于阳脉所致的滑动，可断为妊娠。

【体会】切脉诊病的，重要关键在于脉症相符，阳病得阳脉，阴病得阴脉叫作顺，相反地，阳病得阴脉、阴病得阳脉叫作逆。换一句说，有怎样的症，就应该有怎样的脉，如果不相符合，必有特殊情况，往往预后不良。所以《伤寒论》上有很多地方主张舍脉从症或是舍症从脉，作为治疗的紧急措施。但本节虽然举出形、脉和症状三项比较，主要还是形体和脉象，故形气相合是全篇的主脑，气即指脉气，所以下文都讲脉的变化了。妊娠的脉象，后人根据《内经》这一条文，多以滑脉作为诊断的标准，虽然也有说洪大的，也有说沉实的，基本上还是相同。但妊娠初期的脉，有不少涩而不滑，或者细而不大，所以很难尽信。《素问·腹中论》里说过："何以知怀子之且生也，〔歧伯〕曰身有病而无邪脉也。"身有病是指月经停止或妊娠应有的症状，无邪脉是指没有病脉，我认为这样的说法比较具体。

【备注】原文把妊娠脉两条附在《三部九候论》里是编错的，兹改正。

【应用】择要熟记。观察形体属于望法，应参考色诊篇。

【原文】《［素问·］征四失论》曰："诊病不问其始，忧患饮食之失节，起居之过度，或伤于毒，不先言此，卒持寸口，何病能中。妄言作名，为粗所穷。"

【语译】《素问·征四失论》上说，诊病不问病史，不问病人有否精神刺激、饮食的损伤，对工作上有否疲劳过度，或是否药物和食物中毒，匆促地切脉是不会了解病情的。因而胡说乱道，都易造成业务上的过失。

【名词浅释】《征四失论》：《素问》的篇名，检查了医生的四种过失。主要是指出精神不专，不能全心全意为病人服务，遂使诊断上容易犯错误。

【体会】诊断的目的，是在求得病因，根据病因，才能定出治疗的方针，故诊断必须多方面考察，深入地进行了解。切脉为四诊之一，当然有它可靠的一面，但问诊也是极其重要的一环。有些对于问诊觉得茫无头绪，我认为，张景岳的《十诊歌》很好："一问寒热二问汗，三问头身四问便，五问饮食六问胸，七聋八渴俱当辨，九问旧病十问因，再兼服药参机变，妇人尤必问经期，迟速闭崩皆可见，再添片语告儿科，癍、花(天花)、麻疹全占验。"

【应用】能熟记最好。这是问诊的提要：怎样起病的？有多少时候了？有没有受到刺激？有没有吃坏东西？近来的生活情况好吗？有没有疲劳？大夫瞧过没有？吃过哪些药？这样很自然的一系列的询问，似乎极平常的，实际与病人主诉都会发生联系。

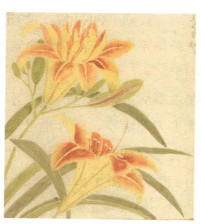
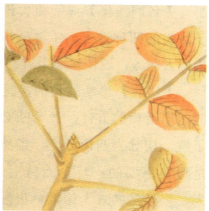

五、藏象

藏是内脏，象是形象。本篇叙述内脏的生理机能和反映在体表的形态，再从内脏的性质上结合到自然界一切事物。说明人体是完整的、有机的联系，并和外界环境具统一性。

【原文】《［素问·］灵兰秘典论》曰："心者，君主之官也，神明出焉。肺者，相傅之官，治节出焉。肝者，将军之官，谋虑出焉。胆者，中正之官，决断出焉。膻中者，臣使之官，喜乐出焉。脾胃者，仓廪之官，五味出焉。大肠者，传道之官，变化出焉。小肠者，受盛之官，化物出焉。肾者，作强之官，伎巧出焉。三焦者，决渎之官，水道出焉。膀胱者，州都之官，津液藏焉，气化则能出矣。凡此十二官者，不得相失也。故主明则下安。以此养生则寿，殁世不殆。以为天下，则大昌。主不明，则十二官危。使道闭塞而不通，形乃大伤。以此养生则殃。以为天下者其宗大危。戒之戒之。"

【语译】《素问·灵兰秘典论》上说，人体的内脏，心如一国的领袖，掌握了人的生命和精神活动；肺如相国，调节一身气分；肝如将军，发挥一切谋略；肾如作强之官，充实智力和技巧；胆如中正之官，具有判断能力；膻中如臣使之官，赖以传达意志；脾和胃是管理仓库的官，储藏营养的场所；再由小肠管理接受，消化的东西由此运输；大肠管理传导，所有糟粕由此排出；三焦主持水利，疏通河道；膀胱最低好像州县，主蓄水液，兼有气化功能。这是十二内脏的任务，不能有失职的。（下略）

【名词浅释】《灵兰秘典论》：《素问》的篇名，引用行政机构来说明内脏的关系，曾藏灵兰之室作为秘笈。

伎：通"技"。

膻中：即心包络，别的地方也有指胸中气海的。

【体会】本节是前人对于内脏生理的理性的概括。古代的生理研究，当然不能与现代医学来比较，但曾经下过一番实验功夫是可以看到的。《内经》上曾说："八尺之士，皮肉在此，外可度量切循而得之，其死可解剖而视之。"并在《本脏》篇、《肠胃》篇和《平人绝谷》篇等里面都有详细记录，可以明白前人的生理知识也是从解剖得来的。这里仅仅提出内脏的主要功能，说明一脏虽然有一脏的职务，不能机械地把它孤立起来，正如国家的行政机构，必须取得上下密切联系，才能把整个工作做好。并把心作为最高领导者，从它的功能来看，包括了脑的作用。中医治病的特点，就建立在这整体的原则上。

【备注】《刺法》篇内作"脾为谏议之官，知周出焉"，应加改正，以符十二官的数字。

【应用】能熟记最好，在诊治时随时取得联系。

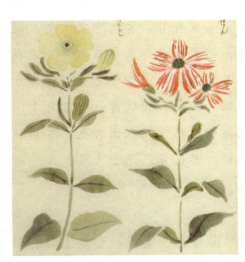
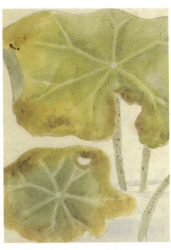
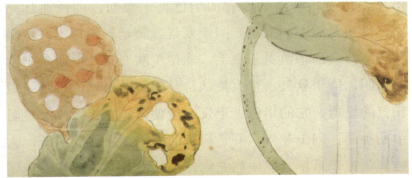

【原文】《［素问·］六节藏象论》曰："心者，生之本，神之变也，其华在面，其充在血脉。为阳中之太阳，通于夏气。肺者，气之本，魄之处也。其华在毛，其充在皮。为阳中之太阴，通于秋气。肾者，主蛰，封藏之本，精之处也。其华在发，其充在骨。为阴中之少阴，通于冬气。肝者，罢极之本，魂之居也。其华在爪，其充在筋，以生血气。其味酸，其色苍。此为阳中之少阳，通于春气。脾、胃、大肠、小肠、三焦、膀胱者，仓廪之本，营之居也。名曰器。能化糟粕，转味而入出者也。其华在唇四白，其充在肌，其味甘，其色黄，通于土气。凡十一脏，取决于胆也。"

【语译】《素问·六节藏象论》上说，心是生命的根本，主持着精神活动，它的华色见于颜面，能使血脉充实，性质是阳中的太阳，同于夏气。肺是气的根本，藏魄的场所，它的华色见于毫毛，能使皮肤充实，性质是阳中的太阴，同于秋气。肾主蛰伏，是闭藏的根本，也是固藏精气的场所，它的华色见于发，能使骨髓充实，性质是阴中的少阴，同于冬气。肝是耐劳的根本，藏魂的场所，它的华色见于爪甲，能使筋充实，生长血气，味属酸，色属青，性质是阳中的少阳，同于春气。脾是饮食的根本，藏营的场所，它的华色见于口唇四围，能使肌肉充实，味属甘，色属黄，性质同于土气。此外，胃、大肠、小肠、三焦和膀胱称作器，它的功能是受纳饮食，从而消化、吸收和排泄。这五脏六腑的强弱，可从胆的壮怯作为判断。

【名词浅释】《六节藏象论》：《素问》的篇名，因为六六为节，结合藏象，故名。六六为节是以六十日甲子一周为一节，六六三百六十日成为一岁。

【体会】把体表划分在五脏管辖区域之内，指出五脏起着全身的领导作用，使体表局部疾患得到一个治疗的根据，是有相当价值的。中医依此理论来辨症用药，如因疲劳过度而引起的面色憔悴、脉细、皮肤粗糙、脱发、筋骨痿软乏力、指甲枯竭和口唇淡白等症，分经滋补，均能收到良好效果。所说分经，便是在类似的药物功效里，分别哪一脏的病应该使用哪一种药，不能为了类似而笼统使用。例如常用的黄连和黄柏，它的性味同样苦寒无毒，主要作用同样是泻火清热，由于黄连入心经兼入肝、胆、脾、胃、大肠五经，黄柏入肾与膀胱两经，在应用上就有明显的界限。不难看到，古方里黄连的用处如黄连阿胶鸡子黄汤、黄连泻心汤、葛根黄芩黄连汤等，黄柏的用处如滋肾通关丸、知柏八味丸等，都不允许随便改变。虽然白头翁汤和三黄石膏汤等黄连、黄柏也可同用，但正因其同用，可以进一步认识所以同用的缘故。这种细致的分析，毫无疑问是前人的实践经验，如果对这一点不够重视，处方时定然会犯隔靴搔痒之诮。理由很简单，中医的生理、病理、诊断和用药法都是一个理论体系的，抛弃了用药的法则，也就忽视了生理、病理和诊断的指导，如何会丝丝入扣呢？因在本节里乘便交代，也说明了钻研古典著作必须结合实际，才有意义。

【备注】本节末段，原文作："脾、胃、大肠、小肠、三焦、膀胱者，仓廪之本，营之居也。名曰器，能化糟粕，转味而入出者也。其华在唇四白，其充在肌，其味甘，其色黄，通于土气。"现拟改为："脾者仓廪之本，营之居也，其华在唇四白，其充在肌，其味甘，其色黄，通于土气。胃、大肠、小肠、三焦、膀胱，名曰器，能化糟粕，转味而入出者也。"并在胃上应添胆字，以符十一脏之数，是否有当，提供参考。

【应用】择要熟记，并与以下几节结合，用处较广。

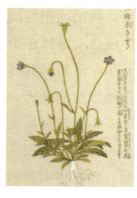
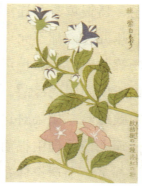
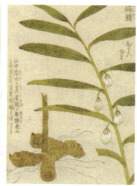

【原文】《灵枢·本输》篇曰："肺合大肠，大肠者，传道之府。心合小肠，小肠者，受盛之府。肝合胆，胆者，中清之府。脾合胃，胃者，五谷之府。肾合膀胱，膀胱者，津液之府也。少阳属肾，肾上连肺，故将两脏。三焦者，中渎之府也，水道出焉，属膀胱，是孤之府也。"

【语译】《灵枢·本输》篇上说，肺与大肠相结合，大肠是传送排泄的机构，心与小肠相结合，小肠是接受消化的机构，肝与胆相结合，胆是中藏清汁的机构，脾与胃相结合，胃是存储谷食的机构，肾与膀胱相结合，膀胱是蓄积水液的机构。少阳归属肾脏，而又上连于肺，故单独管领两脏，少阳即三焦，相等于水沟，通到膀胱，由于三焦贯彻胸腹腔上中下三部，至大无偶，故称孤府。

【名词浅释】《本输》篇：《灵枢》的篇名，"输"通"腧"，也简作"俞"。篇内指出脏腑经脉由出而入，由外而内，并详其俞穴部位，故名。

合：一脏一腑相结合，也称表里。

【体会】"合"含有合而成功的意思，故着重在功能的结合，其实经络方面本有联络，可以参看。这种脏腑的结合，前人认为有脏以为体，即有腑以为用，脏之气行于腑，腑之精归于脏，就是《内经》所说"阴阳表里相输应也"，所以也称"表里"。必须分辨，《内经》所说的内脏，不等于现代医学所说的某一脏器。它在书里所指的心的功能包括循环系和脑，肺的功能包括呼吸系统和皮肤的作用，肝的功能包括神经系和循环系的一部，脾的功能包括整个的消化系统，肾的功能包括泌尿系统、生殖系统、内分泌和新陈代谢以及脑的一部分。通过了本节的脏腑相合，尤其可以看到前人重脏不重腑的原因，是由于五脏掌握了整体的功能。这种理论，很可能是前人依据解剖所得的印象，再就临床实践中所得的经验，用推理方法把它联系而成，故在临床上有它一定的成效，而很难用现代医学加以解释。

　　三焦究竟是什么？也是很难明确指出的。如果从以经解经的方式来论，《灵枢·荣卫生会》篇里说："上焦出于胃上口，并咽（食道）以上，贯膈而布胸中；中焦亦并胃口，出上焦之后；下焦者别回肠，注于膀胱而渗入焉。"又《难经》第三十一难也说："上焦者在心下，下鬲，在胃上口；中焦者在胃中脘；下焦者当膀胱上口。"这是说明了三焦的部位。《灵枢》里还说："上焦如雾，中焦如沤，下焦如渎。"在《难经》也说："上焦主纳而不出，中焦主腐熟水谷，下焦主分泌清浊，出而不纳以传导也。"这又说明了三焦的功用。于此可见三焦对于内脏都有联系，本节里"少阳属肾，肾上连肺，故将两脏"和"属膀胱"等句，是指三焦起于肾，从肾而上行则连肺，下行则连膀胱，管领了肺与膀胱两个脏腑。李念莪引张景岳的注译，以为"三焦为中渎之府，膀胱为津液之府，肾以水脏而领水府，故肾得兼将两脏"，恐有可商之处。(考《甲乙经》少阳作少阴，那么两脏是指膀胱和肺)由于三焦不同其他内脏，故治三焦病，在上则治心、肺，在中则治脾、胃，在下则治肾与膀胱，离开了内脏来专治三焦是没办法的。相对地，心包络是心脏的外膜，虽然自成一脏，与其他内脏也不同。临床上没法离开了心脏来单独治疗，这样，在本节里也就不说到相合了。

【补充】《内经》还有五脏所合，指出五脏与形体的关系。《五脏生成篇》里说："心之合脉也，其荣色也，其主肾也；肺之合皮也，其荣毛也，其主心也；肝之合筋也，其荣爪也，其主肺也；脾之合肉也，其荣唇也，其主肝也；肾之合骨也，其荣发也，其主脾也。"

【应用】最好熟记，对某些疾病可以不用直接治疗收效，或者脏腑间同时治疗而收效更快。

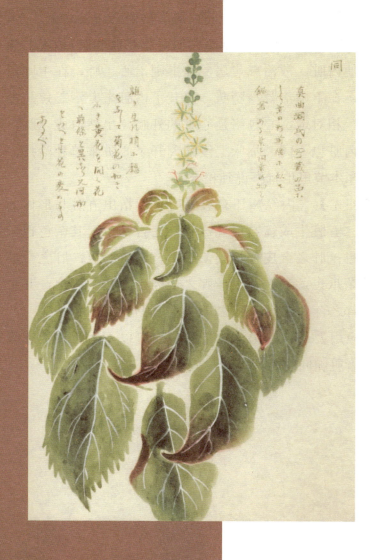

【原文】《［素问·］金匮真言论》曰："东方青色，入通于肝，开窍于目，藏精于肝。其病发惊骇，其味酸，其类草木，其畜鸡，其谷麦，其应四时，上为岁星，是以春气在头也。其音角，其数八，是以知病之在筋也，其嗅臊。南方赤色，入通于心，开窍于耳，藏精于心。故病在五脏。其味苦，其类火，其畜羊，其谷黍，其应四时，上为荧惑星，是以知病之在脉也。其音徵，其数七，其嗅焦。中央黄色，入通于脾，开窍于口，藏精于脾，故病在舌本。其味甘，其类土，其畜牛，其谷稷，其应四时，上为镇星，是以知病之在肉也。其音宫，其数五，其嗅香。西方白色，入通于肺。开窍于鼻，藏精于肺，故病在背。其味辛，其类金，其畜马，其谷稻，其应四时，上为太白星，是以知病之在皮毛也。其音商，其数九，其嗅腥。北方黑色，入通于肾。开窍于二阴，藏精于肾，故病在豀。其味咸，其类水，其畜彘，其谷豆，其应四时，上为辰星，是以知病之在骨也。其音羽，其数六，其嗅腐。"

【原文】《［素问·］阴阳应象大论》曰："东方生风，风生木，木生酸，酸生肝，肝生筋，筋生心，肝主目；其在天为玄，在人为道，在地为化，化生五味；道生智，玄生神；神在天为风，在地为木，在体为筋，在脏为肝，在色为苍，在音为角，在声为呼，在变动为握，在窍为目，在味为酸，在志为怒；怒伤肝，悲胜怒；风伤筋，燥胜风；酸伤筋，辛胜酸。南方生热，热生火，火生苦，苦生心，心生血，血生脾，心主舌；其在天为热，在地为火，在体为脉，在脏为心，在色为赤，在音为徵，在声为笑，在变动为忧，在窍为舌，在味为苦，在志为喜；喜伤心，恐胜喜；热伤气，寒胜热；苦伤气，咸胜苦。中央生湿，湿生土，土生甘，甘生脾，脾生肉，肉生肺，脾主口；其在天为湿，在地为土，在体为肉，在脏为脾，在色为黄，在音为宫，在声为歌，在变动为哕，在窍为口，在味为甘，在志为思；思伤脾，怒胜思；湿伤肉，风胜湿；甘伤肉，酸胜甘。西方生燥，燥生金，金生辛，辛生肺，肺生皮毛，皮毛生肾，肺主鼻；其在天为燥，在地为金，在体为皮毛，在脏为肺，在色为白，在音为商，在声为哭，在变动为咳，在窍为鼻，在味为辛，在志为忧；忧伤肺，喜胜忧；热伤皮毛，寒胜热；辛伤皮毛，苦胜辛。北方生寒，寒生水，水生咸，咸生肾，肾生骨髓，髓生肝，肾主耳；其在天为寒，在地为水，在体为骨，在脏为肾，在色为黑，在音为羽，在声为呻，在变动为栗，在窍为耳，在味为咸，在志为恐，恐伤肾，思胜恐；寒伤血，燥胜寒；咸伤血，甘胜咸。"

【体会】这两节把人体结合到外界一切，作出分类的归纳，企图解释人与自然界的现象和各个方面的联系问題，在醫學上有其可取的部分，但決不能機械運用。茲列表如下。

自然界和其他方面												人体						
方位	季节	气候	星宿	品类	动物	植物	嗅	味	色	音	数	内脏	七窍	形体	志	声	病所	病态
东	春	风	岁	草木	鸡	麦	臊	酸	青	角	八	肝	目	筋	怒	呼	颈项	握
南	夏	热	荧惑	火	羊	黍	焦	苦	赤	徵	七	心	舌	脉	喜	笑	胸胁	忧
中央	长夏	湿	镇	土	牛	稷	香	甘	黄	宫	五	脾	口	肉	思	歌	脊	哕
西	秋	燥	太白	金	马	稻	腥	辛	白	商	九	肺	鼻	皮毛	忧	哭	肩背	咳
北	冬	寒	辰	水	彘	豆	腐	咸	黑	羽	六	肾	二阴	骨	恐	呻	腰股	栗
							臊即气			徵读"如"纸							另一节补入	忧指气逆

　　"东方生风，风生本"等"生"字，含有联系的意思，与"其类草木，其类土"等同一用意。"在天为玄，在人为道，在地为化，化生五味；道生智，玄生神"六句，推求天地和人的变化的来由，正如李念莪所谓"莫可名状，强名曰神。""悲胜怒""恐胜喜""怒胜思""喜胜忧""思胜恐"五句，后人作为精神治疗的根据，但主要是说明情绪的兴奋与抑制的关系，一般泛引五行生克来解说，容易使人把具有唯物论的五行学说误会到唯心方面去，似可考虑。

五行学说从阴阳发展，亦为中医基本理论之一。把木、火、土、金、水作为物质的元素，代表着自然界客观事物的存在和变化，据郭沫若先生研究：印度的四大说、希腊的四原子说，有相平行的地方。中医学引用这种古代哲学来说明有机体的生理、病理过程以及自然界的变化，与阴阳是分不开的，并且不是玄妙神秘的。余云岫在《灵素商兑》里对阴阳五行大肆攻击，显然荒谬，还有人以为阴阳可存，五行当废，那更自郐而下了。因此，本人同意江苏省中医学校的讲法："阴阳这一机动的代名词，是中国古代人民从自然观察到相互对立的现象而创造出来的，五行也是一个机动的代名词，它是从观察相互对立现象基础上发展起来的。相互对立就是相互矛盾，自然界的一切虽然存在着矛盾现象，但这种矛盾并不是一成不变的永久矛盾，它也有统一的时候。矛盾和统一是互相存在的，这是主要的一方面，矛盾既然可以得到统一，统一以后又能发生矛盾，那么在这两者之间必然有一个复杂的过程，这个过程的内容，就是运动、联系、抗拒、变化、发展等等。古人从自然界中观察到这种种现象，认为阴阳仅能说明一切事物的矛盾和统一，却不足以包括这种复杂的演变，于是便以五行来说明一切事物运动发展的过程。这一方法，在当时是普遍运用着的，并且成为一种最好的归纳、演绎法则，《内经》著作的萌始，正当诸子百家著书立说的时代，阴阳五行学说便很自然地渗透到医学领域。

因为那时医家已经认识到人体和自然界有着非常密切的关系，为了要说明人体的变化及人体和自然界的关系，舍去阴阳、五行就不可能有更好的代表学说了。即是今天研究中医学，从阴阳、五行理论观点上来作学术探讨，认为离开了阴阳、五行仍然没有更好的学说来代表它。这固然是由于中医学理有其独特的一面，同时阴阳、五行是从唯物观点出发的，它本身就备具着一个科学核心，这也是事实。"（《内经讲义》）我们明白了阴阳、五行的来历和本质，自然不会看作和星相卜巫者命定论一流，也不会漫无边际地空谈生克了。相反地，正因为阴阳、五行具有科学的哲学内容，还值得我们重新来研究。

【应用】略记大意。

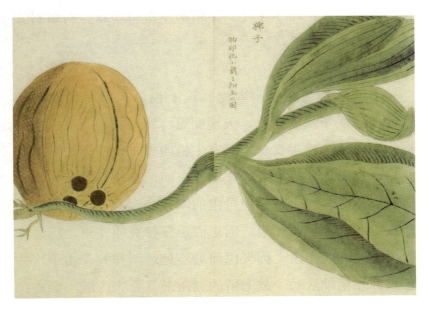

【原文】《灵枢·本神》篇曰："天之在我者德也，地之在我者气也，德流气薄而生者也。故生之来谓之精，两精相搏谓之神，随神往来者谓之魂，并精而出入者谓之魄。所以任物者谓之心。心有所忆谓之意，意之所存谓之志；因志而存变谓之思，因思而远慕谓之虑，因虑而处物谓之智。心怵惕思虑则伤神，神伤则恐惧自失，破䐃脱肉，毛悴色夭，死于冬。脾愁忧而不解则伤意，意伤则悗乱，四肢不举，毛悴色夭，死于春。肝悲哀动中则伤魂，魂伤则狂妄不精，不精则不正，当人阴缩而挛筋，两胁骨不举，毛悴色夭，死于秋。肺喜乐无极则伤魄，魄伤则狂，狂者意不存人，皮革焦，毛悴色夭，死于夏。肾盛怒而不止则伤志，志伤则喜忘其前言，腰脊不可以俯仰屈伸，毛悴色夭，死于季夏。恐惧而不解则伤精，精伤则骨酸痿厥，精时自下。"

【语译】《灵枢·本神》篇上说，天所赋予我的是德，地所赋予我的是气，天地缊缊，然后成形。故人生的原始叫作精，经男女交媾而有生机叫作神，阴阳二气由此发展，在阳而近乎神的叫作魂，在阴而近乎精的叫作魄。等到脱离母体以后，靠他自主的叫作心，心里想而未定叫作意，意已决定叫作志，因志而反复打算叫作思，因思考而由近及远叫作虑，因考虑而毅然处理叫作智。由于这些意识都靠精神活动，故七情的刺激最易损害内脏，例如：

惊惕思虑能伤心，心藏神，神伤便会失其自主，久而大肉消瘦，皮色枯悴，死于冬季；忧愁不解能伤脾，脾藏意，意伤便会胸膈烦闷，手足无力，皮色憔悴，死于春季；悲哀过分能伤肝，肝藏魂，魂伤便会狂妄而不能精明公正，使人前阴萎缩，筋腱拘急，两胁不能舒张，皮色枯悴，死于秋季；喜乐过度能伤肺，肺藏魄，魄伤便会形如癫狂，不识人，皮色枯悴，死于夏季；大怒不止能伤肾，肾藏志，志伤便会记忆力衰退，腰脊不能俯仰转动；如果恐惧经久，也能伤肾，肾又藏精，精伤则骨节酸疼，足软且冷，并有遗精滑泄等症，皮色枯悴，死于夏季之末。

【名词浅释】《本神》篇：《灵枢》的篇名，专述五脏的神志及其病变。

【体会】中医分疾病为外感和内伤两大类，也就是以六淫和七情作为疾病的主要因素。其实，七情也是外在因素之一，假如没有外界的刺激，不会引起情绪的波动，七情里所说喜、怒、悲、恐，等等，事实上，都是由当时的外界刺激或以前的刺激痕迹所引起的。但是与一般的外因发病毕竟有所不同，这问题比较复杂，准备另作专题讨论。目前所提出的是关于诊治方面的几个意见：①七情刺激的强弱，在病症上有显著的差别；②形成七情病过程的缓急，病理上并不一致；③七情病的新久，对治疗方面有相当距离；④病人的体质和敏感，应予顾及。故本节里所说"盛怒""喜乐无极""忧愁不解"以及病症的轻重、久暂等，需要细细体味，结合到临床经验，才会有深一层的认识。

【应用】择要熟记。精神刺激能引起不同变化的反应，并使内在生活情况改变，熟悉以后，可以在治疗上得到分别处理的概念。

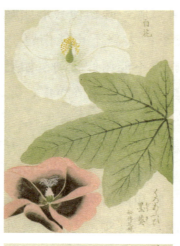
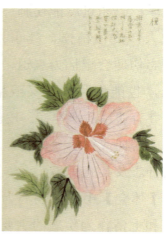
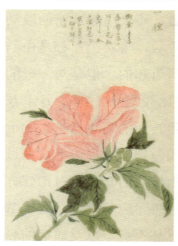
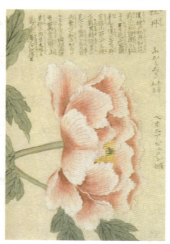

【原文】《［素问·］经脉别论》曰："食气入胃，散精于肝，淫气于筋。食气入胃，浊气归心，淫精于脉。脉气流经，经气归于肺，肺朝百脉，输精于皮毛，毛脉合精，行气于肺。府精神明，留于四藏，气归于权衡。权衡以平，气口成寸，以决生死。饮入于胃，游溢精气，上输于脾，脾气散精，上归于肺，通调水道，下输膀胱，水精四布，五经并行，合于四时，五藏阴阳，揆度以为常也。"

【语译】《素问·经脉别论》上说，食物入胃，经过消化后把精华送到肝脏，经肝脏把一部分送至筋肉方面，食物入胃后的另一部分传送心脏，使血液变厚，充实脉管，通过全身循环流遍经脉，再回到肺，所以肺是好像朝会百脉的地方(当肺帮助心脏输送血液，也会到达皮肤，经皮毛和血液的作用后再回到肺)。这样，使四脏都得到营养而得以平衡，因平衡而可以在寸口切脉以决疾病的吉凶。水入于胃，由气化而把精气输送于脾，再送到肺，一部分经三焦下注膀胱，这样，也是四布到体内五脏。这些都是符合四时阴阳升降的道理，并可度量五脏的正常现象。

【名词浅释】《经脉别论》：《素问》的篇名，言三阴三阳的脉象各不相同，宜加区别。

淫：有溢满而外出的意思。

浊气：这里是指浓厚的血气。

【体会】本节叙述饮食消化过程的概况，目的是在说明寸口所以能作为诊断疾病的理由。

【应用】略记大意。

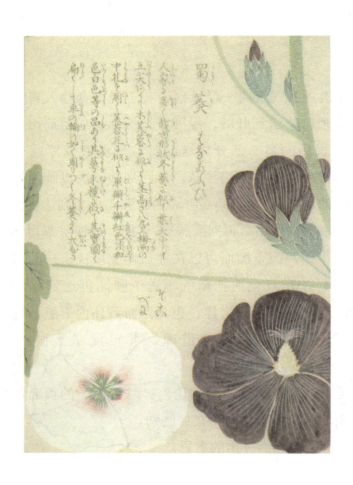

【原文】《［素问·］五运行大论》："帝曰：'病之生变何如？'岐伯曰：'气相得则微，不相得则甚。'帝曰：'主岁何如？'岐伯曰：'气有余，则制己所胜而侮所不胜；其不及，则己所不胜，侮而乘之；己所胜，轻而侮之，侮反受邪，侮而受邪，寡于畏也。'"

【语译】《素问·五运行大论》上，帝问："病的变化怎样？"岐伯答："岁气符合的病轻，不符合的病重。"帝问："主岁的气又怎样呢？"岐伯答："气太强则对本来所胜的加以抑制，本来所不胜的又会去侵犯它；假如太弱，那么，本来不胜的受到更深的抑制，本来所胜的也会被轻视而来侵犯了。这种乘强而侵犯的结果，到它本身主岁的时候也会受到别方面的侵犯，原因是侵犯太过，本身也受损害，引起其他方面没有畏惧哩。"

【名词浅释】《五运行大论》：《素问》的篇名，安排天的六气、地的五行，采集观察气候的推移变化，作为每年疾病流行的估计方法，称作运气。

【体会】《内经》运气学说极为复杂，大概以木火土金水五种物质作基础，在这基础上化为风、寒、暑、湿、燥、火六气，《类经》所谓："气非质不立，质非气不行，质具于地，气行于天。"再按干支纪年和三阴三阳主时分为司天、在泉和左右间气等，观察其推移逆顺，因强弱而发生的变化，就是本节所说"气相得""不相得""气有余""其不及"等等了。这种单靠五运六气作为理论根据来预测时病，本人研究不够，留待以后讨论。

【应用】略记大意。

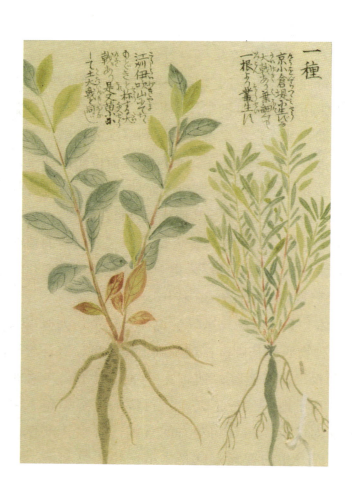

【原文】《灵枢·决气》篇曰："两神相搏，合而成形，常先身生，是谓精。上焦开发，宣五谷味，薰肤、充身、泽毛，若雾露之溉，是谓气。腠理发泄，汗出溱溱，是谓津。谷入气满，淖泽注于骨，骨属屈伸泄泽，补益脑髓，皮肤润泽，是谓液。中焦受气，取汁变化而赤，是为血。壅遏营气，令无所避，是谓脉。精脱者耳聋。气脱者目不明。津脱者，腠理开，汗大泄。液脱者，骨属屈伸不利，色夭，脑髓消，胫酸，耳数鸣。血脱者，色白，夭然不泽。"

【语译】《灵枢·决气》篇上说，男女媾精，才会产生新的生命，故常在身生之前的，这叫作精。肺脏呼吸，播送饮食的精气，使它温暖皮肤，充实形体，润泽毫毛，像雾露灌溉的，这叫作气。腠理不固，排出体内水分而为汗，这叫作津。饮食化生血气，滋润骨骼，使骨骼屈伸滑利，再通过骨来把它补养脑髓，并使皮肤滋润，这叫作液。中焦肠胃接受饮食，经过变化而成红色的液质，这叫作血。堤防血液，限制它在固定的东西内流动，不得妄行于外，这叫作脉。凡是精虚的为耳聋；气虚的为目视不明；津虚的常见毛孔开张，汗出不止；液虚的常见骨并节屈伸不便，面色枯晦，脑力不强，足酸，耳内响鸣；血虚的常见面色白，枯槁不润。

【名词浅释】《决气》篇：《灵枢》的篇名，决是分的意思，篇内专论精、气、津、液、血、脉，认为都是先、后天的真气一气所化而分为六名，故称决气。

【体会】说明精、气、津、液、血是维持人体健康的重要成分，如果缺乏，即有虚弱症状发现。由于饮食一气所化，故后来有"血脱益气"和"津血同源"等说，在治疗上往往相互协助，不作单纯的处理。

【补充】《内经》又把脑为髓海，冲脉为血海，膻中为气海，胃为水谷之海，称作四海。认为虚弱则病，也是人身的重要部门，故在《海论》里指出："气海有余者，气满胸中，悗息面赤，气海不足则气少不足以言；血海有余则常想其身大，怫然不知其所病，血海不足亦常想其身小，狭然不知其所病；水谷之海有余则腹满，水谷之海不足则饥不受谷食；髓海有余则轻劲多力，自过其度，髓海不足则脑转耳鸣，胫酸眩冒，目无所见，懈怠安卧。"

【应用】择要熟记，在虚弱症的诊治上有帮助。

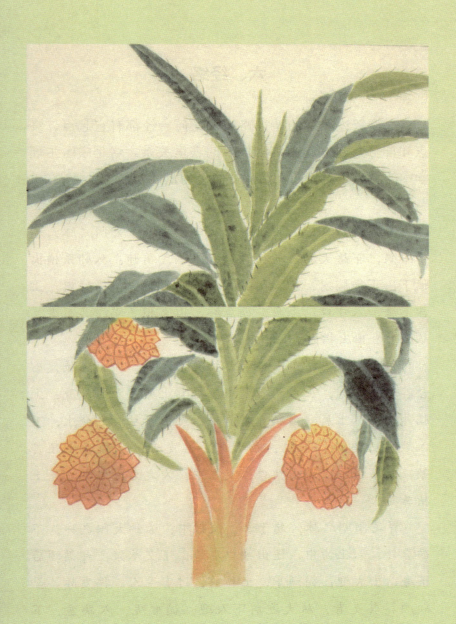

六、经络

本篇叙述经络的循行路线，任何一经都有它起点、终点和部分，建立起内脏和体表的表里关系。这是中医生理学中的特点，对诊断、治疗方面极为重要。

【原文】《灵枢·经脉》篇曰："肺手太阴之脉，起于中焦，下络大肠，还循胃口，上膈，属肺，从肺系横出腋下，下循臑内，行少阴心主之前，下肘中，循臂内，上骨下廉，入寸口，上鱼，循鱼际，出大指之端。其支者，从腕后直出次指内廉，出其端。

大肠手阳明之脉，起于大指次指之端，循指上廉，出合谷两骨之间，上入两筋之中，循臂上廉，入肘外廉，上臑外前廉，上肩，出髃骨之前廉，上出于柱骨之会上，下入缺盆，络肺，下膈，属大肠。其支者，从缺盆上颈贯颊，入下齿中，还出挟口，交人中，左之右，右之左，上挟鼻孔。

胃足阳明之脉，起于鼻，交頞中，旁纳太阳之脉，下循鼻外，入上齿中，还出挟口环唇，下交承浆，却循颐后下廉，出大迎，循颊车，上耳前，过客主人，循发际，至额颅。其支者，从大迎前下人迎，循喉咙，入缺盆，下膈，属胃，络脾。其直者，从缺盆下乳内廉，下挟脐，入气街中。其支者，起于胃口，下循腹里，下至气街中而合，以下髀关，抵伏兔，下膝膑中，下循胫外廉，下足跗，入中指（趾）内间。其支者，下廉三寸而别，入中指（趾）外间。其支者，别跗上，入大指（趾）间，出其端。

脾足太阴之脉，起于大指（趾）之端，循指（趾）内侧白肉际，过核骨后，上内踝前廉，上端内，循胫骨后，交出厥阴之前，上膝股内前廉，入腹，属脾，络胃，上膈，挟咽，连舌本，散舌下。其支者，复从胃别上膈，注心中。

心手少阴之脉，起于心中，出属心系，下膈，络小肠。其支者，从心系，上挟咽，系目系。其直者，复从心系却上肺，下出腋下，下循臑内后廉，行太阴、心主之后，下肘内，循臂内后廉，抵掌后锐骨之端，入掌内后廉，循小指之内，出其端。

小肠手太阳之脉，起于小指之端，循手外侧上腕，出踝中，直上循臂骨下廉，出肘内侧两筋之间，上循臑外后廉，出肩解，绕肩胛，交肩上，入缺盆，络心，循咽下膈，抵胃，属小肠。其支者，从缺盆循颈上颊，至目锐眦，却入耳中。其支者，别循颊上颐抵鼻，至目内眦，斜络于颧。

膀胱足太阳之脉，起于目内眦，上额交巅，其支者，从巅至耳上角。其直者，从巅入络脑，还出别下项，循肩髆内，挟脊抵腰中，入循膂，络肾，属膀胱。其支者，从腰中下挟脊，贯臀，入腘中。其支者，从髆内左右，别下贯胛，挟脊内，过髀枢，循髀外，从后廉下合腘中，以下贯端内，出外踝之后，循京骨至小指（趾）外侧。

肾足少阴之脉，起于小指（趾）之下，斜走足心，出于然谷之下，循内踝之后，别入跟中，以上端内，出腘内廉，上股内后廉，贯脊，属肾，络膀胱。其直者，从肾上贯肝膈，入肺中，循喉咙，挟舌本。其支者，从肺出络心，注胸中。

心主手厥阴心胞络之脉，起于胸中，出属心胞络，下膈，历络三焦。其支者，循胸出胁，下腋三寸，上抵腋，下循臑内，行太阴少阴之间，入肘中下臂，行两筋之间，入掌中，循中指出其端。其支者，别掌中，循小指次指出其端。

三焦手少阳之脉，起于小指次指之端，上出两指之间，循手表腕，出臂外两骨之间，上贯肘，循臑外，上肩，而交出足少阳之后，入缺盆，布膻中，散络心胞，下膈，循属三焦。其支者，从膻中上出缺盆，上项，系耳后，直上出耳上角，以屈下颊至䪼。其支者，从耳后入耳中，出走耳前，过客主人前，交颊，至目锐眦。

胆足少阳之脉，起于目锐眦，上抵头角，下耳后，循颈；行手少阳之前，至肩上，却交出手少阳之后，入缺盆。其支者，从耳后入耳中，出走耳前，至目锐眦后。其支者，别锐眦，下大迎，合于手少阳，抵于䪼，下加颊车，下颈，合缺盆，以下胸中，贯膈，络肝，属胆，循胁里，出气街，绕毛际，横入髀厌中。其直者，从缺盆下腋，循胸过季胁，下合髀厌中，以下循髀阳，出膝外廉，下外辅骨之前，直下抵绝骨之端，下出外踝之前，循足跗上，入小指(趾)次指(趾)之间。其支者，别跗上，入大指(趾)之间，循大指(趾)歧骨内出其端，还贯爪甲，出三毛。

肝足厥阴之脉，起于大指(趾)丛毛之际，上循足跗上廉，去内踝一寸，上踝八寸，交出太阴之后，上腘内廉，循股阴入毛中，过阴器，抵小腹，挟胃，属肝，络胆，上贯膈，布胁肋，循喉咙之后，上入颃颡，连目系，上出额与督脉会于巅。其支者，从目系下颊里，环唇内。其支者，复从肝别贯膈，上注肺。"

【语译】《灵枢·经脉》篇上说，肺的经脉叫作手太阴经，起于中焦，向下联络大肠，回绕胃口，上膈膜，络肺，沿着喉咙，横走腋下，下行沿臂膊内侧，走在手少阴经和手厥阴经的前面，直下至肘内，再下沿臂内至掌后高骨的下面即寸口动脉处，通过寸口至鱼际穴，沿鱼际出拇指的指尖。它的支脉，从手腕后直走食指的尖端内侧，与手阳明经相接。

大肠的经脉叫作手阳明经，起于食指尖端，沿指上面通过拇指食指歧骨间的合谷，上走腕中两筋凹陷处，沿臂上行至肘外侧，再沿膊外前面上肩走髃骨前，再上颈背相接处的天柱骨，向前入缺盆。联络肺、下膈，又联络大肠。它的支脉，从缺盆上走颈部，通过颊入下齿，回出挟口唇，左右两脉交会于人中，自此左脉走右，右脉走左，上挟鼻孔，与足阳明经相接。

胃的经脉叫作足阳明经，起于鼻，左右相交于鼻梁，旁入足太阳经，下行沿鼻外，入上齿部，回出环绕口唇，相交于任脉的承浆穴，再沿下颌后面出大迎穴，沿耳下颊车至耳前，过足少阳经客主入穴，沿发际至额颅。它的支脉，从大迎前下走人迎穴，沿喉咙入缺盆，下膈膜联络胃和脾。直行的脉，从缺盆下走乳内侧，再下挟脐，入毛际两旁的气街穴。另一支脉，从胃下口下走腹里，至气街和本经直行的相合，下行至膝上的髀关和伏兔两穴，再下至膝盖，沿足胫外侧至足面，入足中趾内间。又一支脉，从膝下三寸别走足中指外间。又有一支脉，从足面走入足大趾尖端，与足太阴经相接。

脾的经脉叫作足太阴经，起于足大趾尖端，沿足大趾内侧白肉处，过足大趾本节后上行至内踝前面，再上腿肚，沿胫骨后穿出足厥阴经的前面，上走膝和股内前面入腹，联络脾和胃，再上膈膜，挟咽喉，连舌根，散于舌底。它的支脉，从胃上膈膜至心中，与手少阴经相接。

心的经脉叫作手少阴经，起于心中，出走心系，下膈膜，联络小肠。它的支脉，从心系上挟咽喉，联系目系。

直行的脉，从心系至肺，横出腋下，沿臂臑内后侧行手太阴和手厥阴两经后面，下肘内，沿臂内后侧至掌后锐骨入掌内后侧，再沿手小指内侧至尖端，与手太阳经相接。

小肠的经脉叫作手太阳经，起于手小指尖端，沿手外侧至腕过高骨，直上沿臂下侧出肘内侧两筋间，再上沿臑外后廉出肩后骨缝，绕肩胛，相交于两肩之上，入缺盆，联络心，沿食道下膈膜到胃络小肠。它的支脉，从缺盆沿颈上颊至目外眦，回入耳内。又一支脉，从颊部别走目眶下至鼻，再至目内眦斜络于颧，与足太阳经相接。

膀胱的经脉叫作足太阳经，起于目内眦，上走额交会于巅顶。它的支脉，从巅顶至耳上角。直行的脉，则从巅顶入络脑，回出下行后项，沿肩臑内挟脊至腰中，由臀部内行联络肾与膀胱。又一支脉，从腰中挟脊而下，通过臀部下入膝后曲处。还有一支脉，从肩臑内左右下胛挟脊，经股外后侧下行，与另一支脉会合膝后曲处，再下至足肚，出足外踝后侧，沿足小趾本节后的京骨至足小趾外侧，与足少阴经相接。

肾的经脉叫作足少阴经，起于足小趾下，斜走足心，出内踝前大骨下的然谷穴，沿内踝后入足跟，向上行至足肚，出膝弯内侧，再上股内后侧，通过脊内联络肾与膀胱。直行的脉，从肾上行至肝，通过膈膜入肺，沿喉咙挟舌根。它的支脉，从肺联络心，注于胸中，与手厥阴经相接。

心主的经脉叫作手厥阴经，起于胸中，联络心包络，下隔膜依次历络上中下三焦。它的支脉，从胸走胁，当腋下三寸处上至腋，沿臂臑内侧手太阴和手少阴两经中间入肘中，下行臂两筋间，入掌内，沿中指直达尖端。又一支脉。从掌内沿无名指直达尖端，与手少阳经相接。

三焦的经脉叫作手少阳经，起于无名指尖端，上走小指和无名指中间，沿手表腕出臂外两骨中间，上过肘，沿臑外侧上肩，穿出足少阳经后面，入缺盆，行胸中，联络心包，下膈膜，从中焦下络下焦。它的支脉，从胸中上出缺盆，再上走项，连耳后直上耳上角，屈曲下颊至目眶下。又一支脉，从耳后入耳中，回出至耳前，过客主入穴前，交颊至目外眦，与足少阳经相接。

胆的经脉叫作足少阳经，起于目内眦，上至头角，下行耳后，沿颈走手少阳经前面，至肩上又穿出手少阳经后面，入于缺盆。它的支脉，从耳后入耳内，回出走耳前至目外眦后。又一支脉，从目外眦下走大迎，会台手少阳经至目眶下，再下至颊车至颈，与本经直行者会合于缺盆，再下走胸中，通过膈膜联络肝和胆，沿胁里经气街穴环绕毛际，横入髀厌中。直行的脉，从缺盆下走腋，沿胸过季胁，又与髀厌中的本经会合，再下沿股外出膝外侧高骨的前侧，直下至外踝骨，出外踝前侧，沿足面入足小趾次趾中间。它的支脉，从足面走中大趾，沿中大趾次趾的骨缝至尖端，又回经爪甲后二节间的三毛地方，与足厥阴经相接。

肝的经脉叫作足厥阴经，起于足大趾丛毛地方，沿足面上行，离内踝前一寸，再上内踝八寸，穿出足太阴经后面，上走膝弯内侧，沿股阴入阴毛中，左右相交环绕阴器，至小腹，挟胃，联络肝和胆，上过膈膜，散布胁肋，再沿喉咙后面至上鄂连目系，出额与督脉会于巅顶。它的支脉，从目系下走颊里，环绕唇内。又一支脉，从肝另穿膈膜注于胸中，与手太阴经相接。

【名词浅释】《经脉》篇：《灵枢》的篇名，详述手足三阴三阳十二正经及其别脉的循行路线和发病症状，后来论经脉的都以此为根据。

络、属：都是联络的意思，凡经脉连于其本经的脏腑称属，萦绕于与本经相表里的脏腑称络。

循：由此至彼的意思。

支：如江河之有支流，是本经以外的旁支。

【体会】《内经》在《经脉》篇开头便说："经脉者，所以能决死生，处百病，调虚实，不可不通。"马元台注释："不识十二经络，开口动手便错。"于此可见经脉在临床上的重要性。然而经脉究竟是什么？在现在解剖学上尚难加以说明。过去日本汉医曾经引神经来解释，没有得到结果，因此认为不合科学，想把经络否定。但据谢永光先生说："近几年来日本医界又有不少人改变了原来否定经络的主张，转过来学习古典，努力考证古籍关于治疗方面的记载，希望借此发现相当的理论或法则。法国针灸学界近年来也进行了对经络学说的研究，认为有人不根据经络学说的刺法，虽然也可收获疗效，可是这些疗效远比不上经络治疗的。"（1956年10月《中国新医学》月刊）因此，我们知道经络与神经是两回事，不必附会到神经方面，也不能因为无法用神经分布状况来引证而加以轻视。既有实际应用的价值，将来一定能用科学来说明。

十二经络的发明，具有高度科学的生理解剖学思想。单从《内经》记载的意义来研究，在《逆顺肥瘦》篇里曾有提纲指出："手之三阴，从脏走手，手之三阳，从手走头；足之三阳，从头走足，足之三阴，从足走腹。"说明了阴经和阳经相互接连，有次序地分布全身循环往复。

不难看到，手足十二经实际上只是太阴、少阴、厥阴、太阳、阳明、少阳六个，这六种又可合为三组：第一组是太阴和阳明；第二组是少阴和太阳；第三组是厥阴和少阳。这样一阴一阳的配合，叫作表里，表里的意思是指具有密切关系的两个方面。所以还可把内经指出的提纲简化为公式如下：

脏——手——头——足——腹（脏）

也就是手之三阴——手之三阳——足之三阳——足之三阴

如果把三组分别填入，便成下列三个形式。

1. 手太阴——手阳明——足阳明——足太阴

2. 手少阴——手太阳——足太阳——足少阴

3. 手厥阴——手少阳——足少阳——足厥阴

由于十二经脉互相衔接，由阴入阳，由阳入阴，从表走里，从里走表，自上而下，自下而上，所以《内经》在《卫气》篇里又指出："阴阳相随，外内相贯，如环之无端。"也由于它循行路线的不同，很自然地把全身划分为若干区域，并建立起体表和内脏的表里关系。我们可以观察那一区域内的症状，就认识发病的场所，从而根据那一经、脏来进行治疗，所以在内科和其他各科都占重要地位。一般认为经络只有针灸科需要研究，那是极不全面的看法。

【应用】必须熟记，并备经络图作为参考。依照经络的划分，在临床上能把病症清楚地分类归纳，对于整体疗法有极大帮助。

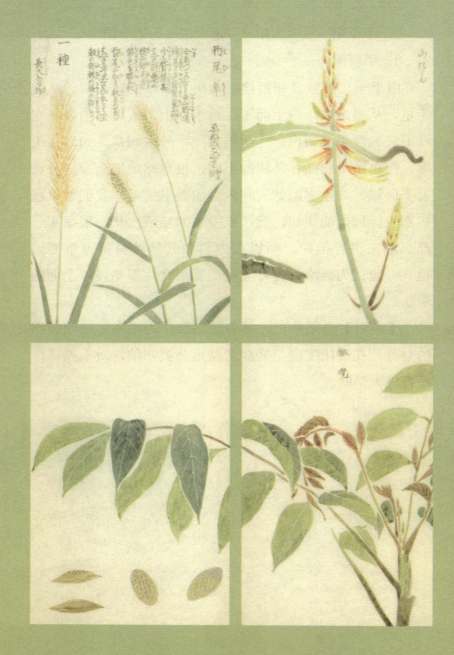

【原文】［《素问·骨空论》曰］："任脉者，起于中极之下，以上毛际，循腹里，上关元，至咽喉，上颐，循面入目。冲脉者，起于气街，并少阴之经，挟脐上行，至胸中而散。任脉为病，男子内结七疝，女子带下瘕聚。冲脉为病，逆气里急。督脉为病，脊强反折。督脉起于少腹以下骨中央，女子入系廷孔。其孔，尿孔之端也。其络循阴器，合篡间，绕篡后，别绕臀，至少阴与巨阳中络者，合少阴，上股内后廉，贯脊属肾。与太阳起于目内眦，上额交巅，上入络脑，还出别下项，循肩膊内，挟脊抵腰中，入循膂，络肾。其男子循茎下至篡，与女子等。其少腹直上者，贯脐中央，上贯心，入喉，上颐，环唇，上系两目之下中央。此生病，从少腹上冲心而痛。不得前后，为冲疝。其女子不孕，癃痔，遗尿，嗌干。督脉生病，治督脉，治在骨上，甚者在脐下营。"

【语译】《素问·骨空论》上说，任脉起于脐下中极穴，上至毛际，沿腹里至关元穴，再上至咽喉，至颏部，又沿面入目下。冲脉起于少腹气街穴，与足少阴经并行挟脐而上，至胸中分散。任脉的发病，在男子是易生七疝，女子是易患白带和症瘕、积聚病。冲脉的发病是，气逆不上，腹内急胀。督脉发病，使脊部强直反折。督脉起于少腹，下行至横骨下近外的中央部分，在女子联络廷孔——尿孔上端。它的支脉，沿阴器至篡——前后二阴之间，绕

117

至篡后，又绕臀部，与足少阴经和足太阳经之中行者会合，上行股内后侧，通过脊内络肾。又一支脉，与足太阳经从目内眦上额交巅顶，并入络脑，回出下项，沿肩膊内侧，从脊旁至腰中，入膂络肾，其在男子沿前阴下至篡与女子同。从少腹直上的脉，通过脐的中央，上至心入喉咙，再上颔部环绕口唇，上连两目下。故这条经脉的病症，往往从少腹冲心作痛，二便不通，叫作冲疝，在女子不易受孕，并有小便不通、痔疮，或遗尿、咽干等症。凡督脉生病，当治督脉，取腰横骨上毛际中曲骨穴，病深的取脐下的阴交穴。

【名词浅释】《骨空论》：《素问》的篇名，叙述经脉循行于骨空间的穴位。骨空间为骨节相交，精髓相通地方，精髓属于肾，冲、任、督三脉又皆发源于肾，故一并叙入。

七疝：①冲疝，从少腹有气冲心作痛，二便不利；②狐疝，卧时入腹，站立则阴囊胀坠；③厥疝，腹内有逆气；④癫疝，睾丸肿大，顽痹不仁；⑤疝瘕，少腹烦热作痛，注泄白淫；⑥㿉疝，腹筋拘急，溃脓下血；⑦癃癥疝，内裹脓血，小便癃闭。

【备注】督脉从少腹直上的，似指冲、任二经，故其发病亦为冲、任应有的病症，王冰曾说："任脉者女子得之以任养也，冲脉者以其气上冲也。"可作参考。

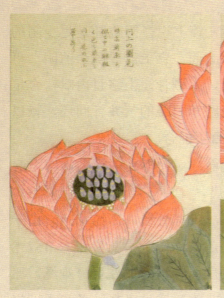

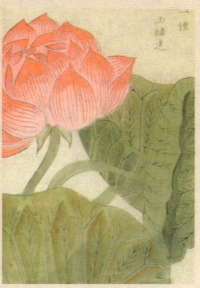

【原文】[《灵枢·脉度》篇曰]："跷脉者，少阴之别，起于然谷之后，上内踝之上，直上循阴股入阴，上循胸里，入缺盆，上出人迎之前，入頄，属目内眦，合于太阳，阳跷而上行。气并相还，则为濡目。气不荣，则不目能合。"

【语译】《灵枢·脉度》篇上说，阴跷脉是足少阴的别脉，从然骨的后上行内踝上面，直上沿股阴至前阴，再上沿胸至缺盆，出人迎前面，入颧骨，上络目内眦，合足太阳的别脉阳跷脉上行。阴跷和阳跷的气并行回还，赖以润目，如果气不濡润，便为目不能合。

【名词浅释】《脉度》篇：《灵枢》的篇名，言全身经脉的长度，共为十六丈二尺。

【体会】十二正经之外，还有奇经，奇经凡八，由于不像十二经的表里配合成偶，故称作奇。上节和本节叙述奇经八脉的循行路线及其发病似有错简，兹录《难经》原文如下，以资考证，《二十八难》云："督脉者起于下极之俞（指长强穴，在脊骶骨端），并于脊里上至风府（风府穴在脑后发上三寸），入属于脑；任脉者起于中极之下（中极穴在脐下四寸），以上至毛际，循腹里上关元（关元穴在中极上一寸），至咽喉上颐，循面入目络舌；冲脉者起于气冲（即气街穴，在毛际两旁），并足阳明之经挟脐上行，至胸中而散；带脉者起于季胁，回身一周；阳跷脉者起于跟中，循外踝上行入风池（风池穴在后脑发际陷中）；阴跷脉者亦起于跟中，循内踝上行至咽喉，交贯冲脉；阳维、阴维者，阳维起于诸阳会（指足外踝骨下陷中金门穴），阴维起于诸阴交（指足内踝上距踝三寸骨陷中筑宾穴）也。"

《二十九难云》："阳维维于阳，阴维维于阴，阴阳不能自相维，则怅然失志（精神不爽貌），溶溶不能自收持（指四肢懈怠）；阴跷为病，阳缓而阴急，阳跷为病，阴缓而阳急（阴阳即指阴跷和阳跷所过地方）；冲之为病，逆气而里急；督之为病，脊强而厥；任之为病，其内苦结，男子为七疝，女子为瘕聚；带之为病，腹满，腰溶溶若在水中；阳维为病苦寒热，阴维为病苦心痛（上指合病，此指分病）。"

从奇经八脉来说，前人认为维脉是一身纲维，跷脉是使机关跷捷，督脉为阳脉的总督，任脉为阴脉的承任，冲脉为诸脉的冲要，带脉为诸脉的总约。从全身经脉总的来说，十二经有孔穴，任督二脉亦有孔穴可以针灸，成为十四经；又十二经都有别络，不仅维脉和跷脉，脾更有一大络叫作虚里，合并任督二脉成为十五络，与十二经称为二十七气，认为如水之流，不分昼夜，终而复始，如环无端。这些正经和奇经的作用，在临床上用之有效，不可否认是前人在实践中积累起来的经验，值得重视。

【应用】必须熟记，与十二经同样重要。

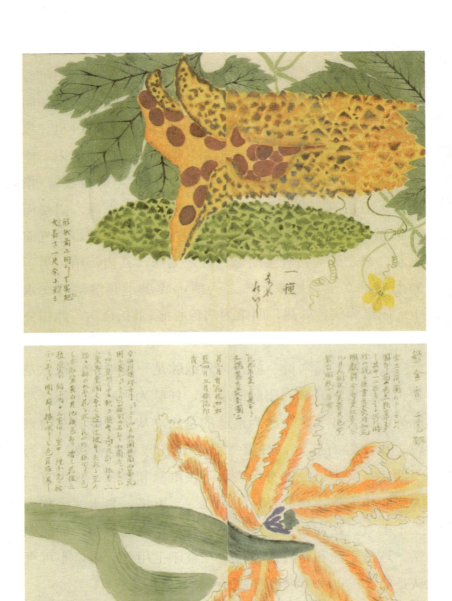

形状前ト同シテ蔓把
大長サ一尺余ヨ鋭ル

一種
錦水
わらひ

七、治则

本篇叙述治疗上的基本法则，包括药物、针刺、按摩和温浴法等，特别指出方剂的组织及其适当应用。

【原文】《［素问·］阴阳应象大论》曰："阴阳者，天地之道也，万物之纲纪，变化之父母，生杀之本始，神明之府也。治病必求其本。"《至真要大论》曰："谨守病机，各司其属。有者求之，无者求之，盛者责之，虚者责之。必先五胜，疏其血气，令其调达，而致和平。"

【语译】《素问·阴阳应象大论》上说，（上略）治病必须从根本上求得解决，求本的方法是：细心地掌握病机，辨别其属于哪一部门。这部门里有的，应该寻求它的原因；没有的，尤其要寻求它别的原因。不论实症和虚症，都需要两方面来究诘根源。然后结合五胜气候，疏通血气，排除障碍，使它回复正常。

【名词浅释】病机：机是机要。一种病的发生都有一定的症状，这症状是诊断的证据，《内经》曾把一般症状分类，作为临床的初步印象，称为病机，可参看病能篇《至真要大论》。

五胜：运气学说里的一个名词，指一年里五运的胜复，也就是不符合季节的气候变化。

【体会】这是施行治疗前的一项细致工作，只有清楚地认识发病的原因和病灶，才能给予适当的治疗。《内经》所指示的，可举一简单例子来说明，比如病人的主诉是发热，一般当作外感病。但必须检查他有否怕冷、头痛等症？脉搏是否浮象？进一步必须检查他有无其他合并症？是否单纯的体表受寒？如果是单纯的体表受寒，还得检查他有汗或无汗？体质的强壮或衰弱，病程的长短和热势的升降情况，才能定出治疗的方针、处方用药。为什么一定要这样反复地检查呢？因为一般的退热法只有发汗和清凉剂两项，但是发热的原因和病灶相当复杂，有好多发热症不是发汗法和清凉剂所能解决，甚至在某种发热症上用了发汗法和清凉剂会加重其症状或引起病变。例如：①体实的人偶然感冒风寒或淋受冷雨骤然发热，兼伴怕冷、头痛、四肢酸疼、汗不出、脉象浮紧、舌苔薄白，可用麻黄、桂枝、羌活、防风一类的辛温发汗药，汗出即解；②感受风温发热的，往往不怕冷或稍有恶风、自汗出、口干、脉浮数、舌苔薄黄，宜用豆豉、薄荷、桑叶、菊花等辛凉清疏；③高热不怕风、反恶热、汗出后热势不减，脉象洪大、舌苔黄糙的，此为阳明经病，宜用石膏、知母、银花、连翘等清凉退热；④忽冷忽热，一天中不止一次，也没有一定的时间，头眩、口苦、脉象弦数的，称作少阳病，宜用柴胡、黄芩、半夏、青蒿等和解；⑤午后发热，早上身凉，舌绛，脉象细数的，多属阴虚症，宜生地、麦冬、鳖甲、银柴胡等养阴退蒸；诸如此类，难于悉举。至于乙型脑炎初起像感冒，麻疹初起像风温；又如感冒兼有咳嗽，阳明病兼有大便闭结；又如因伤食、劳顿等引起的发热，在治疗上都有显著的区别。倘然一律使用发汗和清凉剂来治疗，其后果是不可想象的。所以《内经》所说"有者求之，无者求之，盛者责之，虚者责之"，肤浅地看来好像异常空泛，一经结合到实际，便成为极其重要的一环。

【应用】必须熟记，只有不厌求详地推求，才能确认病因，定出治疗的方向方法。

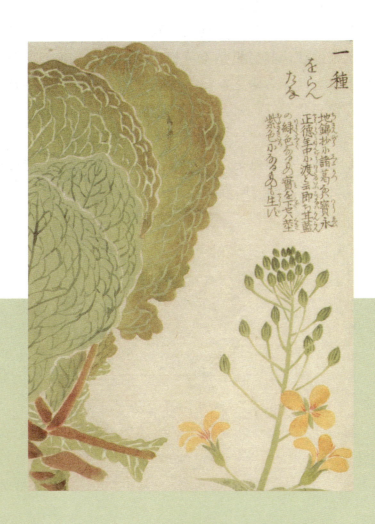

一種

をらん

たな

ちさや、○○り
地錦抄小諸葛灸寶永
正徳年中小渡と云即や甘藍
の緑色あるめ寶を下せ茎
紫色かあるあも生ひ

【原文】《［素问·］至真要大论》曰："君一臣二，奇之制也。君二臣四，偶之制也。君二臣三，奇之制也。君二臣六，偶之制也。故曰：近者奇之，远者偶之。汗者不可以偶，下者不可以奇。补上治上，制以缓，补下治下，制以急。急则气味厚，缓则气味薄，适其至所，此之谓也。病所远，而中道气味之者，食而过之，无越其制度也。是故平气之道，近而奇偶，制小其服也，远而奇偶，制大其服也。大则数少，小则数多，多则九之，少则二之。奇之不去，则偶之，是谓重方。偶之不去，则反佐以取之，所谓寒热温凉，反从其病也。"

【语译】《素问·至真要大论》上说，一个方内用一个君药、两个臣药，是"奇方"的组织，两个君药、四个臣药，是"偶方"的组织，但用两个君药而三个臣药，还是奇方，如用两个君药而六个臣药，才是偶方。一般病在上而轻浅的称作近，多用奇方；病在下而深重的称作远，多用偶方，所以汗法宜于表症就不可用偶，下法宜于里症就不可用奇。此外，补上、治上的方剂要其药力稽留，宜用气味俱薄的"缓"剂，补下、治下的方剂要其药力迅捷，宜用气味俱厚的"急"剂，总之，求其恰当地到达发病场所而已。因此有病所远而防止药力中途衰乏（按原文"中道气味之者"的之字不可解，疑心"乏"字传写所误），可以先服药、后进饭食来推进，这也是一个变通的

127

方法。治病的道理，不论奇方或偶方，轻浅在上的组织宜"小"，深重在下的组织宜"大"，大的组织药数少，小的组织药数多，但多到九味，少则不能低于二味。此外，用了奇方而病不去，可以接用偶方，这种用法，称作"重方"，用了重方而病仍不解，就宜用反佐的方法，反佐法是用寒凉或温热的药来顺从寒或热的病症进行治疗的一种反治法。

【名词浅释】《至真要大论》：《素问》的篇名。《内经》中叙述运气学说的，有《天元纪大论》《五运行大论》《六微旨大论》《气交变大论》《五常政大论》《六元正纪大论》等篇，本篇总括前文加以补充，认为至真至要，故名。文内并说明治疗法则、方剂组织和用药规律。

重方："重"平声，重复的意思。为了既用奇方，再用偶方，故马玄台注，后世也叫"复方"，李东垣七方图，并作大、小、缓、急、奇、偶、复。

【体会】本节专论方剂的组织，分为奇、偶、缓、急、大、小、重七种，后来称作"七方"。包含着四个形式和意义。

1. 奇偶

指作用的专一和混合。奇是单数，偶是双数，说明方剂的作用有单纯的，有兼施并用的。处方的主要目的是消除病因，如果只有一个病因，就是只有一个目的，也就是只要一个主药；有两个病因时，便有两个目的，就要有两个主药，所以《内经》把"君一臣二"称作奇方，"君二臣四"称作偶方。然而偶方内臣药的多少也能左右主药的力量，故又指出"君二臣五"仍是奇方，"君二臣六"才是偶方，说明单数是无法平分的，既然不能平分，势必力量有偏重，还是奇方的意义。因此可以体会到君二臣四是偶方，倘然臣药的分配为一与三，应该属于奇方，扩大为君三臣三，只要三方面的药力平衡，也是偶方的制度。过去有人拘泥在数字的一、三、五和二、四、六方面，忽视了方剂的作用是不对的。

2. 缓急

指作用的和缓和峻利。病有慢性、急性的区别，治疗上也就有缓、急的适当处理，这是一般性的。这里着重于病灶的浅近和深远，认为病在上焦，药力宜缓；病在下焦，药力宜急，说明了同样内脏的疾患，在处方时应当考虑药物的力量来适当地发挥其功能。

3. 大小

指作用的强盛和浅薄。方剂组织的大小，跟随病的轻重来决定，有两种方式，一种是以数少为大方，取其量重力专，数多为小方，取其量轻力散；另一种是以药少为小方，药多为大方，王冰所谓："病之甚者制大其服，病之微者制小其服。"后人只注意前者而忽略后者，不够全面。

4. 重方

指作用的复杂。意思是单用奇方和偶方不能解决一切病症，故必要时可以相互使用，同时在正治法以外，还可用反治法来治疗。

由于七方中有四种不同的作用，故在应用时不能把七方孤立来看，必须认识它彼此的关联。例如《伤寒论》上说："急下之，宜大承气汤。"当然，大承气汤是急方了，但大承气汤的惟一效能是通大便，也可说成奇方，它的力量强盛，也可说作大方。又如"急温之，宜四逆汤"，同样包括急方、奇方和大方在内，具有不可分离的局面。因此，七方是方剂组织的一种制度，只有在作用上加以分析，才能理解其真正意义。

【补充】《至真要大论》里还有如下两节：①"主病之谓君，佐君之谓臣，应臣之谓使，非上、中、下三品之谓也。"这是对君臣的一个解释，并说明上、中、下三品是指古代药物分类法，与方剂无关；②"有毒无毒，所治为主，适大小为制也"，"君一臣二，制之小也，君一臣三佐五，制之中也，君一臣三佐九，制之大也"。这里所说的大方小方，与"大则数少，小则数多"显然不同，可作参考。

【应用】必须熟记，是中医处方的基本法则。

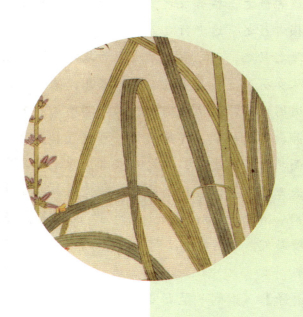

【原文】《［素问·］至真要大论》曰："辛甘发散为阳，酸苦涌泄为阴，咸味涌泄为阴，淡味渗泄为阳。六者，或收、或散、或缓、或急、或燥、或润、或软、或坚，以所利而行之，调其气，使其平也。寒者热之，热者寒之，微者逆之，甚者从之，坚者削之，客者除之，劳者温之，结者散之，留者攻之，燥者濡之，急者缓之，散者收之，损者益之，逸者行之，惊者平之，上之下之，摩之浴之，薄之劫之，开之发之，适事为故。逆者正治，从者反治，从少从多，观其事也。热因寒用，寒因热用，塞因塞用，通因通用。必伏其所主，而先其所因。其始则同，其终则异。可使破积，可使溃坚，可使气和，可使必已。诸寒之而热者，取之阴，热之而寒者，取之阳。所谓求其属也。夫五味入胃，各归所喜攻。酸先入肝，苦先入心，甘先入脾，辛先入肺，咸先入肾。久而增气，物化之常也。气增而久，夭之由也。"

【语译】《素问·至真要大论》上说，药味辛、甘的有发汗、疏散作用，属于阳的性质；酸苦的有涌吐、泄下作用，属于阴的性质；咸味同样有涌吐、泻下作用，属于阴；淡味有渗利小便作用，属于阳。这六种不同的性能，可以用来或收敛，或疏散，或缓和，或劲强，或干燥，或滋润，或坚者使软，软者使坚，只要各随需要使用，都能调理病气，达到和平。

一般的治疗法：寒症用热药，热症用寒药，轻症用逆治，重症用从治。症状方面，如坚实的用削伐法，感冒的用祛除法，疲劳的用温养法，凝结的用消散法，停留的用攻泻法，干燥的用滋润法，拘急的用舒缓法，耗散的用收敛法，亏损的用补益法，安逸的用运行法，惊惕的用平镇法。不论上升、下降、按摩、洗浴、迫击劫夺、疏散开泄，都以按照病况适当择用为是。这些针对症状治疗的方法，合乎治疗原则，称作正治；也有顺从病情的，称作反治，反治中并非完全顺从，有从多的，有从少的，须视病症的轻重来决定。凡是热药因寒症而用，寒药因热症而用，或者塞的方法用于塞症，通的方法用于通症，主要是制伏其主症，尤其重要的是先除其病因。故塞症用塞法，通症用通法，初起似乎同类，结果截然相异，它也能破积、攻坚，可使气和而痊愈。此外，有热症用寒药而热不退的，当补其阴；寒病用热药而寒不解的，当补其阳，这种虚症不能当作实症来治，就是求其属于哪一部门的说法。

五味入胃，各走性质上接近的一面。例如：酸味先入肝经，苦味先入心经，甘味先入脾经，辛味先入肺经，咸味先入肾经。久服以后，因受药性的偏胜而使脏气偏盛，这是物理之常，这种偏盛经过较长时间，将会成为损害的因素。

【名词浅释】正治：用与病邪相反性质的一类药物来

治疗，如寒邪用热药，热邪用寒药。用药性与病邪相反的目的是要排除病因，符合于治疗原则，故说"逆者正治"。凡"坚者削之"至"惊者平之"一节，都属此类。

反治：用药性与病情同一方向的，所收效果与正治相同，因其含有顺从的意义，故说"从者反治"。如虚性胀满症之属于消化功能迟钝的，给予补剂，不用"结者散之"；下痢症大便频数，给予泻剂，不用"散者收之"。这种从症状表面观察来决定其相反的病因，实际上与正治是一致的。

【体会】本节说明了一般的治疗方法，总的方面，包括药物、针灸、按摩和其他外治法；病症方面，包括了发汗、催吐、泻下、消导、滋补、镇静和收敛等法。这些方法在《内经》里曾有变化应用，后世并且加以发展，但基本上不能离开这几个原则。其特点如下：首先指出的是一病有一病的因素，只要消灭其因素，症状自然轻减。一般认为中医只是对症疗法，观察症状用药，不知中医必须在症候里寻得原因之后才会有疗法。比如有人问头痛吃些什么药？中医是无法回答的，理由就在头痛的发生不是一个原因，中药里菊花、吴茱萸、全蝎、牡蛎、防风、川芎等性质绝对不同，都可用治头痛，特别是中医善于从整体出发来考虑问题，就必须要从原因上求得治疗，故"伏其所主而先其所因"，是通过辨症来使用原因疗法，为《内经》治疗中的主要法则。其次，《内经》还掌握了病型的分类法，他看到每一种病的症候群里必然有一个主症，依据这主症的形态来寻求原因，从而定出治疗的方针，最为简捷可靠，故又定出了"坚""结""散""损"等名称。必须了解，这些名称是泛指一般病态，包含着多种病症在内，兹特列表举例见下。

病型	病例	治法	方例
寒	指一般表寒和里寒现象，如因寒邪或阳虚引起的恶寒，四肢厥逆，以及寒疝、寒霍乱等	热	用辛热药，包括回阳在内，如四逆汤、大乌头煎、小青龙汤、桂附八味丸等
热	指一般表热和里热现象，如温病、暑热及口疮、咽喉肿痛、小溲短赤等内热症候	寒	用清凉药，包括滋阴降火在内，如白虎汤、六一散、银翘散、大补阴丸等
坚	指腹内坚硬有形的一类病症，如症瘕、疝癖等	削	用克伐推荡药，多与攻剂相结合，也包括敷贴法，如削坚丸、鳖甲饮子、克坚膏
客	指时邪侵袭的一类症状，如伤风和其他时病等	除	用发汗、化湿等祛除六淫的药，如麻黄汤、香茹饮、神术散等
劳	指疲劳过度现象，如头晕不能用脑、记忆力薄弱、四肢怠惰等	温	用温养来增强体力，多与补剂相结合，如四君子汤、归脾丸、人参养营汤等
结	指邪气痰浊郁结，包括部分外症在内，如结胸、痰核、流注、乳癌等	散	用温散药，包括敷贴法，如小陷胸汤、千金指迷丸、小金丹，硇砂膏
畄	指脏腑积滞不能排除，如留饮停食、蓄水、便闭，以及妇科经阻等	攻	用攻逐泻下药，如十枣汤、大承气汤、舟车丸、抵当汤等
燥	指津液缺乏现象，如口渴、皮肤皱裂、大便困难	濡	用滋润药，如琼玉膏、沙参麦冬饮、增液承气汤

（续表）

病型	病例	治法	方例
急	指一般拘急强直症状，如口噤项强、手足拘挛等	缓	用舒展缓和药，如资寿解语汤、透经解挛汤、木瓜汤等
散	指耗散不能约束的症状，如盗汗、滑精、遗尿久泻及妇科崩漏等	收	用收敛固涩药，如牡蛎散、金锁固精丸、诃子散、女科固经丸
损	指一般亏损虚弱病症，如五劳六极，七伤及阴虚、阳虚中气不足等	益	用滋补强壮药，如六味地黄丸、八珍汤、补中益气、龟鹿二仙膏
逸	指运动障碍的现象，如瘫痪、痿痹等	行	用行血活络药，包括推舒法，如小活络丹、疏风活血汤
惊	指一般不安定的现象，如心悸、失眠、易醒、梦多易惊，及小儿惊风抽搐等	平	用镇静药，如朱砂安神丸、抱龙丸等

必须说明，治疗不是单靠病态来决定，从病态上定出的治法也不能单独应用。例如：寒的现象，有实症，有虚症，有表症，有里症，只凭一个热字，究竟选择哪一类热性方药呢？又如：坚的现象，有在气在血，属寒属热，不把病灶和性质确定，也是无法选用克伐推荡一类方药的。再如：留的病症，应先考虑病体能否胜任攻泻，或先攻后补，或先补后攻，或攻补兼施，或相间使用，前人也有一定步骤。诸如此类，说明了要很好地掌握《内经》的治疗法则，应当联系实际深入研究。

【应用】必须熟记，是治疗一般疾病的大法。

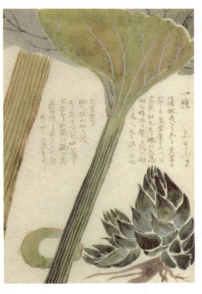

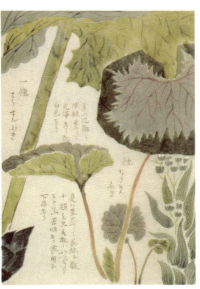

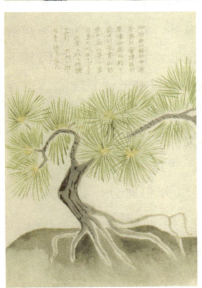

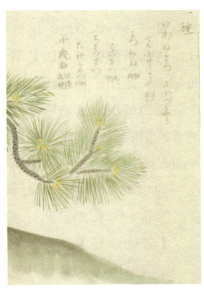

【原文】《［素问·］阴阳应象大论》曰："因其轻而扬之，因其重而减之，因其衰而彰之。形不足者，温之以气。精不足者，补之以味。其高者，因而越之；其下者，引而竭之；中满者，泻之于内。其有邪者，渍形以为汗；其在皮者，汗而发之；其慓悍者，按而收之；其实者，散而泻之。审其阴阳，以别柔刚。阳病治阴，阴病治阳。定其血气，各守其乡。血实宜决之，气虚宜掣引之。"

【语译】《素问·阴阳应象大论》上说，因为病轻浅，可用宣散法来祛其邪；因为病深重，可用减除法来平其势；因为病退而正气虚弱，可用补养方法来辅助其体力的恢复——形体不足的用气药温补，精髓不足的用味药滋补。病在上焦的可以因其高而催吐，在下焦的可以因其下而导泻，如在中焦胀满的可用消运和中来逐渐排除，也有在肌表的可用渍形法取汗或内服药发汗。邪势妄行耗散的当予抑制收引，结聚盘踞的当予疏散泻下，必须观察病的在阴在阳，分别邪的属刚属柔，病在阳的也可治其阴，病在阴的也可治其阳。同时明辨气分和血分，按其病源所在，血分实的予以逐瘀，气分虚的予以升提。

【名词浅释】渍形：渍是潮润，渍形是指用薰蒸取汗。据《世医得效方》记载："蒸法以薪火烧地良久，扫除去火，以水洒之，取蚕沙、柏叶、桃叶（李念莪注作桃枝，疑误），糠、麸皆可用，相和铺烧地上可侧手厚，上铺草席，令病人卧温覆之，夏月只布单覆之，汗移时立至，俟周身至脚心自汗漐漐，乃用温粉扑止。"这是一种"劫之"的方法，过去多用于急症。

刚柔：据马玄台注，"《难经》十难，以五脏之邪相干为刚，六腑之邪相干为柔。盖阳经为腑，邪始感故为柔，阴经为脏，邪入深故为刚。"简单地说，指病邪的强弱。

【体会】本节承接上文来说明适当地运用一般疗法，关键在于一个"因"字，含有因事制宜和因人而施的意思，故指出病势的轻重，病所的高下，以及其他情况，作为灵活运用的依据。又从邪、正两方面提出了一些例子，关于邪实方面，分出轻和重、上和下等不同治法，关于正虚方面，分出形和精、气和血等不同治法。这些例子当然不够全面，但可以看到祛邪、扶正是治疗的两大纲领，怎样选用"客者除之""劳者温之"等等方法，达到又适合又迅捷地发挥治疗作用，实为临床上的重要一环。主要是同一病因，由于发病的场所不同，治法截然异样，只有寻出病所，处方才有目标，不犯似是而非、隔靴搔痒的毛病。然而人体是有机的联系，不能把《内经》所指出的病所呆板地孤立起来，也不能把《内经》的每一种治法简单地看待。故"轻而扬之"的"轻"字，与"高者越之"的"高"字、"在皮者汗而发之"的"皮"字都有关联；"扬"字与"越"字、"发"字以及"实者散而泻之"的

"散"字都应结合。也就是说，或疏散风寒暑湿等邪，或宣化肺脏痰浊，或催吐来解除胸中痰食水饮的郁结，都属"轻而扬之"的一类。习用的如：①感冒风寒，用神白散（豆豉、白芷、生姜、葱白、甘草）；②风温初起，用银翘散（金银花、连翘、桔梗、薄荷、荆芥、豆豉、牛蒡、竹叶、甘草）；③伤风咳嗽，用三拗汤（麻黄、杏仁、甘草）；④风热头痛，用菊花茶调散（菊花、僵蚕、川芎、薄荷、荆芥、防风、细辛、羌活、白芷、甘草）；⑤鼻渊流涕腥秽，用苍耳散（苍耳子、薄荷、辛夷、白芷）；⑥伤寒胸中懊恼，用栀子豉汤（豆豉、山栀）……，皆归于轻扬的范围。以此为例，下面所说的"减""竭""泻"等，也包括了轻泻、重泻、泻水、泻宿食等在内，亦即包括了常用的大承气汤（枳实、大黄、芒硝、厚朴）、脾约麻仁丸（麻仁、芍药、杏仁、大黄、枳实、厚朴）、大陷胸汤（甘遂、大黄、芒硝）、控涎丹（甘遂、大戟、白芥子）和舟车丸（牵牛子、大黄、甘遂、芫花、大戟、青皮、橘红、木香、轻粉）等方剂。必须分辨，"泻之于内"不同于一般的泻，它的含义是健运消导，有帮助机体自然抗病能力，使之与祛邪药物协同起来消除病邪，并不以攻泻为惟一手段。成方中如枳实消痞丸（人参、白术、枳实、黄连、麦芽、半夏曲、厚朴、茯苓、甘草、干姜）治满，中满分消丸（厚朴、枳实、黄芩、黄连、半夏、陈皮、知母、泽泻、茯苓、砂仁、干姜、姜黄、人参、白术、甘草、猪苓）治腹胀，芍药

汤(芍药、黄芩、黄连、当归、肉桂、甘草、槟榔、木香)
治痢下赤白，以及保和丸(神曲、山楂、茯苓、半夏、陈
皮、连翘、莱菔子)的助消化等，虽然具有泻下性质，显然
与单纯的泻下有所区别。故这里的"泻之于内"，不得肤
浅地解释为内部积滞当用泻法，应该从"中满"两字体味
其用意。至于前人对于祛邪的方法，不论发汗、催吐、利
尿、通大便等，凡是用来排除实邪的都叫作泻，《内经》
常以"虚则补之，实则泻之"作为相对的一般治法，又不
能与本节狭义的泻相提并论了。

　　病的发生，必然有因、有形、有所，治病必须把病
因、病型和病所相结合，全面地考虑治疗方针，这是《内
经》的大法。后人依据这思想指导，定出多种治法，丰富
了治疗的内容。故"其在皮者汗而发之"，只是一个发汗
法，《伤寒论》里就有不同的发汗方剂，发展到《温病条
辨》又增添了许多不同的发汗方剂，并且两书里都记载了
当用发汗而不可发汗的禁忌条文。这种掌握症状的特点和
病人的特点来分别解决治疗问题，与《内经》学说是完全
一致的。前苏联华格拉立克教授在中华医学会第十届全国
委员代表大会上报告，讲到《内经》和其他古书中的中医
治疗措施，大致说，治疗永远应当是严格地个体特异化
的，并且应当根据病人病情的改变而改变处置方法；所有
的治疗都应当是综合的，同时又是针对疾病的情况的。我
认为这几句话有力地表达了《内经》的治疗精神，也说明

了重视病人的个体特征而予以个别治疗的重要性和科学性。因此，我们要在《内经》的大法里寻出活法，并在后人的活法里认识大法，不嫌重复，列表如下。

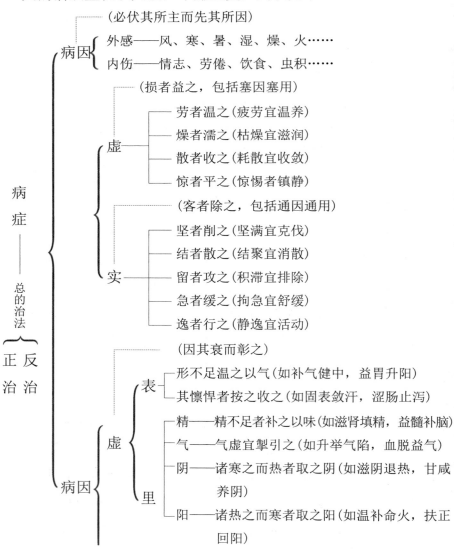

病症——总的治法 正治 反治

病因——(必伏其所主而先其所因)
- 外感——风、寒、暑、湿、燥、火……
- 内伤——情志、劳倦、饮食、虫积……

病因
- 虚——(损者益之，包括塞因塞用)
  - 劳者温之(疲劳宜温养)
  - 燥者濡之(枯燥宜滋润)
  - 散者收之(耗散宜收敛)
  - 惊者平之(惊惕者镇静)
- 实——(客者除之，包括通因通用)
  - 坚者削之(坚满宜克伐)
  - 结者散之(结聚宜消散)
  - 留者攻之(积滞宜排除)
  - 急者缓之(拘急宜舒缓)
  - 逸者行之(静逸宜活动)

病因
- 虚——(因其衰而彰之)
  - 表
    - 形不足温之以气(如补气健中，益胃升阳)
    - 其懔悍者按之收之(如固表敛汗，涩肠止泻)
  - 里
    - 精——精不足者补之以味(如滋肾填精，益髓补脑)
    - 气——气虚宜掣引之(如升举气陷，血脱益气)
    - 阴——诸寒之而热者取之阴(如滋阴退热，甘咸养阴)
    - 阳——诸热之而寒者取之阳(如温补命火，扶正回阳)

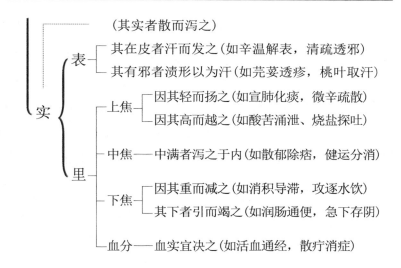

附注：此表内容限于本篇记载，不够全面，为了分类，也不能避免偏于片面。如"客者除之"是指一般外感，现在作为提纲；"逸者行之"在虚症和实症都可发现，以常见者多气血凝滞，就归入实症方面；又如"懔悍者按而收之"注解颇不一致，从字面来说，懔悍似属实症，但一般懔悍症如吐血、泄泻、大汗等多属虚症，即使因实症而引起不能制止的吐血、泄泻、大汗等，到严重状态时外表多呈虚脱现象，故最后考虑，置于表虚一门了。是否合适，留待讨论。

在上表内可以约略认识中医治病的基本原则。例如：胸腹胀满症，倘然求得病因是"食"，在病型所指示的就是"留者攻之"，在病所方面，可分别在于上焦的依照

"因其高而越之"使用催吐，在于中焦的依照"中满者泻之于内"使用消运，在于下焦的依照"其在下者引而竭之"使用泻下；又如，病人主诉头晕、形瘦、气短、肢软，倘然求得病因是"劳倦"，在病型所指示的就是"劳者温之"，在病所可分别其属于哪一方面的虚弱而采用适合的补养；如果再有心悸、失眠的，则依"惊者平之"例助以镇静，有多汗或遗精的，则依"散者收之"例助以收涩，再有疲劳过度兼见虚热，则依"寒之而热者取之阴"助以滋阴退蒸。只要掌握规律，不难随机应变。

【补充】在复杂的治法里，主要是辨别疾病的表里、虚实，故《至真要大论》曾有总纲提出："从内之外者调其内，从外之内者治其外，从内之外而盛于外者，先调其内而后治其外，从外之内而盛于内者，先治其外而后调其内，中外不相及，则治主病。（既不从内，又不从外的意思，即后世所说不内外因）"；"调气之方，必别阴阳，定其中外，各守其乡，内者内治，外者外治，微者调之，其次平之，盛者夺之，汗者下之，寒热温凉，衰之以属，随其攸利"；"无积者求其脏，虚则补之，药以祛之，食以随之，行水渍之，和其中外，可使毕已"。

【应用】必须熟记。中医辨症用药，对病因、病型和病所三者是不可分割的，了解这些基本原则以后，才能具体地分析具体病况，定出治疗的方针，适当地选择方药。

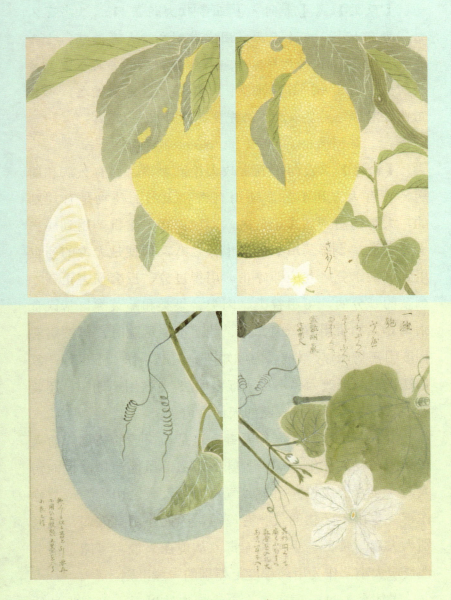

【原文】《［素问·］五常政大论》曰："病有久新，方有大小，有毒无毒，固宜常制矣。大毒治病，十去其六。常毒治病，十去其七，小毒治病，十去其八。无毒治病，十去其九。谷肉果菜，食养尽之，无使过之，伤其正也。不尽行，复如法。必先岁气，毋伐天和。"

【语译】《素问·五常政大论》上说，病有久病和新病，方有大方和小方，使用有毒和无毒的药物是有规则的。大毒药用到病去十分之六即应停止，常毒药用到病去十分之七，小毒药用到病去十分之八，即使是无毒的药也用到病去十分之九应即停止。用得过分，反会损害正气。剩余的一分病，可用谷类、肉类、果类和蔬菜类日常饮食来调养，如果用谷、肉、果、蔬而不能尽除时，再按病邪程度用药物治疗，（按《内经知要》句逗，作"不尽行，复如法"，兹拟改为"不尽，行复如法"）在用药期间，还要观察气候，适应生长收藏的天地常道。

【名词浅释】有毒、无毒：这是指一般的药物。前人认识到药物的作用，由于气味的刺激，虽能治病，也能伤人，《至真要大论》所谓"气增而久，夭之由也"，故称作毒。也由于药物的气味有厚薄，因而作用有强弱，就区别为大毒、常毒、小毒和无毒，从现在来说，可能是指毒性反应大小，作为用药程度上差别的一般准则。

【体会】每一种病，决定治疗方针以后，接着就是处方用药。用药不仅要针对疾病，还要注意机体本身。《左传》（《尚书》）上说的"药不瞑眩，厥疾弗瘳"是指药性反应；《内经》上曾说"能（通耐）毒者以厚（气味厚）药，不胜（平声）毒者以薄（气味薄）药"，是指用药当顾体质。所以大寒、大热的病当用大热、大寒的药，是大匠的规矩，病人能否接受这猛烈的药物，应该根据具体情况来考虑了。《内经》分辨大毒、常毒、小毒、无毒，目的就在一面祛除病邪，一面不使损害正气，故"毋使过之，伤其正也"两句，提高了医生用药的警惕性，也指出了治病要衡量病邪的浅深和体力的强弱来决定用药的标准。过去有些人以轻剂为平稳，对用重剂的人加以指摘；也有爱用重剂的，讥笑轻剂为轻描淡写；更有过者作惊人之笔，补必人参，温必鹿角，凉必牛黄、羚羊一类，甚至长期进服，不免都有偏倚地方。由于疾病的过程，除少数慢性病外很少长期停留在某一阶段，特别是中医以辨症用药为主，必须紧随病情的进退而进退，不可能始终用一个方法来解决一种疾病，即使某种病用某种方药见效之后，也不可能即以某种方药作为某病的特效药而靠它来收功。因此，有人希望中医做到一病一方或一病一药，目前是肯定难于做到的，在将来还是有商榷的必要。

怎样算是大毒？怎样才是小毒？很难加以明确地区别中药的作用。既然把气味为研究对象，向来就以气味的厚薄作为等次，故本草书上分出大辛大热、大苦大寒、微辛微凉、微苦微温，并分甘淡、咸平等类。这种气味理论，主要是指示气味对人体内脏所发生的一种作用，中医利用其作用的反应定出效能，再因其气味的复杂而产生的效能差异，分别使用于各种不同性质的疾患，即在同一症状中也要细致地分别使用。故同是通大便药，大黄大苦大寒，宜于热症；巴豆大辛大热，宜于寒症；芒硝辛咸苦寒，用来软坚；枳实苦酸微寒，用来利气；麻仁甘平，能润燥；瓜蒌甘寒，能润燥兼清热；柏子仁甘平，则润燥而兼滋补；肉苁蓉甘咸酸温，则又滋补而兼助阳。进一步利用其气味来配成方剂，效用更为广泛，如玄参、麦冬、生地本非通大便药，《温病条辨》把它组成增液汤后，称作咸寒苦甘法，用在温病阴虚不能接受攻下药时，亦能收到通便效果，所谓"以补药之体，作泻药之用，既可攻实，又能防虚"。于此可见，中药气味之说，虽与现代药理难以结合，然在中医药一个理论体系下所积累起来的经验，离开了气味来论药效，是不容易切合实际的。

【应用】必须熟记。从药物毒性的大小联系到以上方剂组织和治疗法则，可以认识到：①处方用药，先要确定治疗方针；②方剂的组成有一定形式，用药也有一定的层次；③用药的另一方面，必须照顾体质；④营养疗法是调理的最好方法，在古代已很重视。

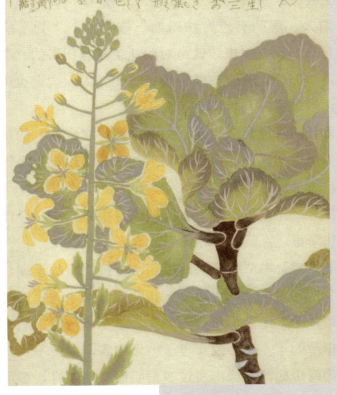

甘藍
えぞな

實を下して生
い又舊茎三
年を経て苗
如の指の大き
高三三尺に葉
八桶か牛形
州花の如く
夏月八緑色
冬八紫色か
褒氏春茎を
掃て茎臺の
と四瓣黄
色後用を結
無毒の如

【原文】《［素问·］六元正纪大论》曰："妇人重身，毒之何如？"岐伯曰："有故无殒，亦无殒也。"帝曰"顾闻其故，何谓也？"岐伯曰："大积大聚，其可犯也，衰其大半而止。"

【语译】《素问·六元正纪大论》中，黄帝问："怀孕的妇人，服药有没有妨碍？"岐伯答："为了病而用药，对孕妇没有损害，就是对胎儿也没有伤害的。"黄帝又问："为什么呢？"岐伯说："比如大积大聚也可用药攻散，但是病去大半，即应停服。"

【名词浅释】《六元正纪大论》：《素问》的篇名，主要为运气学说。论六气的司天和在泉，以五运之气运化于中，三十所为一纪，两经为一周，故名。

重身：重读平声，王冰所谓"身中有身"，今江南俗语诘作笨重之重，是错的。

【体会】本节论孕妇的用药法。按"有故无殒，亦无殒也"两句，李念莪以第一句指孕妇，第二句指胎儿，马玄台谓"不惟子全而母亦无殒"，是以第一句指胎儿，第二句指孕妇了。虽然反正母子俱无损害，似可不辨，但孕妇服药而引起流产或出血过多而妨碍胎儿发育，多从母体影响子体，故采前说为是。又"故"字，李念莪认为如大积大聚，如果从《内经》全文来看，本节之前有如下一段，岐伯曰："不远寒则寒至，寒至则坚否(通"痞")，腹满痛急，下利之病生矣；热至则身热，吐下霍乱，痈疽疮疡，瞀郁（昏闷的意思），注下，瞤瘛（目跳筋掣），肿胀，呕，鼽（鼻流清涕）衄，头痛，骨节变，肉痛，血溢血泄，淋闷之病生矣。"帝曰："治之奈何？"岐伯曰："时必顺（顺四时）之，犯者治以胜（如感热治以咸寒，感寒治以甘温）也。"据此，这里的"故"，是指一般病症，所说"毒之"，也指一般的治法。大积大聚的提出，说明孕妇也可用攻散之剂，其他都可理解了。必须提高警惕，毒药治病的规律已如上述，对孕妇尤要"衰其大半"，适可而止；某些药物对妊娠禁忌的，还是应该谨慎，不能借口《内经》作为掩护。

【应用】能熟记最好，不但避免孟浪从事所造成的业务过失，也可纠正因循敷衍而造成的不良后果。

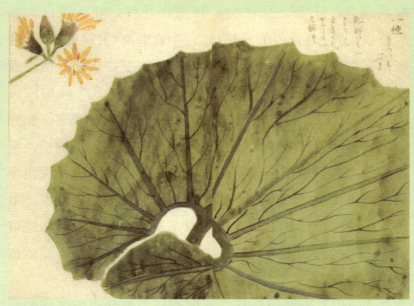

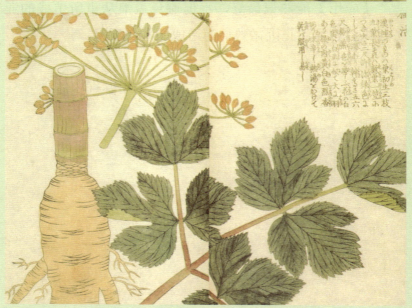

八、病能

本篇叙述内、外科的一般病症和预后，还附述了一些病理、鉴别诊断、疾病分类法和经验方剂等。"能"通"态"，"病能"即"病态"，《阴阳应象大论》有"此阴阳更胜之变，病之形能也"句，因采作篇名。也有就本来字面，解作能力和机能的，姑存一说。

【原文】《素问·至真要大论》曰："诸风掉眩，皆属于肝；诸寒收引，皆属于肾；诸气膹郁，皆属于肺；诸湿肿满，皆属于脾；诸热瞀瘛，皆属于火；诸痛痒疮，皆属于心；诸厥固泄，皆属于下；诸痿喘呕，皆属于上；诸禁鼓栗，如丧神守，皆属于火；诸痉项强，皆属于湿；诸逆冲上，皆属于火；诸腹胀大，皆属于热；诸躁狂越，皆属于火；诸暴强直，皆属于风；诸病有声，鼓之如鼓，皆属于热；诸病胕肿，疼酸惊骇，皆属于火；诸转反戾，水液浑浊，皆属于火；诸病水液，澄澈清冷，皆属于寒；诸呕吐酸，暴注下迫，皆属于热。"

【语译】《素问·至真要大论》上说，一般风症震颤晕眩，都属肝经；一般寒症收缩拘急，都属肾经；一般气症喘逆痞闷，都属肺经；一般湿症浮肿胀满，都属脾经；一般热症昏闷抽搐，都属火。诸痛痒疮皆属于心；一般四肢厥冷、二便或闭或不禁等症，都属下焦；一般肺痿、气喘、呕吐等症；都属上焦；一般口噤、鼓颔战栗、不能自主等症，都属火邪；一般痉病、颈项强直等症，都属湿邪；一般逆行上冲等症，都属火邪；一般腹大胀急等症，都属热邪；一般躁乱狂妄、精神失常等症，都属火邪；一般急性筋脉强直等症，都属风邪；一般腹内有声、中空如鼓等症，都属热邪；一般浮肿、酸疼、惊惕等症，都属火邪；一般转筋、反张、小便浑浊等症，都属火邪；一般小便清利，无热感及沉淀等症，都属寒邪；一般吐酸、泻利迫急等症，都属热邪。

【名词浅释】胕肿：胕者，夫，通"肤"，胕肿即身体浮肿。胕字，也有作足部解的。

水液：指小便。

【体会】本节为《内经》著名的"病机十九条"。《内经》在望色、切脉等诊断外，极其重视症状，病机就从复杂的症状中提出纲领，作为辨症求因的初步认识，也是一种疾病分类法。这里所举的病症，都指一般现象，不能看作某一种病。也可以说，这里所提出的症状，相等于"结者散之"和"急者缓之"等的"结"和"急"的意义，虽有所指，并不固定。在病因方面虽以六淫为主，亦可应用于其他杂症，显著的如小便的混浊和清利，同样适用的阴虚和阳虚症。至于原文"诸"字和"皆"字，虽有概括之意，决不能包罗万象，必须触类旁通，才能得到用处。

前人对于病机的钻研，或者发掘它的根源，或者辨别它的疑似，也有推论它的转变的。如王冰说，心虚则热收于内，肾虚则寒动于中。马玄台说，有其病化者，恐其气之为假，无其病化者，恐其气之为伏，病化似虚者，恐其虚之未真，病化似盛者，恐其盛之未确。均有深一层的看法。其间用力最专的当推金元四家中的刘完素，他依据病机十九条，参考王冰注译，并补出燥邪一条，演成《素问玄机原病式》一书，予以系统的分类说明。兹列表对照如下。

诸热(包括发热和内热)、瞀[昏闷、瘛(音"至"，抽搐)]①

诸禁(同"噤")鼓(鼓颌)、栗(战栗)，如丧神守(不能自主)

诸逆、冲、上(上升的，上三字都指病势上昌，如呕吐、喘息一类)

诸躁(手足不安静)、狂、越(举动、言语失常、如癫狂症等)

诸病胕(通"肤")、肿(指一般浮肿)、疼痛、惊骇(指神不安宁)

诸病有声(如肠鸣)、鼓(叩击)之如鼓(指气臌一类腹胀等)

六淫 {

六火：（包括热）{

病机 {

五脏 {

{
诸胀、腹大(指一般腹胀症)

诸转(如转筋拘挛)、反戾(戾是乖戾,如角弓反张)、水液浑浊(指小便黄赤不清)

诸呕、吐酸、暴(急性的意思)注(下利)下迫(迫不及待⋯⋯)
}

风:诸暴强直(如急性痉病)②

寒:诸病水液、澄澈(清长无沉淀)清冷(无热感)③

湿:诸痉项强(指一般强劲有力而不柔和现象)④

燥:诸痉项强(指一般强劲有力而不柔和现象)⑤

肝:诸风(一般风的现象)掉(动摇)眩⑥

肾 {
诸寒(包括怕冷和四肢不暖等)收引(抱急一类)⑦

诸厥(四肢厥逆)固(便秘)泄(泻利)下
}

肺 {
诸气(一般气机不畅)膹郁(胸部痞闷)⑧

诸痿(如肺脏萎缩)、喘、呕
}

脾:诸湿、肿、满⑨

心:诸痛、痒、疮⑩

附注(刘完素作):

①诸热瞀瘛,暴瘖暴昧、躁扰狂越,骂詈惊骇、胕肿疼痛,气逆冲上。禁慄如丧神守,嚏呕疮疡。喉痹耳鸣,目昧不明(包括目赤肿痛,翳膜眦疡等)暴注眴瘛,暴病暴死,皆属于火。诸病喘呕吐酸,暴注下迫,转筋,小便浑浊,腹胀大鼓之如鼓,痈疽疡疹,瘤气结核,吐下霍乱,瞀郁肿胀,鼻塞鼽衄,血溢血泄,淋(小便涩痛)秘(大便涩滞),身热恶寒,战栗惊惑悲笑,谵妄,衃蔑血污(指紫黑

血）皆属于热。

②诸暴强直，支（支持、顽固的意思）痛缓（音"软"，收缩）戾，里急筋缩，皆属于风。

③诸病上下所出，水液，澄澈清冷，症瘕，癀疝，坚痞，腹满急痛，下痢清白，食已不饥，吐利腥哕，屈伸不便，厥逆禁固（指禁止坚固而运动不利）皆属于寒。

④诸痉强直，积饮痞膈中满，霍乱吐下，体重腑肿，肉如泥，按之不起，皆属于湿。

⑤刘完素补：诸涩（不润）枯涸，干劲皲揭（皮肤开裂），皆属于燥。

⑥诸风掉眩，皆属于肝木。

⑦诸寒吸引，皆属于肾水。

⑧诸气膹郁，病痿，皆属于肺金。

⑨诸湿、肿、满，皆属于脾土。

⑩诸痛、痒、疮，皆属于心火。

《内经》病机原文一百七十六字，刘完素演为二百七十七字，增加不少症状，这是后来发展的一斑。刘完素还有《素问病机气宜保命集》（或谓张元素作），亦可参考。

【应用】必须熟记。有了这样一个概念，从而反复追求发病因素，比较容易得出结论，依此类推，并可应付其他病变。所以十九条所包含的症状，只要能推广应用，在临床上是起着一定的指导作用的。

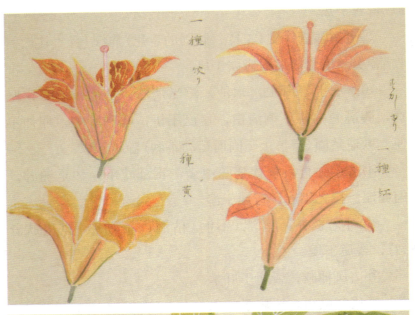

一種咲り

一種黄

一種紅

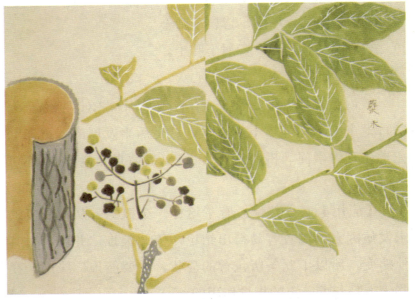

蘂木

【原文】《［素问·］生气通天论》曰："阳气者若天与日，失其所则折寿而不彰，故天运当以日光明。是故阳因而上卫外者也，欲如运枢。起居如惊，神气乃浮。因于寒，体若燔炭，汗出而散；因于暑汗，烦则喘喝，静则多言；因于湿，首如裹，湿热不攘，大筋软短，小筋弛长，软短为拘，弛长为痿；因于气，为肿，四维相代，阳气乃竭。阳气者，烦劳则张，精绝，辟积于夏，使人煎厥。目盲不可以视、耳闭不可以听、溃溃乎若坏都，汩汩乎不可止。阳气者大怒则形气绝，而血菀于上，使人薄厥。有伤于筋，纵其若不容，汗出偏沮，使人偏枯。汗出见湿，乃生痤痱。高粱之变，足生大疔，受如持虚。劳汗当风，寒薄如皶，郁乃痤。阳气者，精则养神，柔则养筋。开合不得，寒气从之，乃生大偻。陷脉为瘘，留连肉腠，俞气化薄，传为善畏，及为惊骇。营气不从，逆于肉理，乃生痈肿，魄汗未尽，形弱而气烁，穴俞已闭，发为风疟。春伤于风，邪气留连，乃为洞泄。夏伤于暑，秋为痎疟。秋伤于湿，上逆而咳，发为痿厥。冬伤于寒，春必温病。阴之所生本在五味，阴之五宫伤在五味，味过于酸，肝气以津，脾气乃绝。味过于咸，大骨气劳，短肌，心气抑。味过于甘，心气喘满，色黑，肾气不衡。味过于苦，脾气不濡，胃气乃厚。味过于辛，筋脉沮弛，精神乃央。"①

---

① 此部分与《内经知要》原文有较大出入，因是作者按自己的理解进行了修改，特说明。——出版者

【语译】《素问·生气通天论》上说，阳气的作用是鼓舞于上而护卫外表的，经常运行不息。倘然生活不安定，如同受了惊吓一样，会使精神浮荡耗散，予外邪以侵袭的机会。因而受到寒邪，便身热如炽，汗出始解；因而受到暑邪，便为多汗，严重的烦闷气喘，不烦躁的也是多言自语；因而受到湿邪，头如蒙裹地作瘃——湿邪不退，与热结合，便成湿热症，能使大筋短缩而拘挛，小筋松长而痿弱无力；因而受到风邪，便为浮肿，或四肢偏废，上下左右相代，阳气逐渐衰竭。

阳气因为烦劳过度，汗出太多，能使阴精耗伤，这种病积延到夏季炎热，成为煎厥，煎厥的症状是目光昏糊不能看东西，耳内闭塞似的听觉不聪，病势的发展，好比堤防破坏，无法阻止河水的奔放流泄。阳气在大怒之下，使气上逆，形态极度紧张，同时血随上升，成为薄厥。因此筋脉受伤，则四肢纵缓，不容自己运用；半边汗出，特别潮湿，可以成为半身不遂的偏枯症；汗出时候受到水湿阻滞，易生小疖和暑疹——也有喜欢吃膏粱厚味的人多生疔毒，好像拿了空虚的器皿来接受别人的赠予一样容易；劳动汗出受风，由于冷气的郁遏，也能酿成小疖、赤瘰一类疾患。

阳气中精粹的内养精神，柔润的外养筋肉，向外向内的开阖机能失常，寒气因而乘入。伤在背脊，便生大偻，身俯不能仰；伤在经脉，便生鼠瘘，留连在皮里膜外；倘从经穴内迫，逐渐成为恐惧和惊惕；留滞肌肉部分，障碍血液流行，郁结而成痈肿外疡，也有汗出未止，形体已疲，热气正在消烁，骤然受寒，毛孔闭塞，可以发生风疟。

春季伤了风邪，挨延到夏天能生泄泻；夏季伤了暑邪，秋天能生疟疾；秋季伤了湿邪，易患气逆咳嗽，并发四肢痿弱、厥冷等症；冬季伤了寒邪，到春天往往感染温病。

阴气的滋生，由于五味，五脏的损害，也由于五味。所以多啖酸的，能使肝气过旺，影响脾胃运化；多啖咸的，能使腰骨劳伤，肌肉萎缩，影响心脏，气塞不行；多啖甜的，能使胸膈壅塞喘促，影响肾气平衡而色黑；多啖苦的，能使脾经枯燥，影响胃肠消化排泄；多啖辛辣的，能使筋脉毁伤弛废，精神也受到灾殃。

【名词浅释】因于气：这里的气应作风气解，四肢相代，也是指中风偏废一类。

煎厥、薄厥：气逆而阴阳失调，轻则手足寒冷，重则不知人事，都叫作厥。煎厥、薄厥即因阴阳不调所引起的一种病症，煎是形容阴精如被煎熬地渐渐消失，薄音"搏"，形容有升无降迫急之状。

痤、痱、皶：痤音"锄"，指轻微的肿，即小疖；痱音"沸"，俗称痱子，即汗疹；皶音"渣"，鼻部及其周围红晕似疮，即面鼻赤瘰。

俛、瘘：俛音"娄"，指背部伛曲；瘘音"漏"，颈项的疾患，如鼠瘘，今称瘰疬一类。

【体会】本节以阳气为核心，说明一般疾病的形成。首先指出阳气有卫外作用，六淫的侵入都由阳气不固为其主因；其次指出阳气过旺，可使血液妄行、阴分耗散，尤其阳旺汗出而感受风寒水湿，还会变生其他疾患；再次指出阳气能养神、柔筋，如果内外失调，影响精神和形体方面，都有病变呈现；最后指出阳气虚弱而引起的病症，有当时即发的，有因某脏受损而至某一时期始发的；再由于阳气而联系到阴味，并指出了阴味过度对于内脏的损害。从整个来说，这是非常具体的一段理论，包括急性病和慢性病，也包括了内症和外症。但在本节里必须找出其主病及附带病症，然后能掌握其重点。例如：因阳气不固而感受的寒症、暑症、湿症和风症都是主病，其中湿热不攘便是附带病症。又如：因阳气耗散或上逆而致成的煎厥或薄厥是主病，其他筋纵、偏枯、痤痱、皶痤等便是附带病症。主要是有些病症都由主病传变，或因主病而连累及之，不能肯定其必有，显见的如疔疮说明膏粱热毒，不关阳气诱发，可能因痤痱而连叙，尤为附带中的附带病症了。

春季受了风邪至夏天生泄泻，夏季受了暑邪至秋天生疟疾等说法，在《阴阳应象大论》里比较说得简要，冬伤于湿，春必病温，春伤于风，夏生飧泄，夏伤于暑，秋必痎疟，秋伤于湿，冬生咳嗽。这种受邪而不即发病的，过去称作"伏气"，伏气的意义与现代所说的潜伏期有些相似，古代没有病毒、病原体的研究，他看到季节性的发病，认为是脏气亏损，脏气的亏损由于调养不适当，于是有追根寻源的想法。故与道生篇内《四气调神大论》所说"逆之则伤肝，夏为寒变，逆之则伤心，秋为痎疟"等理论完全一致。清代雷少逸曾根据《内经》四时六气为病，分作即病和不即病，撰成《时病论》一书，有法有方，可以参阅。至于伏气的争辩，在中医书里聚讼纷纭，暂时不作讨论。

【备注】①《内经》原文作："阳气者若天与日，失其所则折寿而不彰，故天运当以日光明(李念莪把这几句摘入阴阳篇)。是故阳因而上卫外者也，因于寒，欲如运枢，起居如惊，神气乃浮……"很明显，本节所说的，都是从阳气不固或阴阳不平衡以后所引起的疾患，不把阳气提出是不容易理解的，此其一。②其次，阳气的本能怎样？怎样会使阳气不固和失其平衡？《内经》中原有交代，如果不把这总纲弄清楚，对以下的许多病症也会产生模糊之感。因此，我个人认为应作如下的修改："阳因而上卫外者也，欲如运枢。起居如惊，神气乃浮。因于寒，体若燔炭，汗出而散；因于暑，汗、烦则喘喝，静则多言；因于湿……"这样，第一、第二两句说明了阳气的本能和正常现象，三、四两句说明了阳气的所以失常与生活有关系，

五、六两句说明了因此而受寒的症状，以后都可迎刃而解了。③又《内经》原文煎厥之下，有"目盲不可以视，耳闭不可以听，溃溃乎若坏都(都是用来防水的)，汩汩(音"骨"，水流貌)乎不可止"数句，大怒之上，有"阳气者"三字；开阖不得之上，有"阳气者，精则养神，柔则养筋"三句，味过于酸上，有"阴之所生，本在五味，阴之五宫，伤在五味"四句。倘然除头去尾，均能失去《内经》用意，兹均补入。

【应用】必须熟记。从这里可以认识到疲劳过度、情志波动和生活不安定等都能引起阳气变化，从而体内失其平衡，外邪乘机侵袭，造成外感和内伤一系列病症。也可回顾到《道生》篇"真气从之，病安从来"，正是它的最好注脚。

【原文】《［素问·］阴阳别论》曰："二阳之病发心脾，有不得隐曲，女子不月，其传为风消，其传为息贲者，死不治。三阳为病，发寒热，下为痈肿，及为痿厥腨痛，其传为索泽，其传为颓疝。一阳发病，少气，善咳，善泄，其传为心掣，其传为膈。二阳一阴发病，主惊骇背痛，善噫，善欠，名曰风厥。二阴一阳发病，善胀，心满，善气。三阴三阳发病，为偏枯痿易，四肢不举"。"所谓生阳死阴者，肝之心，谓之生阳；心之肺，谓之死阴；肺之肾，谓之重阴；肾之脾，谓之辟阴。死不治。""结阳者，肿四肢。结阴者，便血一升，再结二升，三结三升。阴阳结斜，多阴少阳，曰石水，少腹肿。二阳结，谓之消。三阳结，谓之隔。三阴结，谓之水。一阴一阳结，谓之喉痹"。

【语译】《素问·阴阳别论》上说，二阳病的发生多起于心脾两经，因为了情绪抑郁难以表达，可以影响到女子月经不调，并能发展为肌肉消瘦的"风消"，再为呼吸喘促的"息贲"，便成不治之症了。三阳病的症状是寒热，下肢浮肿，痿弱不暖，足肚酸疼，发展为形容枯槁的"索泽"症，或为小腹痛引睾丸的"颓疝"症。一阳病是气短，咳嗽，泄泻，发展为惊惕不宁的"心掣"症，或为饮食困难的"噎膈"症。二阳一阴合病是惊吓，背痛，多噫气和呵欠，叫作"风厥"。二阴一阳合病是善于作胀，

165

胸膈满闷，气分不畅。三阴三阳合病是偏枯，足痿移易，四肢不能举动。一般病症的传变，分作"生阳"和"死阴"两项，例如：肝病传到心，叫作"生阳"；心病传到肺，叫作"死阴"；肺病传到肾，叫作"重阴"；肾病传到脾，叫作"辟阴"，辟阴是一个不治之症。病邪结聚在阳经的多肢肿，结在阴经的多便血——浅的下血一升，重的二升，再重的三升，如果阴经阳经都有病邪而阴经重于阳经，则多少腹肿满的"石水症"。邪结二阳的病为消渴，在三阳的病为阻隔，在三阴的病为水肿，在一阴一阳的病为喉痹。

【名词浅释】《阴阳别论》：《素问》的篇名，分辨阴病和阳病，阴脉和阳脉，文内有"别于阳者，别于阴者"等句，故名。

一阳、二阳、三阳、一阴、二阴、三阴：即少阳、阳明、太阳、厥阴、少阴、太阴六经的别名，以部位而言为一、二、三，以性质而言，则为太、少、厥、明。

生阳、死阴：阳主生长，阴主收藏，故病从阴脏转入阳脏的，认为化险入夷，叫作生阳，由阳转阴的认为由明入幽，叫作死阴，倘由阴脏传至阴脏，尤为严重，便称重阴和辟阴。重，平声，辟同"僻"，幽僻的意思。

【体会】六经与内脏关联，其性质、功能和部位各不相同。本节即就各个经和脏的性质、功能和部位三方面来叙述一般的病变，所以没有指出发病的因素。不难看到，这里前面的二阳是胃，三阳是足太阳，一阳是胆，二阳一阴是胃与肝，二阴一阳是心与三焦，三阴三阳是脾与足太阳，后面的二阳是胃与大肠，三阳是膀胱与小肠，三阴是脾，一阴一阳是肝与胆。姑举二阳病来说明，凡是怵惕思虑和忧愁不解都能损害心脾，脏象篇中已有论及。故有不愉快的情况，容易引起气分郁结，影响到胃功能的消化。从而饮食减少，营养不良，体力逐渐衰弱，在女子所显见的是月经由量少而至停止。进一步，像风化一样地形体消瘦，随着呼吸也困难急促，说明消化系统和循环系统都受障碍。那么，这里虽然没有指出因素，已经包括因素在内，这因素便是七情内伤。七情和六淫是病因中的两大类别，故本人认为这一节是内伤发病，与上节论外感恰恰相对。

【应用】必须熟记。许多病症在找不到原因时，就应该着眼在情志与经脏本身的变化。

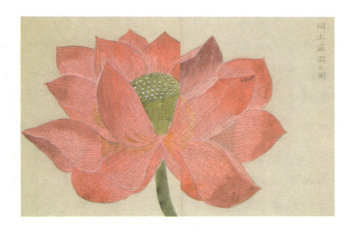

【原文】《灵枢·经脉》篇曰："肺，手太阴也。是动则病肺胀满，膨膨而喘咳，缺盆中痛，甚则交两手而瞀，此谓臂厥。是主肺所生病者，咳，上气，喘渴，烦心，胸满，臑臂内前廉痛厥，掌中热。气盛有余，则肩背痛，风寒，汗出中风，小便数而欠。气虚则肩背痛，寒，少气不足以息，尿色变。大肠，手阳明也。是动则病齿痛，颈肿。是主津液所生病者。目黄，口干、鼽衄，喉痹，肩前臑痛，大指次指痛不用。气有余，则当脉所过者热肿，虚则寒栗不复。胃，足阳明也。是动则病洒洒振寒，善呻，数欠，颜黑。见病至则恶人与火，闻木音则惕然而惊，心欲动，独闭户塞牖而处，甚则欲上高而歌，弃衣而走，贲响腹胀，是为骭厥。是主血所生病者。狂疟温淫汗出，鼽衄，口㖞，唇胗，颈肿，喉痹，大腹，水肿，膝膑肿痛，循膺、乳、气街、股、伏兔、骭外廉、足跗上皆痛，中指(趾)不用。气盛则身以前皆热，其有余于胃，则消谷善饥，尿色黄。气不足，则身以前寒栗，胃中寒，则胀满。脾，足太阴也。是动则病舌本强，食则呕，胃脘痛，腹胀，善噫，得后与气，则快然如衰，身体皆重。是主脾所生病者。舌本痛，体不能动摇，食不下，烦心，心下急痛，溏，瘕泄，水闭，黄疸，不能卧，强立，股膝内肿厥，足大指(趾)不用。心，手少阴也。是动则病嗌干，心痛，渴而欲饮，是为臂厥。是主心所生病者。目黄、胁痛，臑臂内后廉痛厥，掌中热痛。小肠，手太阳也。是动则病嗌痛颌肿，不可以顾，肩似拔，臑似折。是主液所生病者。耳聋，目黄，颊肿，颈、颌、肩、臑、肘、臂外后廉痛。膀胱，足太阳也。是动则病冲头痛，目似脱，项如拔，脊痛，腰似折，髀不可以曲，腘如结，踹如裂，是为踝厥。是主筋所生病者。痔，疟，狂癫疾，头囟项痛，目黄，泪出，鼽衄，项、背、腰、尻、腘、踹、脚皆痛，小指（趾）不用。肾，足少阴也。是动则病饥不欲食，面如漆柴，咳唾则有血，喝喝而喘，坐而欲起，目睆睆如无所见，心如悬，若饥状，气不足，则善恐，心惕惕如人将捕之，是为骨厥。是主肾所生病者。口热，舌干，咽肿，上气，嗌干及痛，烦心，心痛，黄疸，肠澼，脊股内后廉痛，痿厥嗜卧，足下热而痛。心主手厥阴心包络也。是动则病手心热，臂肘挛急，腋肿，甚则胸胁支满，心中憺憺大动，面赤目黄，喜笑不休。是主脉所生病者。烦心，心痛，掌中热。三焦，手少阳也。是动则病耳聋浑浑焞焞，嗌肿喉痹。是主气所生病者，汗出，目锐眦痛，颊痛，耳后、肩、臑、肘、臂外皆痛，小指次指不用。胆，足少阳也。是动则病口苦，善太息，心胁痛，不能转侧，甚则面微有尘，体无膏泽，足外反热，是为阳厥。是主骨所生病者。头痛，颌痛，目锐眦痛，缺盆中肿痛，腋下肿，马刀侠瘿，汗出，振寒，疟，胸、胁、肋、髀、膝外至胫、绝骨、外踝前及诸节皆痛，小指（趾）次指（趾）不用。肝，足厥阴也。是动则病腰痛，不可以俯仰。丈夫㿉疝，妇人少腹肿。甚则嗌干，面尘脱色。是主肝所生病者，胸满呕逆，飧泄狐疝，遗溺闭癃。"

【语译】《灵枢·经脉》篇上说，肺脏与手太阴经关联，这一经一脏变动所呈现的病症是胸部闷满膨胀，咳嗽气喘，缺盆中痛，剧烈的影响两手臂麻木，叫作"臂厥"。凡属肺的经脏发病，多见咳嗽，气逆喘粗，心烦胸闷，臂膊内前侧痛冷，手心热；实者为肩背痛；伤于风寒则汗自出，小便频数不长；虚者为肩背痛，怕冷，气少呼吸困难，小便变作黄赤等症。

大肠与手阳明经关联，它的变动为病是齿痛，颈部肿。凡属大肠的经脏发病，多见目黄口干，鼻流清涕，鼻衄喉痹，肩臂痛，食指痛不能用；实者当经脉所过的地方发热肿起；虚者寒冷不易回复等症。

胃与足阳明经关联，它的变动为病是凛凛怕寒，频作呵欠，颜面灰黑；转变为热，则厌恶见人和火，听到木音心跳惊怯，但愿关窗闭户独居，热甚的还会爬高忘险，狂妄歌笑，卸去内衣奔走，肠鸣腹胀，叫作"骭厥"。凡属胃的经脏发病，多见癫狂，疟疾，壮热汗出，鼻涕鼻衄，口㖞唇疮，颈肿喉痹，腹胀水肿，膝部肿痛，沿胸乳、气街、大股、伏兔、足胫和足背都痛，足中趾不能举用；实者在经则身前皆热，在脏则消化加强，易饥，小便黄色；虚者在经则身前寒，在脏则消化不良，当脘胀满等症。

脾与足太阴经关联，它的变动为病是舌本牵强，食入呕吐，脘痛腹胀，身体沉重，噫气频作，得到大便和矢气便感松快。凡属脾的经脏发病，多见舌本强痛，体重不便动摇，食欲呆钝，心中觉烦，心下急痛，大便溏薄泄泻，水湿不化，黄疸，不能安卧，勉强站立则股膝内侧肿冷，足大趾不能用等症。

心与手少阴经关联，它的变动为病是咽喉干燥，心中痛，口渴饮水，叫作"臂厥"。凡属心的经脏发病，多见目黄、胁痛，手臂内后侧痛冷，掌心热痛等症。

小肠与手太阳经关联，它的变动为病是咽喉痛，颔肿，头部不能转侧，肩臂痛如拔折。凡属小肠的经脏发病，多见耳聋，目黄，颊肿，颈颔连肩臂外后侧痛等症。

膀胱与足太阳经关联，它的变动为病是气冲头痛，目欲脱出，头项如拔，脊痛，腰如断折，髀关不能屈曲，膝后纽结，足胫裂痛，叫作"踝厥"。凡属膀胱的经脏为病，多见痔疮，疟疾，癫狂，头颅巅顶作痛，目黄泪出，鼻涕鼻衄，项部以下背、腰、尻骨、膝湾、足胫连脚都痛，足小趾不能举用等症。

肾与足少阴经关联，它的变动为病是饥饿不能进食，面黑，咳嗽吐血，气分喘促，坐后起立便觉眼花，心如悬挂地震荡不宁，又像饥饿时的糟杂；虚者常觉惊恐，心中惶惶如被逮捕，叫作"骨厥"。凡属肾的经脏发病，多见口中热，舌干，咽喉红肿，干燥梗痛，气逆，心中烦痛，黄疸，下利，脊、背、股部内后侧疼痛痿弱清冷，喜卧，足心热而疼痛等症。

心包与手厥阴经关联，它的变动为病是手心热，手臂拘挛，腋下肿，剧烈的胸部胁肋胀满，心中有不定的震荡，面红目黄多笑。凡属心包络的经脏发病，多见心中烦躁且痛，掌心灼热等症。

三焦与手少阳经关联，它的变动为病是耳聋听觉不聪，咽肿喉痹。凡属三焦的经脏发病，多汗出，目外眦痛，颊痛连及耳后、肩、臂外侧都痛，食指不能举用等症。

胆与足少阳经关联，它的变动为病是口苦，多太息，胸胁痛不能转侧；剧烈的面晦如尘，肌肤枯槁不润，足外侧热，叫作"阳厥"。凡是胆的经脏发病，多见头痛，颔痛，目外眦痛，缺盆肿痛，腋下肿——瘰疬，汗出，寒战如疟，胸、胁、髀、膝外侧至足胫、外踝前关节都痛，足小趾、次趾不能举用等症。

肝与足厥阴经关联，它的变动为病是腰痛不能前俯后仰，在男子为疝，在女子为少腹肿痛；剧烈的咽喉干燥，面部晦滞无血色。凡是肝的经脏发病，多见胸中满闷，呕吐，泄泻，狐疝，遗尿或小便不利等症。

【名词浅释】是动、所生：张隐庵注，"夫是动者病因于外，所生者病因于内，凡病有因于外者，有因于内者，有因外而及于内者，有因内而及于外者，有外内之兼病者。"他所说的外指经脉，内指脏腑，但应随症分辨，不必以外内印定。

后、气：后指大便，气指矢气。

马刀侠瘿：《内经》所说鼠瘘即瘰疬，成串的以其形长又称马刀。侠通"挟"，侠瘿即挟颈所生的瘤。

【体会】十二经脉的发病部位，就是十二经脉所通过的地方，由于经脉与内脏相关联，故又牵及内脏症状。《经水》篇里曾说："五脏者合神气魂魄而藏之，六腑者受谷而行之，受气而扬（布扬内外的意思）之，经脉者受血而营之。"本节的一般症状，很可能是基于临床实验，结合生理现象推测得来，其中哪一种是经病，哪一种是脏病，以及哪一类是经脏合病，必须加以分析。特别是"是动则病"和"是主某所生病者"两句，分为前后两截，应有明确的认识。考《难经·二十五难》："经言是动者气也，所生病者血也，邪在气，气为是动，邪在血，血为所生病。"徐灵胎注："是动诸病乃本经之病，所生之病则以类推而旁及他经者。"可以意味着"是动则病"是指本脏而牵及本经的经脏合病，"是主某所生病者"是指一般的本经本脏杂病。故说肺、脾等五脏所生病，包括肺和手太阴、脾和足太阴等经脏而言。津液、血气、筋骨等所生病，当是一种互词，企图把经脏的性质和五脏所属来解释，但与生理不相符合，反致意义模糊，兹仍从经脏说法，留待讨论。

【补充】《内经》里有关经脏发病，都是实践中的忠实报道，还有如下记载。《五邪》篇："邪在肺则病皮肤痛，寒热，上气，喘，汗出，咳动肩背"；"邪在肝则两胁中痛，寒中，恶血在内，行善掣节，时脚肿"；"邪在脾胃则病肌肉痛，阳气有余、阴气不足则热中善饥，阳气不足、阴气有余则寒中肠鸣腹痛，阴阳俱有余、若俱不足则有寒有热"；"邪在肾则病骨痛阴痹，阴痹者按之而不得，腹胀腰痛，大便难，肩背颈项痛，时眩"；"邪在心则病心痛善悲，时眩仆"。《邪气脏腑病形》篇："大肠病者，肠中切痛而鸣濯濯"；"胃病者，腹胀，胃脘当心而痛，上支两胁，膈咽不通，食饮不下"；"小肠痛者，小腹痛，腰脊控睾而痛，时窘之后，当耳前热。若寒甚，若独肩上热甚，及手小指次指之间热"；"三焦病者，腹气满，小腹尤坚，不得小便，窘急，溢则水留即为胀"；"膀胱者，小便偏肿而痛，以手按之即欲小便而不得，肩上热，若脉陷及足小指（趾）外廉及胫踝后皆热"；"胆病者，善太息，口苦呕宿汁，心下澹澹恐人将捕之，嗌中阶阶然数唾"。《缪刺》篇："邪客于足少阴之络，令人卒心痛，暴胀，胸胁支满"，又"令人嗌痛不可纳食，无故善怒，气上走贲上"；"邪客于手少阳之络，令人喉痹舌卷，口干心烦，臂外廉痛，手不及头"；"邪客于足厥阴之络，令人卒疝暴痛"；"邪客于足太阳之络，令人头项肩痛，又令人拘急背痛，引胁而痛，邪客于手阳明之络，令人气满胸中，喘息而支胁胸中痛，又令人耳聋，时不闻音"；"邪客于掌臂之间(指手厥阴之络)，不可得屈"；"邪客于足阳明之络，令人鼽衄，上齿寒"；"邪客于足少阳之络，令人胁痛不得息，咳而汗出"，又"令人留于枢中痛，髀不可举"；"邪客于足太阴之络，令人腰痛，引少腹控眇(季肋下)，不可以仰息"。

【应用】能熟记最好。与经脉循行路线对看，不仅容易理会，还可了解经脉在临床的实际应用。

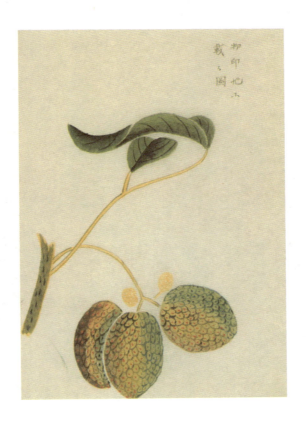

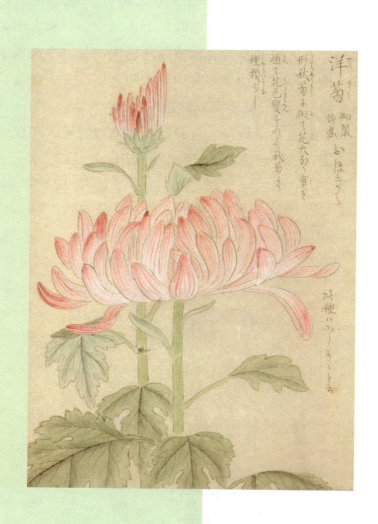

洋菊

御製　詩集　おほ□□
形秋菊よ似て花大なく實を
植て花色□□とみさ秋菊□
種類少し

此種いつ□□きく□□とる

【原文】《［素问·］通评虚实论》曰："邪气盛则实，精气夺则虚。"

【语译】《素问·通评虚实论》上说，邪气充盛的叫作实症，精气耗夺的叫作虚症。

【名词浅释】《通评虚实论》：《素问》的篇名，通评即概论，因文内概括地论述脉象和症状的虚实，故名。

【体会】一般病症，不外虚实两大类。从因素来说，风寒暑湿燥火等外邪侵入的多是实症，气血精神津液等内脏损伤的多是虚症；从现象来说，急性、进行性、机能兴奋的多是实症，慢性、退行性、机能衰减的多是虚症。故经络障碍，脏腑壅塞，气分郁结，瘀血停留，脉象弦大紧急等多属于实；面色惨白，形体疲劳，精神萎靡，呼吸低微，脉象细小软弱等多属于虚。由于虚实是表示邪气与精气，也就是表示病与人两方面，所以邪气只有实而无所谓虚，精气只有虚而无所谓实。《伤寒论》对于这问题非常重视，逢到紧要关头都有指出，如说："发汗病不解，反恶寒者，虚故也；阳明病谵语……不大便，脉反微涩者，里虚也，为难治；伤寒中风，医反下之，其人下利日数十行，谷不化，腹中雷鸣……此非结热，但以胃中虚；太阳病得之八九日，……脉微而恶寒者，此阴阳俱虚，不可更发汗更下更吐也。"又如说："伤寒六七日，……无表里症，大便难，身微热者，此为实也，急下之；伤寒十三日不解，胸胁满而呕……潮热者，实也；下利者，脉当微厥，今反和者，此为内实也；少阴病饮食入口则吐……此胸中实，不可下也，当吐之。"诸如此类，不能悉举，可见虚实是辨症论治的重要关键了。

【应用】必须熟记。虚实的辨别，是从复杂的症状、脉象和体力以及其他情况，经过综合观察所得的结果，还要在中间分出形气俱实、形气俱虚和形虚症实的不同程度。

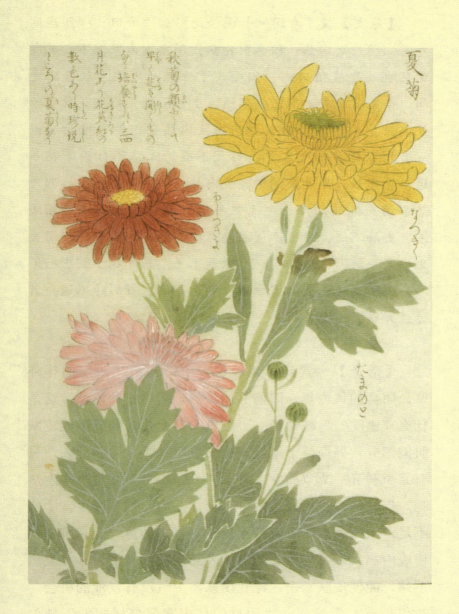

夏菊

なつきく

たまのこ

あさつきよ

【原文】《［素问·］调经论》："帝曰：'阳虚则外寒，阴虚则内热；阳盛则外热，阴盛则内寒。不知其所由然也。'岐伯曰：'阳受气于上焦，以温皮肤分肉之间。今寒气在外，则上焦不通，上焦不通，则寒气独留于外，故寒栗。'帝曰：'阴虚生内热奈何？'岐伯曰：'有所劳倦，形气衰少，谷气不盛，上焦不行，下脘不通，胃气热，热气熏胸中，故内热。'帝曰：'阳盛则外热奈何？'岐伯曰：'上焦不通，则皮肤致密，腠理闭塞，玄府不通，卫气不得泄越，故外热。'帝曰：'阴盛生内寒奈何？'岐伯曰：'厥气上逆，寒气积于胸中而不泻，不泻则温气去，寒独留，则血凝泣，凝则脉不通，其脉盛大以涩，故中寒。'"

【语译】《素问·调经论》中帝问："阳虚的体外寒，阴虚的体内热，阳盛的体外热，阴盛的体内寒，这是什么理由呢？"岐伯说："阳气来自上焦，赖以温养皮肤肌肉部分，外面受了寒气，使阳气阻塞不能达到外表，只有寒气停留，故为怕冷战栗。"帝问："阴虚的体内热呢？"岐伯说："疲劳过度，形体乏力，纳食减少，中气不足，因而上焦、下脘都不宣畅，胃中的热气上熏胸中，便成内热。"帝问："阳盛的外热呢？"岐伯说："上焦不通，能使皮肤紧密，汗孔闭塞，卫气没有发泄的机会，故作外热。"帝问："阴盛的体内寒又怎样呢？"岐伯说："寒气上逆，积在胸中不散，因而阳气萧索，血行凝滞，脉象大而且涩，便成为中寒症了。"

【名词浅释】《调经论》：《素问》的篇名，讨论病有虚实，有属于五脏的气、血、神、志、形的，有属于环境的风、雨、寒、暑和饮食居处的，都应当调其经脉。

玄府：指汗孔，《水热论》里说："所谓玄府者，汗空也。"

【体会】此言阴阳虚实有内外寒热的区别，我们可以认识到内外寒热就是表里寒热，如果把阴阳、虚实、表里、寒热并起来说，就是中医理论体系中的八纲，八纲中阴阳是纲领的纲领，虚实是表里的寒热的纲领，虚实必须结合表里、寒热，才能细致地分析病情，作出明确的诊断。后世因《内经》启发所得到的概念如下。

实
- 表实——包括感冒和急性热病初期症等，治以发散为主，如麻黄汤、葱豉汤之类
- 里实——此类范围最广，凡水湿痰食等阻滞于内，不分上中下三焦都属之，治法亦包括催吐、消导、攻下等，如大陷胸汤、枳实导滞丸之类
- 实寒——包括表和里的寒性实症，故病所亦不一致，如表寒用麻黄汤，里寒用四逆汤之类
- 实热——包括表和里的热性实症，如表热用银翘散，里热用黄连解毒汤之类
- 假虚——此指大实有羸状，多属里症，依照寒、热实症分别治之

虚

表虚——指阳虚自汗或体弱易受风邪等症，治以固涩为主，如牡蛎散、玉屏风散之类

里虚——此类范围亦广，凡内脏精气虚弱、机能衰退多属之，治法包括补气、养血、益精、生津等，如四君子汤、四物汤、龟鹿二仙胶之类

虚寒——即阳虚一类，治宜温补，王冰所谓"益火之原，以消阴翳"。如理中汤、附子汤之类

虚热——即阴虚一类，治宜清滋补养，王冰所谓"壮水之主，以制阳光"。如六味地黄汤、清骨散之类

假实——以指至虚有盛候，多属里症，依照寒、热虚症分别治之

病症的发现，并不如此简单，还有表实里虚的，表虚里实的，也有表里俱实和表里俱虚的，必须考虑邪正消长的程度，决定缓急轻重的措施。张景岳曾说："正者本也，邪者标也，若正气既虚，则邪气虽盛亦不可攻，盖恐邪未去而正先脱，呼吸变生则措手无及。若正气无损者，邪气虽微自不宜补，盖补之则正无与（正气得不到益处的意思）而邪反盛，适足以借寇兵而资盗粮，故治实症者当直去其邪，邪去则身安。"又说，无虚者急在邪气，去之不速，留则生变。多虚者急在正气，培之不早，临期五济。微虚微实者亦治其实，可以一扫而除。甚虚甚实者所畏在虚，但宜固守根本。二虚一实者兼其实，所以开其一面，二实一虚者兼其虚，所以防生不测。这些说明了虚实症的变化及其治法，纯虚纯实症不难辨别施治，只有虚中之

实，实中之虚，最宜留意，而缓急轻重是处置时一个总的关键。必须指出，后人对于阳气衰微，卫气不固，不因外邪所致的畏寒肢冷，与肾阴亏虚火易动，不因火邪、所致的烦躁、五心发热，也引"阳虚则外寒，阴虚则内热"两句解释，显然和《内经》原意有出入。但从虚症来说，亦自可通，我见二说不妨并存。

【应用】必须熟记，特别注意虚实与表里寒热的结合。

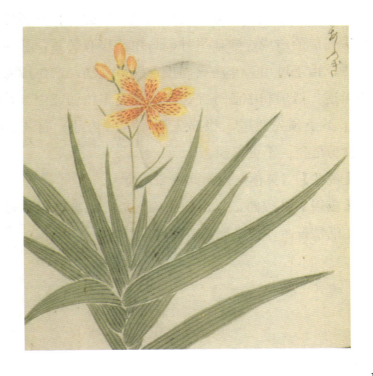

【原文】《灵枢·调经》篇曰："因饮食劳倦，损伤脾胃，始受热中，末传寒中。"

【语译】《灵枢·调经》篇上说，因为饮食、疲劳、肠胃损伤，开始是内脏的热病，后来可以转作寒症。

【体会】本节从邪正的消长来说明虚实症的变化。李念莪认为："初起病时，元气未虚，邪气方实，实者多热，及病之久，邪气日退，正气日虚，虚者多寒。"照他的说法，倘引《伤寒论》作症，三阳病多热多实，三阴病多寒多虚，正是一个很好例子。然而这里所说的"寒中"，不同于一般的寒症，而是指退行性的一种虚弱症，这种虚弱症的造成，除体质外，与用药极有关系，往往本是实热，由于过用苦寒清火，反致脾胃受伤，产生虚寒现象的呃逆、泄泻和中满等症，特别是老年体弱或中气素虚的人，不予预先照顾，极易生变。故《内经》首先指出"饮食劳倦"，不可忽视。

【备注】《灵枢》内无此篇名，待考。

【应用】必须熟记。审病正确之后，还要考虑体质和日常生活情况，才能掌握其全部过程。

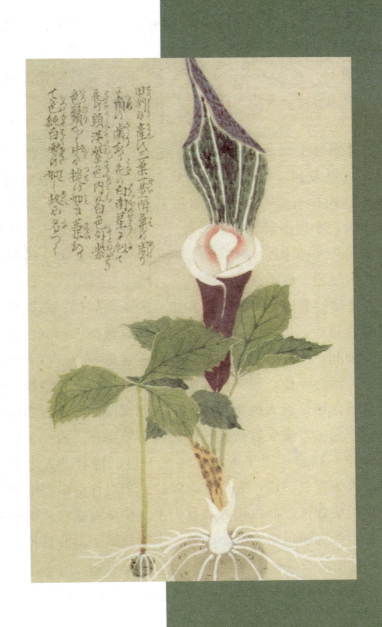

【原文】《素问·玉机真脏论》曰："脉盛，皮热，腹胀，前后不通，闷瞀，此谓五实。脉细，皮寒，气少，泄利前后，饮食不入，此谓五虚"；"浆粥入胃，泄注止，则虚者活。身汗，得后利，则实者活"。

【语译】《素问·玉机真脏论》上说，脉象洪大有力，皮肤发热，腹内胀满，大、小便闭结，胸中烦闷不安，这叫作五实症；脉象细弱无力，皮肤不暖，呼吸气怯，大、小便不禁，不进饮食，这叫作五虚症。五虚症只要能够吃些浆粥，泄泻停止，便可挽回；五实症得到汗出、大便通，也能得救。

【体会】这是举出实症和虚症的两个病例，前者指的是急性热病，后者是虚寒性的胃肠病。故前者得到汗出，大便通利，病邪有排出的机会，就能转危为安，后者得到进食，泄泻停止，营养能够吸收，也就不致正气虚脱。毫无疑问，这是前人的实践经验，直到现在，还是对实症以汗、下为主，虚症以扶元和中为要。特别在《内经·平人气象论》指出："平人之常气禀于胃，胃者平人之常气也，人无胃气曰逆，逆曰死。"故后来对许多虚弱症不完全用对症疗法，而以调养脾胃为主，使全身症状从而得到改善。像肺痨用培土生金法是一个明显例子，并且可以证明这种治法是具有实际意义的。

【应用】必须熟记，不仅对诊断有帮助，还指出了预后和治疗的方针。

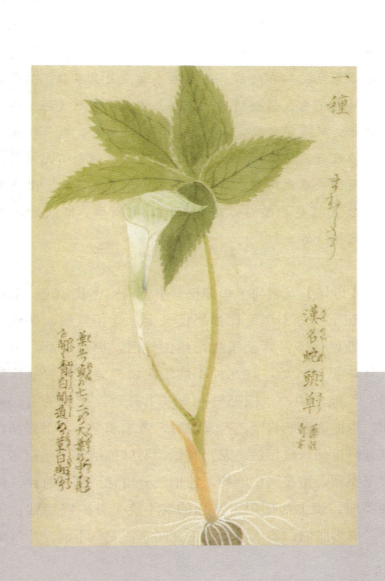

【原文】《［素问·］举痛论》帝曰："余知百病生于气也，怒则气上，喜则气缓，悲则气消，恐则气下，寒则气收，炅则气泄，惊则气乱，劳则气耗，思则气结。九气不同，何病之生？"岐伯曰："怒则气逆，甚则呕血及飧泄，故气上矣。喜则气和志达，荣卫通利，故气缓矣。悲则心系急，肺布叶举，而上焦不通，荣卫不散，热气在中，故气消矣。恐则精却，却则上焦闭，闭则气还，还则下焦胀，故气不行矣。寒则腠理闭，气不行，故气收矣。炅则腠理开，荣卫通，汗大泄，故气泄。惊则心无所倚，神无所归，虑无所定，故气乱矣。劳则喘息汗出，外内皆越，故气耗矣。思则心有所存，神有所归，正气留而不行，故气结矣。"

【语译】《素问·举痛论》中帝问："我知道一般疾病多起于气分不调，比如怒使气上，喜使气缓，悲使气消，恐使气下，寒使气收，热使气泄，惊使气乱，劳使气耗，思使气结，这九种不同情况，究竟发现哪些病症呢？"岐伯说："愤怒时候，气上升逆，剧烈的引起呕血，也能影响肠胃泄泻；喜悦时，意志和平，营卫舒畅，过分时反使气机迟缓；悲伤时候，心肺郁结，上焦阻塞，营卫不利，留在胸中的热，能把气分消耗；恐惧时候，精神萎缩，使上焦闭阻，下焦的气不能上升，因而郁积于下，成为胀满；寒气侵入，毛孔闭塞，卫气不通，故气敛怕冷；热气侵入，汗孔开张，汗液排出，气分随着疏泄；惊吓时候，心神无所寄托，思想不能集中，故气分妄乱；劳动时候，气喘，汗出，气分由内外耗散；思虑时候，心神专一，气机留滞，因而结聚了。"

【名词浅释】《举痛论》：《素问》的篇名，列举各种痛症，以寒气为主因，兼及九气。

炅：音"炯"，热的意思，《内经》上凡称"炅中"即热中，"炅气"即热气。

【体会】中医治病，向来重气，《内经》在病理方面，曾提出：①气并——气偏着于一处，如《腹中论》说"须其气并而治之"；②气迫——五脏之气相迫为病，如《六节藏象论》说"不及则所胜妄行，而所生受病，所不胜薄之也，命曰气迫"；③气逆——气上行而不顺，如《通评虚实论》说"气逆者足寒也"；④气反——病气相反，如《五常政大论》说"气反者，病在上取之下，病在下取之上"；⑤气淫——五脏之气的内相侵犯，如《六节藏象论》说"太过则薄所不胜而乘所胜也，命曰气淫"；⑥气绝——生气灭亡，如《经脉》篇说"六阳气绝则阴与阳相离"，等等。说明人身之气极其重要，一旦失常，都能引起生理障碍，发生病变以至死亡。后人又曾出气滞、气壅、气郁、气积、气聚、气闭等作为病理的解释，因而在病症方面，也有气中、气厥、气膈、气胀、气臌、气水、气呃、气极、气淋、气痔、气秘、气瘿、气瘤和气疝等名称。

"气"究竟是什么？在目前很难加以定义，有些地方代表一种能力，有些地方是指的一种物质。据我个人看法，前人把气和血对待，血是物质，气也应该是物质，气所发生的作用，就是所谓能力。中国古代唯物主义哲学都认为气是最根本的原始物质，那么古人看到了有形的血，可能觉察还有充满在血液里的最细微的、肉眼不能看到的一种物质，这种物质的作用，能改善血液的功能和帮助血液的正常流行，就称作气。所以气和血成为构成机体的重要材料，是绝对不能分离的。如果气受到心理上、环境上的刺激，不论情志方面的怒、喜、悲、恐、惊、思，气候方面的寒、热，以及工作方面的劳动，都会影响到血。《内经》在本节里所说的"呕血""营卫通""营卫通利"和"营卫不散"，与"上焦闭""心无所倚"和"正气留而不行"等，都包括血分在内。相反的，后世在血分病方面，有"理气和血""行气逐瘀""血脱益气""祛寒活血""清热凉血"等方法，同样没有离开过气分。从这些地方可以认识气和血的密切关系，决不能为了无形就认作是空虚的。至于真气、精气、元气等是指整个机体的物质，包括气血和其他成分在内，又不同于一般的气，应予分别。有关气的问题，是中医基本理论之一，希望同道们多加讨论。

【应用】必须熟记。虽以七情伤气为主，但结合寒、热和疲劳，实际上包括了内、外和不内外三因，也包括了气血精神和津液等多方面的损害。

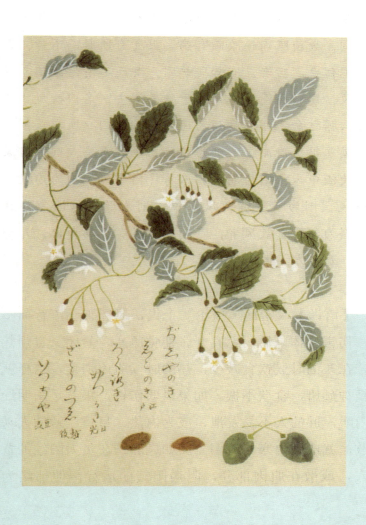

【原文】《［素问·］风论曰："风者，善行而数变，腠理开则洒然寒，闭则热而闷。其寒也，则衰食饮。其热也，则消肌肉。故使人佚栗而不能食。风气与阳明入胃，循脉而上至目内眦。其人肥，则风气不得外泄，则为热中而目黄。人瘦，则外泄而寒，则为寒中而泣出。风气与太阳俱入，行诸脉俞，散于分肉之间，与卫气相干，其道不利，故使肌肉愤膹而有疡。卫气有所凝而不行，故其肉有不仁也。疠者，有营气热胕，其气不清，故使鼻柱坏而色败，皮肤疡溃，风寒客于脉而不去，名曰疠风。风中五脏六腑之俞，亦为脏腑之风，各入其门户所中，则为偏风。风气循风府而上，则为脑风。风入系头，则为目风眼寒。饮酒中风，则为漏风。入房汗出中风，则为内风。新沐中风，则为首风。久风入中，则为肠风飧泄，外在腠理，则为泄风。故风者，百病之长也。至其变化，乃为他病也。无常方，然致有风气也。"

【语译】《素问·风论》上说，风邪善于流行而多变化，伤害人体以后，毛孔开张便觉凛寒，紧闭又觉烦热昏闷，在寒的时候饮食减少，热的时候肌肉消瘦，这样就使人精神颓唐，食欲不振。如果风邪伤胃，跟着足阳明经至目内眦，胖的人不易发泄，成为内热、目黄；瘦的人易于疏散，就成为内寒、流泪。又如风邪伤在足太阳经的背部俞穴，或散在肌肉部分，阻遏阳气的运行，便郁结为肿疡，或发生麻木不仁症状。还有一种恶风，能使气血热腐，鼻柱和面色败坏，皮肤溃疡，这种恶风久留不除，便是"疬风"症。

风邪伤在五脏六腑的俞穴，影响脏腑的机能，成为心风、肝风等脏腑之风、伤在形体的某一部分，因其偏着一隅，叫作偏风，故风邪从风府穴而上，偏在脑部便为"脑风"，偏在目系便为"目风"眼寒。也有由于其他原因而招致的，如饮酒内热，因而伤风叫"漏风"；房事汗出，出而伤风叫"内风"；洗头皮肤松懈，因而伤风叫作"首风"。还有风邪伤在肠胃的，成为"肠风"下血、泄泻，风邪久留肌表的，成为"泄风"。正因为风邪的发病不止一种，故风邪在一般疾病中最为常见，往往起着带头作用。它的变化所造成的疾患，虽然难以肯定，但从风邪引起是一致的。

【名词浅释】《风论》：《素问》的篇名，专论风邪所引发的不同症状。

疬风：疬是恶的意思，疬风即俗称"大麻风"。

偏风：指风邪伤在躯体的某一组织的总称，如脑风、目风、首风一类，后来多认作偏枯是不够全面的。

肠风：便血症的一种，血清色鲜，四射如溅，多在粪前。

内风：内指因内而受风，非内外之内，但后人疑即俗称"夹阴伤寒"，似不尽然。

【体会】本节略举风邪发病，说明同是风邪，由于感染的部位和其他条件的不同，症候极多变化。在六淫里面，风邪流行最广；且往往和他邪结合，成为风寒、风暑、风湿、风燥、风火和风寒湿等，病情更加错杂，所说"风为百病之长"，可能也是理由之一。

【补充】《风论》内对于各病症状，多有指出："肺风之状，多汗恶风，色㿠然（浅白貌）白，时咳短气，昼日则瘥，暮则甚；心风之状，多汗恶风，焦绝（指唇舌焦干），善怒吓（怒声），赤色（指面色），甚则言不可快（指舌本强）；肝风之状，多汗恶风，善悲，色微苍，嗌干善怒，时憎女子；脾风之状，多汗恶风，身体怠惰，四肢不欲动，色薄微黄，不嗜食；肾风之状，多汗恶风，面庞然浮肿，脊痛不能正立，其色始（烟煤，形容黑色），隐曲不利（指小便不畅）；胃风之状，颈多汗恶风，食饮不下，隔塞不通，腹善满，失衣（指受寒）则䐜胀，食寒则泄。"又指出："首风（即俗称头风）之状，头面多汗恶风，当先风一日则病甚，头痛不可以出内，至其风日则病少愈；漏风之状，或多汗，常不可单衣（穿单衣亦觉热而汗出的意思），食则汗出，甚则身汗喘息，恶风，衣常濡，口干善渴，不能（通耐）劳事；泄风之状，多汗，汗出泄衣上，口中干，上渍其风（指上半身特别多汗），不能劳事，身体尽痛则寒。"

【应用】择要熟记。

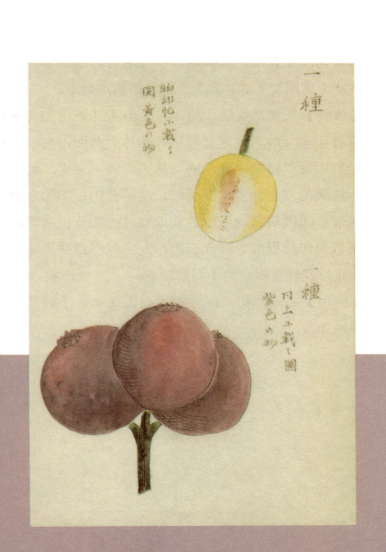

【原文】《［素问·］评热病论》曰："邪之所凑，其气必虚。"

【语译】《素问·评热病论》上说，病邪的所以乘袭凑合，必然由于人体精气虚弱。

【名词浅释】《评热病论》：《素问》的篇名，以讨论热病中"阴阳交"和"风厥"两症的病理为主。

【体会】外邪是疾病成因之一，但人体抵抗力的强弱尤为重要因素。故本节包含着病邪和体力两面，与《上古天真论》所说"精神内守，病安从来"同一意义。然而不能认为疾病的发生都由虚弱引起，应该分作：①因虚弱而招致病邪；②因病邪侵入而致使虚弱。还要分析病邪的势力和正气损伤的程度。这样在治疗上更可明白扶正达邪和祛邪扶正以及轻重缓急的不同措施了。

【应用】必须熟记，同时参考前人医案，了解其怎样来适当地处理。

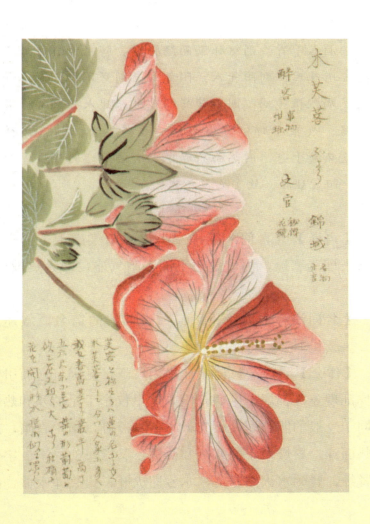

木芙蓉

醉客 事物
紺珠

ふよう

錦城 秘傳
花鏡
名物
方言

文官
花鏡

芙蓉と稱するハ蓮の花か名か〇
木芙蓉もなを〇只の人家に多く
我れも春高さ〇數尺高て
五六尺余ら木葉の形葡萄の
如く花丸如く大ちら紅梢の
如く花を開く所水槿に似て深く

【原文】《［素问·］厥论》曰："阳气衰于下，则为寒厥；阴气衰于下，则为热厥。前阴者，宗筋之所聚，太阴阳明之所合也。春夏则阳气多而阴气少，秋冬则阴气盛而阳气衰。此人者质壮，以秋冬夺于所用，下气上争不能复，精气溢下，邪气因从之而上也。气因于中，阳气衰，不能渗营其经络，阳气日损，阴气独在，故手足为之寒也。酒入于胃，则络脉满而经脉虚。脾主为胃行其津液者也。阴气虚，则阳气入，阳气入，则胃不和，胃不和，则精气竭，精气竭，则不营其四肢也。此人必数醉，若饱以入房，气聚于脾中不得散，酒气与谷气相搏，热盛于中，故热遍于身，内热而尿赤也。夫酒气盛而慓悍，肾气日衰，阳气独胜，故手足为之热也。"

【语译】《素问·厥论》上说，阳气虚于下的多阴气盛，即为寒厥，阴气虚于下的多阳气盛，即为热厥（下略）。

【名词浅释】《厥论》：《素问》的篇名，叙述寒厥、热厥和十二经的厥状。

【体会】《内经》论厥症极为广泛，凡因气逆而引起的悖乱现象，都属于厥病范围。这里仅指手足的寒和热，不同于一般的四肢逆冷不省人事，身冷卧，指甲青暗，或身热面赤，唇燥口干的寒厥和热厥。又这里的"下"字是指肾经，肾为水火的窟宅，水亏即火旺，火衰即水盛，故把阴阳作主因，那么下文虽然牵及脾胃，都是诱因了。

【应用】必须熟记，为分辨寒热厥症的总纲。

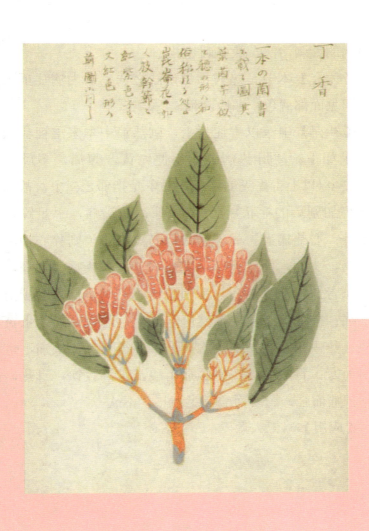

【原文】《素问·刺热论》曰："肝热病者，左颊先赤。心热病者，额先赤。脾热病者，鼻先赤。肺热病者，右颊先赤。肾热病者，颐先赤。"

【语译】《素问·刺热论》（略）。

【名词浅释】《刺热论》：《素问》的篇名，叙述五脏热病的针刺治法，故名刺热。

【体会】本节是热病预见诊法之一，认为病症虽未显著，但见面部病色，即应防治。

【补充】中医以辨症为主，刺热篇中本来重视症状，兹补录如下："肝热病者，小便先黄，腹痛，多卧，身热，热争（以上言先见的症状，热争是指邪正交争，故以下为热势加剧后的症状）则狂言及惊，胁满痛，手足躁，不得安卧；心热病者，先不乐数日乃热，热争则猝心痛，烦闷善呕，头痛，面赤无汗；脾热病者，先头重，颊痛，烦心，颜青欲呕，身热，热争则腰痛不可用俯仰，腹满泄，两颔痛；肺热病者，先淅然厥起毫毛，恶风寒，舌上黄，身热，热争则喘咳，痛走胸膺背，不得太息，头痛不堪，汗出而寒；肾热病者，先腰痛胻酸，苦渴数饮，身热，热争则项痛而强，胻寒而酸，足下热，不欲言。"

【应用】略记大意。

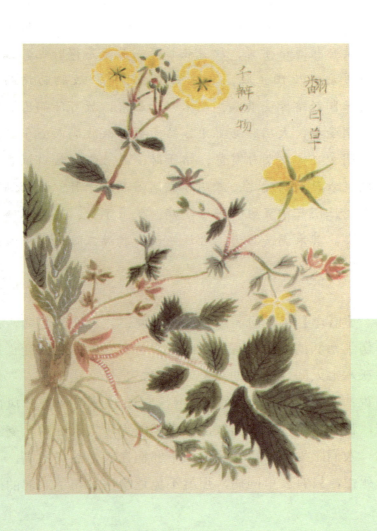

【原文】《素问·热论》帝曰："今夫热病者，皆伤寒之类也，或愈或死，其死皆以六七日间，其愈皆以十日以上者，何也？"岐伯对曰："巨阳者，诸阳之属也。其脉连于风府，故为诸阳主气也。人之伤于寒也，则为病热，热虽盛不死。其两感于寒而病者，必不免于死。一日巨阳受之，故头项痛，腰脊强。二日阳明受之，阳明主肉，其脉挟鼻络于目，故身热目疼而鼻干不得卧也。三日少阳受之，少阳主胆，其脉循胁络于耳，故胸胁痛而耳聋。三阳经络皆受其病，而未入于藏者，故可汗而已。四日太阴受之，太阴脉布胃中，络于嗌，故腹满而嗌干。五日少阴受之，少阴脉贯肾，络于肺，系舌本，故口燥舌干而渴。六日厥阴受之，厥阴脉循阴器而络于肝，故烦满而囊缩。三阴三阳五脏六腑皆受病，荣卫不行，五脏不通，则死矣。其未满三日者，可汗而已。其满三日者，可泄而已。"

【语译】《素问·热论》中帝问："现在的热病，都是伤于寒邪的一类。有痊愈的，也有死亡的，它的死亡期多在六七天间，痊愈期在十天以上，是什么道理呢？"岐伯说："太阳是三阳经的总纲，它的经脉连及督脉风府穴，督脉主持一身的阳气，故太阳成为阳气最旺的一支经脉。人们感受寒邪后发热，由于邪伤在表，热势虽高，不会死亡，只有表里同病，那就不免危险了。伤了寒邪的病程：第一天是太阳受病，太阳经沿头项下行挟脊抵腰，故为头项痛，腰脊牵强；第二天是阳明受病，阳明主肌肉，经脉挟鼻络目，故为壮热目痛，鼻孔干燥，不能安卧；第三天是少阳受病，少阳主胆，经脉沿胁肋至耳，故为胸胁疼痛，耳聋。凡是三阳经受病而没有传到阴脏的，都可用汗法来治愈。第四天太阴受病，太阴经散布胃中，络于食道，故为腹内胀满，咽喉干燥；第五天少阴受病，少阴经从肾上布于肺和舌根，故为口燥舌干作渴；第六天厥阴受病，厥阴经沿前阴络于肝，故为烦闷，阴囊收缩。至此三阴三阳、五脏六腑都受病邪，气血的流行障碍，内脏的机能停顿，便是死期了。所以伤寒不满三天的病在表，可用汗法治愈，已满三天的病在里，当用通泄的方法来治。"

【名词浅释】《热论》：《素问》的篇名，专论外因的热病，概括了病程、症状、治法和饮食禁忌等。

两感：指表里同病，如太阳与少阴同病为头痛、口干、烦满；阳明与太阴同病为腹满、身热、不欲食、谵语；少阳与厥阴同病为耳聋、囊缩、厥逆。

一日、二日、三日、四日、五日、六日：说明病邪发展的次序，含有第一期、第二期……的意思，不但不能呆板地看作一天，也不能认为热病一定要经过这六个阶段才会痊愈。

【体会】《生气通天论》里曾说："因于寒，体若燔炭，汗出而散。"与本节所说"热病者皆伤寒之类也""热虽甚不死"和"可汗而已"，意义完全相同。本节就在这基础上把病程、症状等加入较详细的叙述，成为急性热病的专论。由于寒邪所引起的发热，不同于温热之邪，故《内经》在本篇原文里有"凡病伤寒而成温者，先夏至日为病温，后夏至日为病暑"的指出，很显然，这里所谓伤寒是外感的通称，说明受了寒邪可以成热病，如果在夏至前后感邪而生的热病，由于气候的性质改变，便是温病和热病了。

《内经》把热病称作伤寒一类，张仲景著《伤寒论》包括一般热性病；《内经》把症状用六经来划分，《伤寒论》也用六经来区别症候群。究竟《内经》和《伤寒论》是不是一个体系？这是一个疑问。有人说，《内经》有一日、二日是循序的按日病程记录，《伤寒论》没有标明日期是一个不循序的病程分类；《内经》的症状和《伤寒论》六经提纲相比不尽符合，所以《内经》和《伤寒论》不能并为一谈。①我认为《伤寒论》的三阴三阳次序，与《内经》的六经次序基本上相同，它在《太阳》篇里说："伤寒一日，太阳受之，脉若静者为不传。"又说："伤寒二、三日，阳明、少阳症不见者，为不传也。"又说："伤寒三日，少阳脉小者，为欲已也。"可见《伤寒论》也注意到日期，这日期与《内经》没有异样，此其一。②在症状方面，《伤寒论》里太阳、少阳、太阴的提纲与《内经》相类，阳明、少阴和厥阴的提纲虽有出入，但在条语文里仍可寻得。如《阳明》篇的"脉浮发热，口干鼻燥，能食者则衄"，《少阴》篇的"口燥咽干者，急下之"，《厥阴》篇的"其人躁无暂安时者，此为脏厥"等，实际上并无距离，此其二。③其他叙述两感的症状，六经欲愈的症状，以及辨脉的方法、用药的规律和鉴别伤寒与温病，等等，两两对照，都有共同之点。这些可以说明《伤寒论》为中医杰出的著作，然而不是仲景凭空创造的，他接受了前人的思想指导，在实践中积累丰富起来的。他在序文里说"勤求古训"和"撰用《素问》"，老老实实托出了他学问的渊源。少数人把《内经》和《伤寒论》分割的主要因素，在于《汉书·艺文志》将《内经》列入医经家，《伤寒论》列入经方家，于是看作《内经》仅仅是理论书不切于实用，并看到《内经》里有很多地方讲究针灸，疑心是针灸的专书，对内科没有多大用处。另一方面，受了日本研究汉医以《伤寒论》为对象的影响，更忽视了对《内经》的研究。并进一步产生了废医存药和中医只有经验没有理论等一系列的错误，也陷入对祖国文化遗产的虚无主义的严重错误。通过了本节的学习，至少会明确《伤寒论》的成功并非与《内经》漠不相关，如果没有理论指导，它的实践就是的盲目的实践，还会成为中医临床治疗的经典吗？略抒我见，请读者加以批评。

【应用】必须熟记，与《伤寒论》参看。

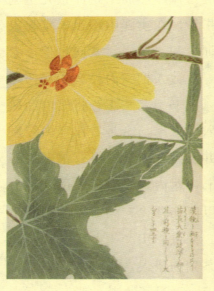
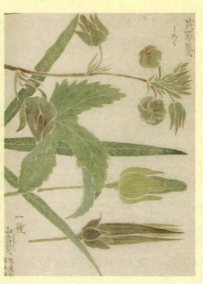

【原文】《［素问·］疟论》：帝曰："夫痎疟皆生于风，其畜作有时者，何也？"岐伯对曰："疟之始发也，先起于毫毛，伸欠乃作，寒栗鼓颔，腰脊俱痛。寒去则内外皆热，头痛如破，渴欲冷饮。阴阳上下交争，虚实更作，阴阳相移也。阳并于阴，则阴实而阳虚。阳明虚，则寒栗鼓颔也。巨阳虚，则腰背头项痛。三阳俱虚，则阴气胜，阴气胜，则骨寒而痛。寒生于内，故中外皆寒。阳盛则外热，阴虚则内热。外内皆热，则喘而渴，故欲冷饮也。此皆得之夏伤于暑。热气盛，藏于皮肤之内，肠胃之外，此营气之所舍也。此令人汗空疏，腠理开。因得秋气，汗出遇风，及得之以浴，水气舍于皮肤之内，与卫气并居。卫气者，昼日行于阳，夜行于阴。此气得阳而外出，得阴而内薄，内外相薄是以日作。其气之舍深，内薄于阴，阳气独发，阴邪内著，阴与阳争不得出，是以间日而作也。邪气客于风府，循膂而下。卫气一日一夜，大会于风府，其明日下一节，故其作也晏。其出于风府，日下一节，二十五日下至骶骨，二十六日入于脊内，注于伏膂之内。其气上行，九日出于缺盆之中，其气日高，故作日益蚤也。夫寒者，阴气也。风者，阳气也。先伤于寒，而后伤于风，故先寒而后热也，病以时作，名曰寒疟。先伤于风，而后伤于寒，故先热而后寒也，亦以时作，名曰温疟。其但热而不寒者，阴气先绝，阳气独发，则少气烦冤，手足热而欲呕，名曰瘅疟。邪气与卫气，客于六府，有时相失，不能相得，故休数日乃作也。温疟者，得之冬中于风，寒气藏于骨髓之中，至春则阳气大发，邪气不能自出，因遇大暑，脑髓烁，肌肉消，腠理发泄。或有所用力，邪气与汗皆出。此病藏于肾，其气先从内出之于外也。如是者阴虚而阳盛，阳盛则热矣。衰则气复反入，入则阳虚，阳虚则寒矣。故先热而后寒，名曰温疟。瘅疟者，肺素有热，气盛于身，厥逆上冲，中气实而不外泄，因有所用力，腠理开，风寒舍于皮肤之内、分肉之间而发。发则阳气盛，阳气盛而不衰，则病矣。其气不及于阴，故但热而不寒。气内藏于心，而外舍于分肉之间，令人消烁脱肉，故命曰瘅疟。"

【语译】《素问·疟论》中帝问："疟疾都由风邪引起，为什么发作和休止有一定的时间呢？"岐伯说："疟疾的发作，先从毫毛感觉凛寒，接着伸腰呵欠，又接着冷抖口齿作战，腰脊异常酸疼，经过了寒冷时期，再接着里外壮热，头痛如破，口渴欲饮冷水。这些都是阴阳二气上下交争造成的此虚彼实现象。(中略)一般知道寒是阴气，风是阳气，故先伤于寒，后伤于风，就先冷后热，在一定时间发作，叫作"寒疟"；先伤于风，后伤于寒，就先热后冷，也是按时发作，叫作"温疟"；也有只热不冷的，为了阴气先虚，阳气独旺，发作的时候，气短，烦闷难受，手足灼热，呕恶，叫作"瘅疟"(下略)。

【名词浅释】《疟论》：《素问》的篇名，专论各种疟疾的成因、症状和病理。

【体会】本节描写疟疾症状，异常细腻，但在分类方面，可能包括假性疟疾在内，应予分辨。关于病理，在古代没有发现疟原虫以前，认为外邪引起、阴阳交争是不足奇怪的。问题在于发现疟原虫后的今天，依据前人理论使用药物或针灸疗法，仍能收到相当效果，或许还有值得研究的地方。

【补充】《内经》本篇的治法以针刺为主，曾说："无刺熇熇（热甚貌）之热，无刺浑浑（盛而且乱的意思）之脉，无刺漉漉（形容汗多）之汗。"又说："病之发也，如火之热，如风雨不可当也，故经言曰，方其盛时必毁，因其衰也事必大昌。"可见前人对于治疟，经验相当丰富，用针如此，用药也不例外。

【应用】择要熟记。

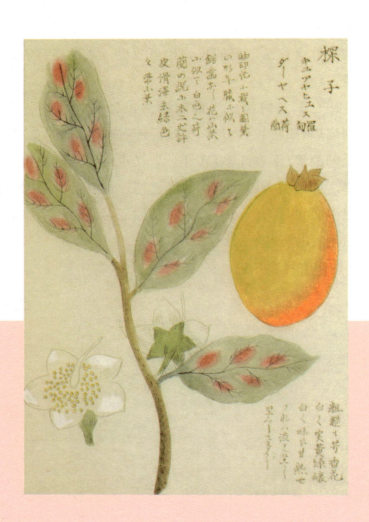

【原文】《［素问·］咳论》曰："皮毛者，肺之合也。皮毛先受邪气，邪气以从其合也。其寒饮食入胃，从肺脉上至于肺，则肺寒。肺寒则外内合邪，因而客之，则为肺咳。五脏各以其时受病，非其时各传以与之。人与天地相参，故五脏各以时治，时感于寒则受病，微则为咳，甚则为泄为痛。乘秋则肺先受邪，乘春则肝先受之，乘夏则心先受之，乘至阴则脾先受之，乘冬则肾先受之。肺咳之状，咳而喘息有音，甚则唾血。心咳之状，咳则心痛，喉中介介如梗状，甚则咽肿喉痹。肝咳之状，咳则两胁下痛，甚则不可以转，转则两胠下满。脾咳之状，咳则右胠下痛，阴阴引肩背，甚则不可以动，动则咳剧。肾咳之状，咳则腰背相引而痛，甚则咳涎。五脏之久咳，乃移于六腑。脾咳不已，则胃受之。胃咳之状，咳而呕，呕甚则长虫出。肝咳不已，则胆受之，胆咳之状，咳呕胆汁。肺咳不已，则大肠受之，大肠咳状，咳而遗失。心咳不已，则小肠受之，小肠咳状，咳而失气，气与咳俱失。肾咳不已，则膀胱受之，膀胱咳状，咳而遗尿。久咳不已，则三焦受之，三焦咳状，咳而腹满，不欲食饮。此皆聚于胃，关于肺，使人多涕唾，而面浮肿气逆也。"

【语译】《素问·咳论》上说，皮毛和肺关联，皮毛受了寒邪，可以影响到肺；吃了寒凉的东西，胃里受到冷的刺激，也能从胃脉影响到肺。肺受内外寒气的袭击，便成咳嗽。(中略)肺咳的症状，咳嗽气喘有声，剧烈的可以吐血；心咳的症状，咳嗽胸痛，喉中妨碍如梗，剧烈的咽肿喉痹作痛；肝咳的症状，咳嗽两胁疼痛，剧烈的不能转侧，转侧时两胁胀满；脾咳的症状，咳嗽右胁下痛，隐隐牵及肩背，剧烈的不能动，动了咳嗽更紧；肾咳的症状，咳嗽腰背牵痛，剧烈的咯吐黏涎。五脏咳嗽不愈，还能连及六腑，如：脾咳不愈连及胃，胃咳的症状，咳嗽呕吐，剧烈的呕出蛔虫；肝咳不愈连及胆，胆咳的症状，咳嗽呕吐苦汁；肺咳不愈连及大肠，大肠咳的症状，咳嗽大便不禁；心咳不愈连及小肠，小肠咳的症状，咳嗽放矢气；肾咳不愈连及膀胱，膀胱咳的症状，咳嗽遗尿；一般咳嗽经久，都能连及三焦，三焦咳的症状，咳嗽腹胀，不能饮食。这些脏腑之咳，没有不与肺胃有关，故多喘息涕唾，面部浮肿。

【名词浅释】《咳论》：《素问》的篇名，专论各种咳嗽的成因和症状。

【体会】咳嗽以肺为主要受病器官，《内经》已有指出，所说五脏六腑之咳，乃因咳嗽而引起的并发症，即把经脏的部分和作用定名，绝对不是五脏六腑病变能直接产生咳嗽。从现代医学来说，很可能包括了肺结核、胸膜炎、肋间神经痛、支气管喘息和急慢性支气管炎等症在内，因此中医治咳，极其重视兼症。一般分为外感和内伤，即"皮毛先受邪气"和"寒饮食入胃"的内、外二因，又注意在痰和气的辨别，即"聚于胃，关于肺"的二个病所。从而观察痰多痰少，干咳无痰，痰黏不爽，痰薄滑利，以及因咳而气逆，因气逆而作咳，因咳而痰升，因痰升而作咳，等等，用来分别其寒、热、虚、实，作为止咳化痰的目标。

【应用】必须熟记，概括了咳嗽的一般症治。

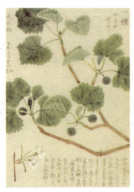
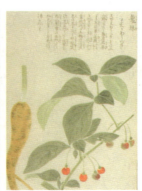
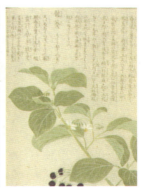

【原文】《素问·经脉别论》曰："夜行则喘出于肾，淫气病肺。有所堕恐，喘出于肝，淫气害脾。有所惊恐，喘出于肺，淫气伤心。度水跌仆，喘出于肾与骨，当是之时，勇者气行则已，怯者着而为病也。"

【语译】《素问·经脉别论》上说，夜间行走过劳而喘息，是肾伤影响于肺；跌仆恐惧而喘息，是肝伤影响于脾；受惊受恐而喘息，是肺伤影响于心；也有度水或跌仆而喘息，则由伤肾与骨，体力强的可以自愈，衰弱的就留着成病了。

【名词浅释】淫气：指病变产生的不平之气，亦即病邪，能由本脏损及他脏。

【体会】本节指出喘息也是肺脏疾患之一，但其标在肺，其本在肾，并与心神、脾脏中气有关，后来因有肃肺、纳肾、安神、补气等不同治法。

【应用】必须熟记。

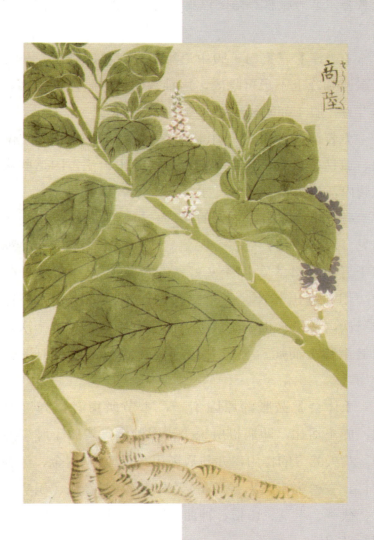

ヤマゴボウ
商陸

【原文】《素问·腹中论》曰："心腹满，旦食则不能暮食，名为臌胀。治之以鸡矢醴。一剂知，二剂已。"

【语译】《素问·腹中论》上说，心腹胀满，早上吃了东西到晚上不想再吃的，这种病叫作鼓胀，可用"鸡矢醴"方，服一剂能知药效，二剂即可痊愈。

【名词浅释】《腹中论》：《素问》的篇名，论鼓胀、血枯、伏梁、热中和消中等病并出治法，因这些病都在腹内，故名腹中。

鸡矢醴：方名，古代的酒剂。按马玄台注："鸡屎醴方见《医学正传》《古今医鉴》《袖珍》等书"，"鸡屎用干者八合炒香，以无灰好酒三碗入之，共煎至干一半许，用布滤出其汁，五更热饮则腹鸣，辰巳时大便行后二三次，皆黑水也，次日觉足面渐有皱纹，又饮一次，则渐皱至膝上而病愈矣。"此方取其通利二便，但近时已少用。

【体会】鼓胀的原因不一，本节所指者似为湿滞中阻，脾不运化，即病机所说"诸湿肿满，皆属于脾"的一种。鸡矢醴方的作用，亦与后来用鸡金散（鸡内金、沉香、砂仁、香橼为末，人参汤下）及和中汤（五谷虫、枳实、陈皮、茯苓、半夏、山楂、神曲、麦芽、砂仁、香附）一类方剂意义相近。

【应用】略记大意。

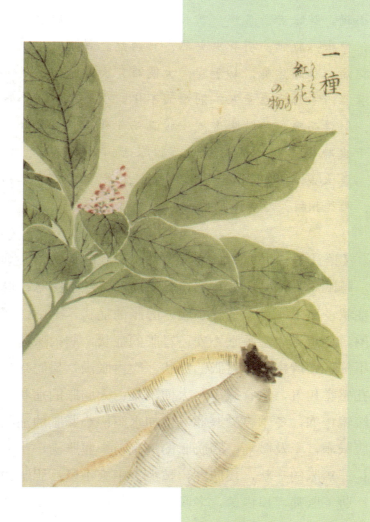

一種
紅花
の物も

【原文】《灵枢·胀论》曰："夫心胀者，烦心短气，卧不安。肺胀者，虚满而喘咳。肝胀者，胁下满而痛引小腹。脾胀者，善哕，四肢烦悗，体重不能胜衣，卧不安。肾胀，腹满，引背央央然，腰髀痛。胃胀者，腹满，胃脘痛，鼻闻焦臭，妨于食，大便难。大肠胀者，肠鸣而痛濯濯，冬日重感于寒，则飧泄不化。小肠胀者，小腹膜胀，引腰而痛。膀胱胀者，少腹满而气癃。三焦胀者，气满于皮肤中，轻轻然而不坚。胆胀者，胁下痛胀，口中苦，善太息，厥气在下，营卫留止，寒气逆上，真邪相攻，两气相搏，乃合为胀也。"

【语译】《灵枢·胀论》上说，心胀的症状，心烦气短，睡眠不安；肺胀的症状，胸中虚闷，气喘咳嗽；肝胀的症状，胁下胀满，痛连小腹，脾胀的症状，干呕，四肢烦闷，体重无力，睡眠不安；肾胀的症状，腹内胀满，背部不舒，腰髀疼痛；胃胀的症状，腹内胀满，胃脘疼痛，鼻孔感觉焦气，饮食减少，大便困难；大肠胀的症状，肠鸣辘辘作痛，冬季再受寒邪，便加水泻；小肠胀的症状，小腹胀满，牵及腰痛；膀胱胀的症状，少腹胀满，小便不利；三焦胀的症状，皮肤肿，按上去中空不坚；胆胀的症状，胁下胀痛，口内苦，多叹息。一般由气逆于下，营卫不畅，寒邪和正气阻滞，遂成胀病了。

【名词浅释】《胀论》：《灵枢》的篇名，专论五脏六腑胀病的症状。

气癃：指膀胱气闭，小便不利。

【体会】本节所论胀病，是气血不利所引起的一般胸腹胀满症，在《内经》原文里说得很明白："黄帝曰：何以知脏腑之胀也？岐伯曰：阴为脏，阳为腑。黄帝曰：夫气之令人胀也，在于血脉之中耶？脏腑之内乎？岐伯曰：三者皆存焉，然非胀之舍（指病所）也。黄帝曰：愿闻胀之舍。岐伯曰：夫胀者皆在于脏腑之外，排脏腑而郭（通"廓"）胸胁，胀皮肤，故命曰胀。"据此，这里的胀并不指定一脏一腑，看到某一部分的症状，就认作某一脏腑的胀病而已。

【应用】必须熟记。

【原文】《灵枢·水胀》篇曰："目窠上微肿，如新卧起之状，其颈脉动，时咳，阴股间寒，足胫肿，腹乃大，其水已成矣。以手按其腹，随手而起，如裹水之状，此其候也。肤胀者，寒气客于皮肤之间，空空然不坚，腹大，身尽肿，皮厚。按其腹，窅而不起，腹色不变，此其候也。鼓胀者，腹胀，身皆大，大与肤胀等也。色苍黄，腹筋起，此其候也，夫肠覃者，寒气客于肠外，与卫气相搏，气不得荣，因有所系，癖而内着，恶气乃起，瘜肉乃生。其始生也，大如鸡卵，稍以益大，至其成，如怀子之状，久者离岁，按之则坚，推之则移，月事以时下，此其候也。石瘕生于胞中。寒气客于子门。子门闭塞，气不得通，恶血当泻不泻，衃以留止，日以益大，状如怀子，月事不以时下。皆生于女子，可导而下。"

【语译】《灵枢·水胀论》上说，目下微肿，像刚睡起的样子，颈部人迎脉搏动有力，时作咳嗽，阴股不暖，足胫浮肿，腹部逐渐胀大，这时水症已经形成了。用手按在腹上，放手后腹肌随即平复，好比中间包着水液形状，便是水胀的特征。肤胀是寒气在于皮肤之内，叩诊时然如鼓不实，腹大身肿，皮肤不像水肿的薄亮，按在腹上，凹陷处也不随手平腹，皮色并无异样，这是肤胀的特征。鼓胀呢？腹胀周身都肿，和肤胀相似，但面色苍黄，腹筋突起，这是它的特征了。此外有肠覃症，寒气聚在肠外，阳气阻滞不通，因而在隐僻地方瘀血逐渐积聚，形成瘜肉，初起仅如鸡卵大，慢慢增长到成病时候，好像怀孕一样，长远的可以经过好几年，按上去异常坚硬，但推它又会移动，月经照常来潮，这是肠覃的症候。石瘕生在子宫，由于寒气侵入子宫口，子宫受到寒冷的刺激，瘀血停留，逐日加大，也好像怀孕现象，月经并且停止。这两种都是妇科病，可用逐瘀通利方法来排除。

【名词浅释】《水胀》篇：《灵枢》的篇名，以水胀为主，列举肤胀、鼓胀、肠覃、石瘕等作为鉴别。

肠覃：覃音"尽"，指肠外生恶肉如菌状，故名。

瘜肉：瘜音"息"，瘜肉即恶肉。

㐀：音"丕"，即瘀血。

胞中：胞指子宫，亦称女子胞。

【体会】此因水胀而举出其他类似症以资辨别，在古代称作"比类"法，即现在所说的鉴别诊断。然而我们不必勉强以现代病理分别解释，哪一种是心脏性水肿，哪一种是普通的皮肤浮肿，哪一种是肝硬化的腹水，以及妇科方面的卵巢囊肿和子宫肌瘤等。因为前人是绝对不会有这种知识的，他擅长的就是辨症施治。同样腹部胀大，能够指出其不同的原因和部位，还指出其症状中的特征，更指示了腹诊的重要，这些方面已经值得重视了。

【应用】必须熟记。

【原文】《［素问·］平人气象论》曰："颈脉动，喘疾咳，曰水。目裹微肿，如卧蚕起之状，曰水。尿黄赤，安卧者，黄疸。已食如饥者，胃疸。面肿曰风。足胫肿曰水。目黄者，曰黄疸。"

【语译】《素问·平人气象论》上说，颈脉搏动，气喘作咳是水症；目胞微肿，薄亮如蚕眠状的也是水肿。目黄的是黄疸；小便黄赤，能静卧的也是黄疸；如果食后常觉饥饿的便是胃疸。面部浮肿的叫风，足胫浮肿的叫水。

【体会】本节是水和黄疸的辨症法，虽然简略，也包括了不同的因素在内。

【应用】必须熟记。

【原文】《［素问·］举痛论》曰："经脉流行不止，环周不休，寒气入经而稽迟，泣而不行，客于脉外则血少，客于脉中则气不通，故卒然而痛。寒气客于脉外，则脉寒，脉寒则缩绻，缩绻则脉绌急，绌急则外引小络，故卒然而痛，得炅则痛立止；因重中于寒，则痛久矣。寒气客于经脉之中，与炅气相薄则脉满，满则痛而不可按也。寒气客于肠胃之间，膜原之下，血不得散，小络急引故痛，按之则血气散，故按之痛止。寒气客于挟脊之脉，则深按之不能及，故按之无益也。寒气客于冲脉，冲脉起于关元，随腹直上，寒气客则脉不通，脉不通则气因之，故喘动应手矣。寒气客于背俞之脉，则脉泣，脉泣则血虚，血虚则痛，其俞注于心，故相引而痛，按之则热气至，热气至则痛止矣。寒气客于厥阴之脉，厥阴之脉者，络阴器，系于肝。寒气客于脉中，则血泣脉急，故胁肋与少腹相引痛矣。厥气客于阴股，寒气上及少腹，血泣，在下相引，故腹痛引阴股，寒气客于小肠膜原之间，络血之中，血泣不得注于大经，血气稽留不得行，故宿昔而成积矣。寒气客于五脏，厥逆上泄。阴气竭，阳气未入，故卒然痛，死不知人，气复反则生矣。寒气客于肠胃，厥逆上出，故痛而呕也。寒气客于小肠，小肠不得成聚，故后泄腹痛矣。热气留于小肠，肠中痛，瘅热焦渴，则坚干而不得出，故痛而闭不通矣。"

【语译】《素问·举痛论》上说，经脉里的气血不停地循环流行，受了寒气以后，便会迟缓，甚至一部分留滞起来，伤在脉外的能使血少，伤在脉内的能使气不通，故骤然作痛了。原因是寒气伤在脉外，经脉便呈紧缩现象，紧缩后屈结拘急牵引小络，故骤然痛作，得到热气就会舒缓轻减，如果再受寒邪，那就不易即愈了。

痛的情况有多种：寒气伤在经脉里的，与阳气相争，便脉满而痛不可按；寒气伤在肠胃和膜原之间的，血不得行，小络拘急引痛，按后血气疏通，痛可立止；寒气伤在挟脊伏冲脉的，因为经脉深藏在内，按不到它，故按后不能止痛；寒气伤在冲脉的，因冲脉起于关元穴，挟脐上行胸中，故受寒后脉不通，气分上逆作喘，其脉按之搏动应手；寒气伤在背部足太阳经的，经脉凝涩，便为血虚作痛，背部的足太阳经都是脏腑俞穴，因而影响于心，便背和心相引作痛，按后热至寒散，痛即休止；寒气伤在足厥阴经的，因其脉连阴器通于肝脏，故受寒后血涩脉急，胁肋和少腹牵引作痛，如果阴股本有逆气的，那么寒气伤到少腹，便与下相引，腹痛牵及阴股；寒气伤在小肠膜原里小络的，血涩不能注入大经，血气阻滞，日久可以郁结成为积聚；寒气伤在五脏的，能使厥逆耗散，阴气衰竭，阳气不通，故骤然痛死，不省人事，必待阳气渐通才苏醒；寒气伤在肠胃的，厥逆上冲，故痛时呕吐；寒气伤在小肠的，小肠不能结聚，故腹痛泄泻，如果热气伤在小肠，肠内作痛，内热口渴，大便干硬，便为腹痛便闭了。

【名词浅解】膜原：马玄台认为"鬲间之膜，鬲肓之原"，也有写作"募原"。

【体会】本节是寒痛的辨症法，大致分为按后痛止、按后痛不止、按后更痛和痛时呈现的不同症状。主要认为痛症多由寒邪引起，虽然最后也提及热气，但并非主文，引来与寒症对比的，当辨。

【应用】能熟记最好。

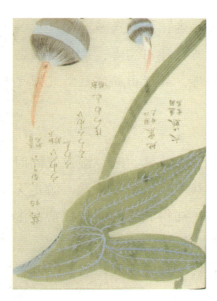
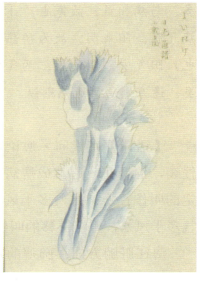

【原文】《［素问·］痹论》曰："风寒湿三气杂至，合而为痹也。其风气胜者为行痹，寒气胜者为痛痹，湿气胜者为着痹也。肺痹者，烦满，喘而呕。心痹者，脉不通，烦则心下鼓，暴上气而喘，嗌干善噫，厥气上则恐。肝痹者，夜卧则惊，多饮数小便，上为引如怀。肾痹者，善胀，尻以代踵，脊以代头。脾痹者，四肢解墯，发咳呕汁，上为大塞。肠痹者，数饮而不得出，中气喘争，时发飧泄。胞痹者，少腹膀胱按之内痛，若沃以汤，涩于小便，上为清涕。痛者，寒气多也，有寒故痛也。［其不痛不仁者，］病久入深，营卫之行涩，经络时疏，故不痛。皮肤不营，故为不仁。［其寒者，］阳气少，阴气多，与病相益，故寒也。［其热者，］阳气多，阴气少，病气胜，阳乘阴，故为痹热。其多汗而濡者，此其逢湿甚也。阳气少，阴气盛，两气相感，故汗出而濡也。凡痹之类，逢寒则急，逢热则纵。"

【语译】《素问·痹论》上说，风、寒、湿三气同时侵袭，混合在一起就成痹病。其中风气多于寒湿，游走无定的叫作行痹；寒气多于风湿，痛得利害的叫作痛痹；湿气多于风寒，重着不移的叫作着痹。

痹在脏腑方面：肺痹的症状，胸中烦满，气喘呕吐；心痹的症状，脉涩不利，烦躁，心下鼓动，气逆喘息，咽干噫气，肾气上犯更加恐惧；肝痹的症状，夜卧惊惕，多饮水，小便频数，胃气上逆更使中满像怀藏东西一样；肾痹的症状，善于作胀，足不能行走，利用尻骨替代，头不能举，反映脊柱高耸；脾痹的症状，四肢软懒无力，咳嗽、呕吐清汁，胸喉气窒；肠痹的症状，多饮水而小便不利，中气上逆，大便时泻；胞痹的症状，当少腹膀胱部位按之作痛，好像热水灌注，小便不利，上流清涕。

痹的症状：有痛的，由于寒气多，寒使气血凝滞，故痛；有不痛麻木的，由于病久邪深，经络有时疏通，故不痛，但皮肤不得营养，故麻木不仁；有冷的，由于本身阳气少，阴分多，和病邪相合，故冷；有热的，由于本身阳气多，阴气少，病邪反为阳气所胜，故热；有潮润的，由于逢湿所致，阳气少，阴气多，阴和湿相合，故汗出潮润。

一般的痹症，都是逢到寒冷则拘急，逢到温暖则舒缓。

【名词浅释】《痹论》：《素问》的篇名，为痹病的专题讨论，痹的意义是闭，故不限于肌肉疼痛重着，凡脏腑闭塞，一并论及。

胞痹：这里的胞，是指膀胱。

【体会】后世论痹症，都把"风寒湿三气杂至"为主因，几乎成为教条，对于脏腑痹症却多忽略，故就现在所说的痹症，不外肌肉风湿痛一类。但三气杂至，究竟如何分辨其症状，《内经》不够详细。李梴曾说："风痹多侵乎上，肩背麻木，手腕硬痛；寒湿多侵乎下，脚腿木重。"秦景明也说过："风痹之症，走注疼痛，上下左右行而不定"；"寒痹之症，疼痛苦楚，手足拘挛，得热稍减，得寒愈甚"；"湿痹之症，或一处麻痹不仁，或四肢手足不举，或半身不能转侧，或湿变为热，热变为燥，收引拘挛作痛，蜷缩难伸。"可作参考。

【应用】择要熟记。

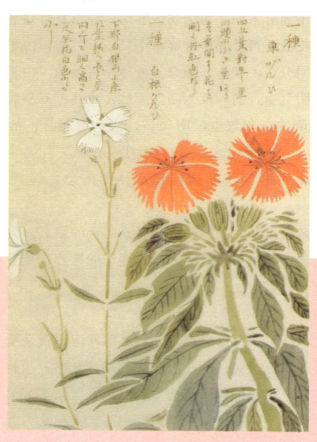

【原文】《［素问・］痿论》曰："肺热叶焦，则皮毛虚弱急薄，着则生痿躄也。心气热，则下脉厥而上，上则下脉虚，虚则生脉痿，枢折挈，胫纵而不任地也。肝气热，则胆泄口苦，筋膜干。筋膜干则筋急而挛，发为筋痿。脾气热，则胃干而渴，肌肉不仁，发为肉痿。肾气热，则腰脊不举，骨枯而髓减，发为骨痿。肺者，脏之长也，为心之盖也，有所失亡，所求不得，则发肺鸣，鸣则肺热叶焦。大经空虚，发为肌痹，传为脉痿。思想无穷，所愿不得，意淫于外，入房太甚，宗筋驰纵，发为筋痿，及为白淫。有渐于湿，以水为事，若有所留，居处相湿，肌肉濡渍，痹而不仁，发为肉痿。有所远行劳倦，逢大热而渴，渴则阳气内伐，内伐则热舍于肾。肾者，水脏也。今水不胜火，则骨枯而髓虚，故足不任身，发为骨痿。治痿者，独取阳明，何也？阳明者，五脏六腑之海，主润宗筋，宗筋主束骨而利机关也。冲脉者，经脉之海也，主渗灌溪谷，与阳明合于宗筋。阴阳总宗筋之会，会于气街，而阳明为之长，皆属于带脉，而络于督脉。故阳明虚，则宗筋纵，带脉不引，故足痿不用也。"

【语译】《素问・痿论》上说，肺经积热，因津液少而肺叶干枯，影响皮毛虚损薄弱，经过相当时期便成足软不能行立。心经热的，阴气上升，上升便下脉不足，成为脉痿，四肢关节好像枢纽断折失掉联系，脚软不能着地。

肝经热的，胆汁上溢，口内干苦，筋枯拘挛，成为筋痿。脾经热的，胃液缺少，口干作渴，肌肉麻木，成为肉痿。肾经热的，腰脊不能直，骨髓枯涸，成为骨痿。它的病理是：肺在内脏中位置最高，掩在心的上面好比一座宝盖，假如有所遗失，所求不得，便会气郁火升，引发咳嗽，咳久便肺叶干枯了。血少的动脉空虚，不能营养肌肉，由肌痹逐渐成为脉痿了。思虑过度，不能达到目的，或者意淫、房事过度，引起阳痿，便成筋痿和白淫了。平常多受湿气，像水上工作，住近水滨，肌肉受到湿气的侵润，形成麻痹不仁，便为肉痿了。也有远行劳倦困顿，内热口渴，热气伤阴，阴伤不能胜热，逐渐骨髓枯涸，骨弱不能支持，便是骨痿了。

为什么治痿多取阳明呢？因为阳明是胃，像五脏六腑的大海，它所输布的营养能够润养宗筋，从而其他筋脉也得到充盛，自然能约束骨骼而使活动滑利哩（下略）。

【名词浅释】《痿论》：《素问》的篇名，为痿病的专题讨论，痿是枯萎的意思，在内脏为干燥，在形体便为软弱萎缩现象。

【体会】揣摩《内经》用意，痿和痹是两个相对的病症，多发于肢体。痿属于热，痹属于寒；痿属于虚，痹属于实；痿多软弱萎缩，痹多疼痛麻木。故《内经》指出"治痿独取阳明"，《金匮》上也指出"宜针引阳气"，说明痿宜清养，痹宜温通，这是分辨的概要。

综合以上咳嗽、胀病和痿、痹等，《内经》都列举脏腑症状，在有些疾病还列举了十二经络症状，有人怀疑它机械式地铺叙，不切实际。我个人的初步意见是，我们在《内经》里可以看到古人对于疾病的认识是非常丰富的。五脏、六腑、十二经在当时便是一种提纲挈领的分类法，所以，可以看作为人体的纲领，也可当它是生理的系统。故在每一种病，根据内脏性质、经络部位等，靠直觉的症状观察来作分类的标准。例如看到口苦、筋挛、胁痛、胠满等就认作是肝，看到烦心、心痛、短气、卧不安等就认作是心，主要是在治疗上抓住主症以便于全面照顾。所以浅近地说，前人按脏腑十二经来分类，和现代医学把消化、循环系统等分类同一意义；深一层说，分类是科学的第一步基础工作，我们不可否认《内经》在很早以前已有卓越的思想，我们正应该在临床上善于运用这些方法来加强整体观点。

【应用】必须熟记。

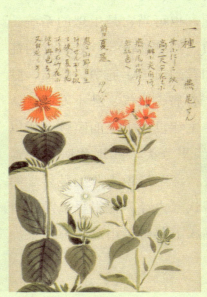

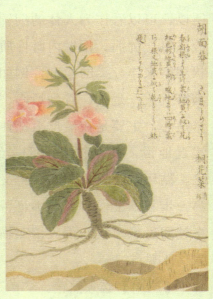

【原文】《［灵枢·］大惑（逆调）论》曰："不得卧而息有音者，是阳明之逆也。足三阳者下行，今逆而上行，故息有音也。阳明者，胃脉也。胃者，六腑之海，其气亦下行。阳明逆，不得从其道，故不得卧也。胃不和，则卧不安，此之谓也。"

【语译】《素问·逆调论》（误作《大惑论》）上说，失眠，卧后呼吸气粗是胃气上逆，足三阳经的气都以下行为顺，逆上便冲肺而呼吸气粗了。阳明是胃的经脉，胃像六腑的海，也应下行为顺，故阳明不从下行而上逆，使人不能安卧，所谓"胃不和则卧不安"，便是这个道理。

【名词浅释】《逆调论》：《素问》的篇名，调是调和、和顺的意思，认为人身的阴阳、水火、营卫、气血、表里、上下都当调和、和顺，逆则成病。

《下经》：当是古代书名，今已失传。

【原文】《［灵枢·］大惑（邪客）》篇曰："厥气客于五脏六府，则卫气独卫其外，行于阳不得入于阴，行于阳则阳气盛，阳气盛则阳蹺陷，不得入于阴，阴虚故目不瞑。调其虚实，以通其道，而去其邪，饮以半夏汤一剂。阴阳已通，其卧立至。以流水千里以外者八升，扬之万遍，取其清五升煮之，炊以苇薪。火沸，置秫米一升，治半夏五合，徐炊令竭，为一升半。去其滓，饮汁一小杯，日三，稍益，以知为度。故其病新发者，覆杯则卧，汗出则已矣，久者三饮而已也。"

【语译】《灵枢·邪客》篇（误作《大惑论》）上说，给予半夏汤一剂，阴阳交通，可以安睡。方用源流在千里外的活水八升，扬过万遍，取其清者五升，芦苇火煮沸，放入秫米一升，制半夏五合，慢慢熬到一升半的时候，去渣滓，饮汁一小杯，一天三次，每次由少渐增，等到能睡为止。大约新发病的服第一次后即静卧取汗，汗出便可入睡，病久的，饮了三次也能见效。

【名词浅释】《邪客》篇：《灵枢》的篇名，客是感受的意思，因叙述感受邪气而引起的失眠症等，并及针、药疗法，故名。

半夏汤：后人亦称半夏秫米汤，方内治半夏即制过的半夏，性味辛平微温，秫米即北方的小黄米，性味甘微寒，二物同用的目的，在于化浊散邪，和胃养阴。

苇薪：取芦苇作燃料，俗称芦柴，利用其火力强烈。

【体会】此处所说的胃不和，当是气郁痰阻和思虑劳神一类为其主因，故用半夏除痰，秫米益阴。后人将温胆汤(半夏、陈皮、茯苓、甘草、枳实、竹茹)治痰热郁结的不寐症，用意似乎相近。张石顽也说："凡怔忡、惊恐、健忘、癫狂、失志、不寐，皆由痰涎沃心，以致心气不足"，"惟以理痰顺气、养心安神为第一义，导痰汤(半夏、陈皮、茯苓、甘草、胆星、枳实)加［茯、神、］人参、菖蒲。"很可能都受《内经》的启发。

【备注】"不是卧而息有音者"以下一段载《素问·逆调论》，"厥气客于五脏六腑"以下一段载在《灵枢·邪客》篇，《内经知要》都作《大惑论》是错的。"胃不和则卧不安"句上有"下经曰"三字，兹亦补入，以见《内经》以前已有医学记录。

【应用】择要熟记。

【原文】《素问·方盛衰论》曰："肺气虚，则使人梦见白物，见人斩血籍籍，得其时，则梦见兵战。肾气虚，则使人梦见舟船溺人，得其时，则梦伏水中，若有畏恐。肝气虚，则梦见菌香生草，得其时，则梦伏树下不敢起。心气虚，则梦救火阳物，得其时，则梦燔灼。脾气虚，则梦饮食不足，得其时，则梦筑垣盖屋。"

【语译】《素问·方盛衰论》（略）。

【名词浅释】《方盛衰论》：《素问》的篇名，病有不足、有余等别，皆属盛衰的现象，因借幻梦和足冷、头痛等作为例子。

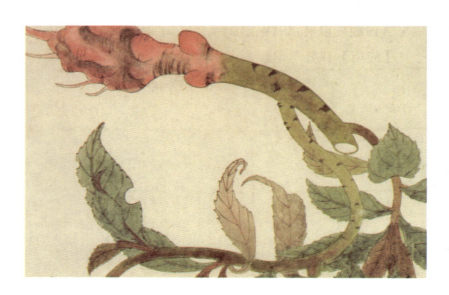

【原文】《［灵枢·］方盛衰论（淫邪发梦）》篇曰："阳气盛，则梦大火而燔灼。阴阳俱盛，则梦相杀。上盛则梦飞，下虚则梦堕。甚饥则梦取，甚饱则梦予。肝气盛，则梦怒。肺气盛，则梦恐惧，哭泣飞扬。心气盛，则梦喜笑，恐畏。脾气盛，则梦歌乐，身体重不举。肾气盛，则梦腰脊两解不属。厥气客于心，则梦见丘山烟火。客于肺，则梦飞扬，见金铁之奇物。客于肝，则梦山林树木。客于脾，则梦见丘陵大泽，坏屋风雨。客于肾，则梦临渊，没居水中。客于膀胱，则梦游行。客于胃，则梦饮食。客于大肠，则梦田野。客于小肠，则梦聚邑冲衢。客于胆，则梦斗讼自刳。客于阴器，则梦接内。客于项，则梦斩首。客于胫，则梦行走而不能前，及居深地窌苑中。客于股肱，则梦礼节拜起。客于胞膻，则梦溲便。短虫多，则梦聚众。长虫多，则梦相击毁伤。"

【语译】《灵枢·淫邪发梦》篇(略)。

【名词浅释】《淫邪发梦》篇：《灵枢》的篇名，叙述邪气淫洗，影响脏腑，使人卧不安而发生梦境。

胞膻：指膀胱和大肠。

【体会】梦是由于各种刺激和各种意识的联合反映。过去归于心神不安，《金匮要略》所谓"心气虚者其人则畏，合目欲眠，梦远行而精神离散、魂魄不安（妄行）。"以上两节都是就脏腑的性质和虚实立论的。

【应用】略记大意，在神经衰弱症状上，有时也可作为参考。

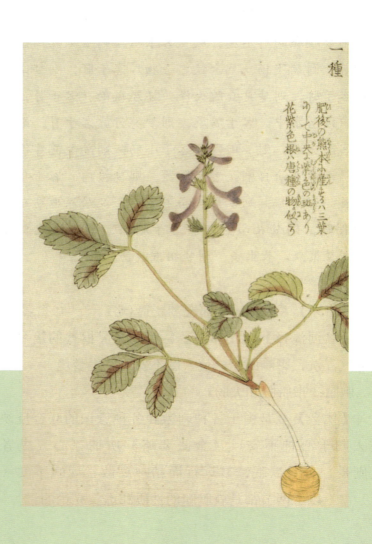

【原文】《灵枢·痈疽》篇曰："血脉营卫，周流不休，上应星宿，下应经数。寒邪客于经络之中，则血泣，血泣则不通，不通则卫气归之，不得复反，故痈肿。寒气化为热，热胜则腐肉，肉腐则为脓，脓不泻则烂筋，筋烂则伤骨，骨伤则髓消。不当骨空，不得泄泻。血枯空虚，则筋骨肌肉不相荣，经脉败漏，熏于五脏，脏伤故死矣。痈发于嗌中，名曰猛疽，猛疽不治，化为脓。脓不泻，塞咽，半日死。其化为脓者，泻则合豕膏冷食，三日已。发于颈，名曰夭疽，其痈大以赤黑，不急治，则热气下入渊液，前伤任脉，内熏肝肺，十余日而死矣。阳气大发，消脑留项，名曰脑烁，其色不乐，项痛而如刺以针，烦心者，死不可治。发于肩及臑，名曰疵痈，其状赤黑，急治之，此令人汗出至足，不害五脏，痈发四五日，逞焫之。发于腋下，赤坚者，名曰米疽，治之以砭石，欲细而长，疏砭之，涂以豕膏，六日已，勿裹之。其痈坚而不溃者，为马刀挟瘿，急治之。发于胸，名曰井疽，其状如大豆，三四日起，不早治，下入腹，不治，七日死矣。发于膺，名曰甘疽，色青，其状如谷实，瓜蒌常苦寒热，急治之，去其寒热，十岁死，死后出脓。发于胁，名曰败疵，败疵者，女子之病也，灸之。其病大痈脓，治之。其中乃有生肉，大如赤小豆，锉蔆翘草根各一升，以水一斗六升，煮之竭，为取三升，则强饮。厚衣坐于釜上，令汗至足已。发于股经，名曰股胫疽，其状不甚变，而痈脓搏骨，不急治，三十日死矣。发于尻，名曰锐疽，其状赤坚大，急治之，不治，三十日死矣。发于股阴，名曰赤施，不急治，六十日死，在两股之内，不治，十日而当死。发于膝，名曰疵痈，其状大痈，色不变，寒热如坚石，勿石，石之者死，须其柔，乃石之者生。诸痈之发于节而相应者，不可治也。发于阳者，百日死，发于阴者，三十日死。发于胫，名曰兔啮，其状赤至骨，急治之，不治，害人也。发于内踝，名曰走缓，其状痈也，色不变，数石其输而止，其寒热不死。发于足上下，名曰四淫，其状大痈；急治之，百日死。发于足傍，名曰厉痈，其状不大，初如小指，发急治之，去其黑者，不消辄益，不治，百日死。发于足指（趾），名曰脱痈，其状赤黑，死不治。不赤黑，不死。不衰，急斩之，不则死矣。荣卫稽留于经脉之中，则血泣而不行，不行则卫气从之而不通，壅遏而不得行，故热，大热不止，热胜则肉腐，腐则为脓，然不能陷，骨髓不为焦枯，五脏不为伤，故命曰痈。热气淳盛，下陷肌肤，筋髓枯，内连五脏，血气竭，当其痈下，筋骨良肉皆无余，故命曰疽。疽者，上之皮夭以坚，上如牛领之皮。痈者，其皮上薄以泽。"

【语译】《灵枢·痈疽》篇上说，人身气血，循环不息，象征着天上的星宿，地上的河流。寒邪伤在经络，血行就会凝涩不通，从而阳气结聚不能回返，成为肿疡。于是寒化为热，肉腐成脓，不予排除，可以侵蚀筋膜，深入骨髓，如其不在骨空地方，脓毒根本无从排泄，因而血液亏损，筋骨肌肉都得不到营养，经脉腐化，病毒侵入五脏而死。

痈疡生在结喉的叫作猛疽，不及时医治，易化为脓，脓液不排出，往往闭塞气管，半天即死，已化脓的可用豕膏冷食，三天能愈。生在颈部的叫作夭疽，肿大赤黑，不予急治，热毒转移至腋部，前伤任脉，内伤肝肺，十几天内可以致死。生在项部的叫作脑烁，热毒更重，神惨色变，痛如针刺，如果烦躁的必死。生在肩、臂的叫作疵痈，疮色赤黑，初起时即令汗出至足，可以不害内脏，四五天后可用灸法。生在腋下的叫作米疽，色赤形坚，急用细长的砭石疏朗地深刺，涂上豕膏，勿包扎，六天能愈，如果坚硬不溃的是马刀挟瘿一类，按照马刀挟瘿法急治。生在胸部的叫作井疽，形如大豆，三、四天内不予医治，毒隐入腹，即成绝症，七天内可死。生在胸旁的叫作甘疽，色青如谷子和瓜蒌，常发寒热，急予退热为要，但十年后还是要死，死后方才溃脓。生在胁部的叫作败疵，多属妇女病，误用灸法可以变成大痈，此症内有生肉像赤小豆，当用连翘草根和赤松子根各一升，以水一斗六升熬取三升，乘热饮下，饮后多加衣服坐在釜上，使汗出至足可愈。生在肌胫的叫作股胫疽，外状不甚明显，但化脓后内蚀骨膜，不予急治，三十天内可死。生在尻部的叫作锐

疽，色红形大坚实，不予急治，三十天内也可致死。生在
股阴的叫作赤施，不急治，六十天内可死，两股同时并生
的，倘不急治，十天内即死。生在膝部的叫作疵痈，疮形
极大，皮色不变，坚硬如石，有寒热，勿用砭法，砭之则
死，等待化软，然后砭之可救。凡痈疽生在关节、上下左
右相对的都是不治之症，在阳分的一百天死，阴分的三十
天就死。生在足胫的叫作兔啮，色红且深，当予急治，不
治害人。生在内踝的叫作走缓，形如痈而皮色不变，常砭
肿处，使寒热能退可以不死。生在足部上下的叫作四淫，
状如大痈，应予急治，往往百天内可死。生在足旁的叫作
厉痈，疮形不大，初起如小指，急去其黑色部分，如果不
消，很快加重，再不治，百天内可死。生在足指（趾）的
叫作脱痈，色赤黑的不治，否则不死，如病不退，急予截
除，不截除也不能免死。

气血凝聚而经脉流行不畅，能使阳气阻遏发热，大热
不止便肉腐化脓，但不内陷，故骨髓不枯，五脏不受损
害，称作痈；热重而毒陷肌肉筋骨连及五脏，使气血枯
竭，因而筋骨好肉腐烂无余的，称作疽。疽的皮色不鲜
明，坚如牛颈下皮；痈的皮色薄亮，以此为辨。

【名词浅释】《痈疽》篇：《灵枢》的篇名，专论外
疡症并及治法。

骨空：骨节交会的空隙处，《内经》另有《骨空
论》。

豕膏：即炼净的猪油。《类经》记载："万氏方有治肺热暴喑者，用猪脂一斤炼过，入白蜜一斤再炼，少顷滤净冷定，不时挑服一匙即愈，若无疾服此，最能润肺润肠，即是豕膏之属。"

渊液：足少阳经穴名，在腋下三寸。

砭石：古代取石片有锋芒的用代针刺，发展为九针中的铍针，故《玉版》篇里说："痈疽已成脓血者，其惟砭石、铍针之所取也。"铍针长四寸，阔二分半，作剑形。

【体会】《内经》诊治外疡，观察疮形并联系其他症状分为痈和疽两类，主要是区别阴阳虚实。后人推广其义，把风火热毒、膏粱厚味引发的，其肿高，其色赤，其痛剧烈，其皮薄亮，其脓易化，其疮口易敛，其来急而愈亦速的，都当作阳症的痈；相反地，寒湿凝滞，平塌白陷，坚硬木痛，皮色不变，按之不焮热，化脓收口迟缓的，都当作阴症的疽。但《内经》不完全依据阴阳症状定名，且其名称和后世外科书记载亦多出入，兹为便于研究，可参考《外科心法》，本人对外科甚生疏，错误地方，有待读者指正。

古名	今名	部位	症状	附注
猛疽	结喉痈	颔下结喉上	红肿焮痛，厉害的堵塞咽喉，汤水不下，脓成不予排出，能向内溃穿咽喉，毒热猛烈，故古称猛疽	生在结喉两旁的，今名夹喉痈，亦称夹疽
夭疽	同	左耳后一寸三分高骨后面	初起如黍粒，渐肿如瓜，坚硬平塌，紫暗不亮，疼痛甚于其他疮毒，患此愈者极少，故称夭	生在右耳后同等部位的，今名锐毒
脑烁	脑铄	脑后入发际一寸	初起形如椒粒，坚硬紫暗，渐肿如横木，厉害的上至巅顶，下至大椎，色如烟煤，硬如牛唇，没有化脓前皮先腐烂，常流清水，肌肉冰冷，轻的木痛，重的全无痛觉	
疵痈	肩中痈	肩中央	红活高肿，厉害的痛连臂胛，口噤寒战	坚硬平塌的，今称肩中疽
米疽	腋疽，亦名疚疽	腋窝正中	初起如核，漫肿坚硬，皮色如常，经过长时期后方能破溃，转为色红微热疼痛	
井疽	同	心窝中庭穴	初如豆粒，逐渐肿痛，心躁如焚，肌热如火，自汗唇燥，大渴引冷饮，溃后往往经年不愈	
甘疽	同	乳上肉高耸处	初如谷粒色青，渐如瓜蒌，色紫，坚硬疼痛，憎寒壮热	
败疵	胁痈	胁骨下软肉处	初如梅李，渐大如盆如碗，色红痛高肿	坚硬平塌，不红不热的，今称胁疽

（续表）

古名	今名	部位	症状	附注
股胫疽	附骨疽，咬骨疽，三里发	大腿外侧的为附骨疽，内侧的为咬骨疽，在足胫者为三里发	附骨疽和咬骨疽初起寒热往来，接着筋骨疼痛，不热不红，厉害的痛如锥刺，筋骨不能屈伸，化脓后外形肿胖无头，皮色不变，懂透红亮一点。三里发初肿形如牛眼，拘急冷痛，溃后出紫血，再流稀脓	李念莪注，股胫即大股，似可考虑
锐疽	鹳口疽	尻尾高骨尖处	初肿色红坚痛，溃后疮口如鹳嘴	
赤施	股阴疽	股内合缝下近阴囊旁边	坚硬漫肿木痛，溃脓极慢，收口亦不易	
疵痈	疵疽	膝盖	肿大如痈，皮色不变，寒热往来	色红焮肿疼痛的，今称膝痈
兔啮	足跟疽	脚跟	初肿红紫疼痛，溃后脓水淋沥，状如兔咬	
走缓	内踝疽，又名鞋带疽	内踝	坚硬漫肿，皮色不变，时作隐痛，难于行立	
四淫	同	足趺前上下	其大如痈，红肿无边沿	
厉痈	同	足趺两旁	小如枣栗，红肿疼痛	
脱痈	脱疽	足趾	未发生前，先有烦躁发热，类似消渴，日久始发，初起黄疱一点如粟，皮色紫暗，腐烂延开，五趾相传，厉害的攻到脚面，如同汤泼炎烧	也有生在手指的

由于中医的外科和内科的理论是一致的。最重要的便是辨症，而辨别阳症和阴症，尤为中医外科上的辨症纲要。兹为便于辨别，特引张赞臣中医师所拟的表，以资说明。

	阳症	阴症
快慢	三五天，疮就成形，大了	近半个月，倘无变化
深浅	发于肤表，不起官能障碍	发于肌肉里层，推筋着骨，运动不便
肿胀	高突红肿（周围肿硬）	平塌陷下（组织虚软）
疼痛	暴肿迅速，疼痛剧烈	顽木酸楚，不觉疼痛
脓水	脓稠黏厚	脓衡淡薄
皮肤	潮红	不红
硬度	初起时坚硬，溃空后绵软	初起时不硬，疮成后坚凝如石
局部	灼热充血	焮热轻微，有些不热
性质	局限性，急性	蔓延性，慢性
预后	良性（顺）	恶性（逆）

痈疽是局部外症，中医在完整的理论体系下，依据症候的阴阳、表里、虚实、寒热进行整体疗法，或汗或下，或清或温，或消或散，或补或托，往往不用手术，单靠内服药来治愈，且有用外治法不能医愈的，通过了内服药后迅速收功。在《内经》里已开其端，在后世外科书里方剂更为繁多，这是中医中药的特点，不可忽视。

【备注】败疵的药方，李念莪注："葭，菱也；翘，连翘也，二草之根俱能解毒。"今查《甲乙经》作"葭翘草根，及赤松子根各一升"，是葭翘为一种，不应强分，特改正。

【应用】择要熟记，参看外科专著。

【原文】《灵枢·痈疽》篇曰："白眼青，黑眼小，是一逆也。内药而呕者，是二逆也。腹痛渴甚，是三逆也。肩项中不便，是四逆也。音嘶声脱，是五逆也。"

【语译】《灵枢·玉版》篇（误作《痈疽》篇）上说："痈疽有五项逆症，一为白眼青，黑眼小；二为服药呕吐；三为腹中痛，口大渴；四为肩项转动不便；五为声哑失音。"

【名词浅释】《玉版》篇：《灵枢》的篇名，因论针法而涉及逆顺症候，在玉版上面，故名。

【体会】内经知要误作《痈疽》篇，今改正。

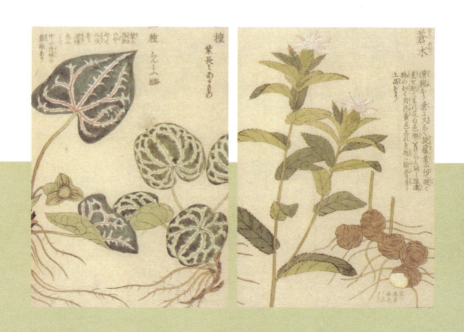

【原文】《灵枢·寒热病》篇曰："身有五部，伏兔一，腓二，背三，五脏之腧四，项五。此五部有痈疽者死。"

【语译】《灵枢·寒热病》篇上说，人身有五部，一是膝上六寸的伏兔穴，二是足肚，三是背部，四是五脏的输穴，五是项部，这五处生痈疽的多死。

【名词浅释】《寒热病》篇：《灵枢》的篇名，篇中多论杂病，因以皮寒热、肌寒热、骨寒热开始，故名。

【体会】以上两节都指外疡的逆症。由于中医以整体疗法为主，故极其注意全身症状。一般外疡发现肝肾阴亏，脾胃败坏和气血虚损的，都认为棘手。后来《外科正宗》推广为七恶：一、神志昏愦，心烦舌干，疮形紫黑，言语呢喃；二、身体强直，目睛斜视，疮流血水，惊悸不宁；三、形容消瘦，脓清臭秽，疮处软陷，不知疼痛；四、皮肤枯槁，鼻动声嘶，痰多喘急；五、形容惨黑，口渴囊缩；六、周身浮肿，肠鸣呕呃，大便滑泄；七、恶疮倒陷，形如剥鳝，四肢冷逆，血水自流。

【应用】择要熟记。

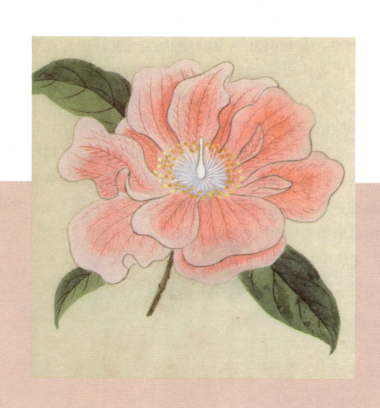

【原文】《灵枢·玉版》篇曰："腹胀，身热，脉大，是一逆也，腹鸣而满，四肢清泄，其脉大，是二逆也。衄而不止，脉大，是三逆也。咳且溲血，脱形，其脉小劲，是四逆也。咳脱形，身热，脉小以疾，是谓五逆也。如是者不过十五日而死矣。其腹大胀，四末满，脱形，泄甚，是一逆也。腹胀，便血，脉大时绝，是二逆也。咳溲血，形肉脱，脉搏，是三逆也。呕血，胸满引背，脉小而疾，是四逆也。咳呕，腹胀，且飧泄，其脉绝，是五逆也。如是者，不及一时而死。"

【语译】《灵枢·玉版》篇上说，腹内胀满，发热脉大，是逆症之一；肠鸣腹满，四肢清冷，泄泻脉大，是逆症之二；鼻血不止，脉大，是逆症之三；咳嗽溺血，肌肉消瘦，脉小有力，是逆症之四；咳嗽形瘦，发热，脉小且数，是逆症之五。这样的病况，不出半个月就要死亡。腹大作胀，四肢浮肿，形瘦泄泻频繁，是逆症之一；腹胀，大便下血，脉大间歇，是逆症之二；咳嗽，小便尿血，形瘦脉弦劲不柔，是逆症之三；呕血胸闷牵引背部，脉小且数，是逆症之四；咳嗽呕吐，腹胀泄泻，脉伏欲绝，是逆症之五。这样的病况，不到一天就会死亡的。

【名词浅释】一时：李念莪注为"一日之时"，意思就是一天的辰光，形容其死期的迫近。

【体会】《内经》曾提出"决死生"三字，决就是诊断，死生就是可治不可治。说明了医生在临床上对于预后诊断的重要性，也说明了医生不能把所有的疾病都治好，但指出所以不能治的理由还是医生应有的责任。本节的逆症，从"十五日死"和"不及一时而死"来看，便是不治症的例子。究竟为什么断它不治？可以概括为下列几点：一是病邪猖厥，表里俱受侵害；二是脉症不相符合；三是邪实正虚难于攻补；四是精气衰竭不能支持。基于这些原因，在当时的治疗条件下便被认为绝症了。

【应用】必须熟记。

【原文】《［素问·］标本论》曰："夫病传者，心病先心痛。一日而咳，三日胁支痛，五日闭塞不通，身痛体重。三日不已死。冬夜半，夏日中。肺病喘咳，三日而胁支满痛，一日身体重痛，五日而胀，十日不已死。冬日入，夏日出。肝病头目眩，胁支满，三日体重身痛，五日而胀，三日腰脊少腹胫酸，三日不已死。冬日入，夏早食。脾病身痛体重，一日而胀，二日少腹腰脊痛，胫酸，三日背䐿筋痛，小便闭，十日不已死。冬人定，夏晏食。肾病少腹腰脊痛，胻酸，三日背䐿筋痛，小便闭，三日腹胀，三日两胁支痛，三日不已死。冬大晨，夏晏晡。胃病胀满，五日少腹腰脊痛，胻酸，三日背䐿筋痛，小便闭，五日身体重，六日不已死。冬夜半后，夏日昳。膀胱病小便闭，五日少腹胀，腰脊痛胻酸，一日腹胀，一日身体痛，二日不已死。冬鸡鸣，夏下晡。"

【名词浅释】《标本病传论》：《素问》的篇名，前半叙述病的标本，后半叙述病的传变，故合而为名。《内经知要》作《标本论》是错误的。

【体会】本节是指疾病过程的传变。类似于现在所说的合并症。由于病邪走窜，无法控制，产生各种恶化现象，以及影响体力衰竭而死。

【补充】《灵枢》有《病传》篇，用意相同，文字稍异，可作注释："病先发于心，一日而之(到的意思)肺，三日而之肝，五日而之脾，三日不已死；病先发于肺，三日而之肝，一日而之脾，五日而之胃，十日不已死；病先发于肝，三日而之脾，五日而之胃，三日而之肾，三日不已死；病先发于脾，一日而之胃，二日而之肾，三日而之膂、膀胱，十日不已死；病先发于肾，三日而之膂、膀胱，三日而之心，三日而之小肠，三日不已死；病先发于胃，五日而之肾，三日而之膂、膀胱，五日而上之心，二日不已死；病先发于膀胱，五日而之肾，一日而之小肠，一日而之心，二日不已死。"

【应用】略记大意。

【原文】《灵枢·经脉》篇曰："手太阴气绝，则皮毛焦。太阴者，行气温于皮毛者也，故气不荣，则皮毛焦，皮毛焦，则津液去皮节，津液去皮节者，则爪枯毛折，毛折者，则毛先死。丙笃丁死，火胜金也。手少阴气绝，则脉不通，脉不通，则血不流，血不流，则髦色不泽，故其面黑如漆柴者，血先死。壬笃癸死，水胜火也。足太阴气绝，则脉不荣肌肉，唇舌者，肌肉之本也，脉不荣，则肌肉软，肌肉软，则舌痿人中满，人中满，则唇反，唇反者，肉先死。甲笃乙死，木胜土也。足少阴气绝，则骨枯，少阴者，冬脉也，伏行而濡骨髓者也，故骨不濡，则肉不能著也，骨肉不相亲，则肉软却，肉软却，故齿长而垢，发无泽，发无泽者，骨先死。戊笃巳死，土胜水也。足厥阴气绝，则筋绝，厥阴者，肝脉也，肝者，筋之合也，筋者，聚于阴器，而脉络于舌本也，故脉弗荣，则筋急，筋急则引舌与卵，故唇青舌卷卵缩，则筋先死。庚笃辛死，金胜木也。五阴气俱绝，则目系转，转则目运。目运者，为志先死，志先死，则远一日半死矣。六阳气绝，则阴与阳相离，离则腠理发泄，绝汗乃出。故旦占夕死，夕占旦死。"

【语译】《灵枢·经脉》篇上说，（上略）五脏的阴气衰竭，目系像转绳一样地收缩，故视物晕眩，此时神志已散，隔了一天半便要死亡。六腑的阳气衰竭，阴和阳两者脱离，故皮肤不固，绝汗随出，早上见了可以断他当夜死，夜间见了可以断他明天早上死。

【名词浅释】绝汗：汗出如珠子大，凝滞不流，浑身黏湿，同时发现气喘张口，目瞪欲脱，小便不禁等垂死症状。

【体会】本节指六经和脏腑的虚脱症。六经包括气血而言，五脏属阴故称阴气，六腑为阳故称阳气，实际都指精气。

【应用】略记大意。

【原文】《［素问·］阴阳类论》曰："冬三月之病，病合于阳者，至春正月，脉有死征，皆归出春。冬三月之病，在理已尽，草与柳叶皆杀。春阴阳皆绝，期在孟春。春三月之病，曰阳杀，阴阳皆绝，期在草干。夏三月之病，至阴不过十日，阴阳交，期在濂水。秋三月之病，三阳俱起，不治自己，阴阳交合者，立不能坐，坐不能起。三阳独至，期在石水。二阴独至，期在盛水。"

【语译】《素问·阴阳类论》（略）。

【名词浅释】《阴阳类论》：《素问》的篇名，文内有"三阳为父，二阳为卫，一阳为纪，三阴为母，二阴为雌，一阴为独使"。说明三阳三阴内外，雌雄的相合，故称类。

濂水：指河水澄清的时候，即秋天。

石水：这里指水坚如石，即冬天结冰时期，与病名的石水无关。

盛水：指正月雨水节而言，即早春。

【体会】本节论一般病的死期，主要是以疾病和季节的阴阳消长的制约关系，作为诊断的标准。例如阴虚阳旺的不能适应夏令炎热，阳虚阴旺的不能适应冬令严寒，病多转重致死。

【应用】略记大意。

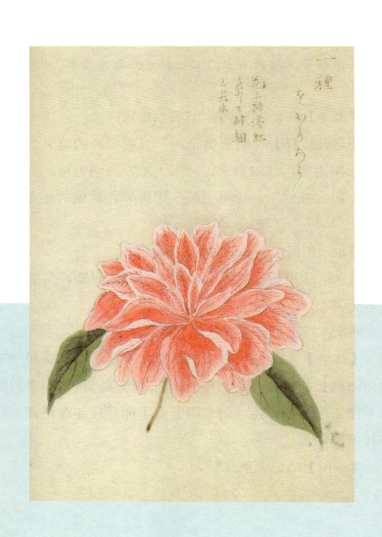

【原文】《［素问·］诊要经终论》曰："太阳之脉，其终也，戴眼，反折，瘛疭，其色白，绝汗乃出，出则死矣。少阳终者，耳聋，百节瘛纵，目四睘绝系，绝系一日半死，其死也，色先青，白乃死矣。阳明终者，口目动作，善惊，妄言，色黄，其上下经盛，不仁则终矣。少阴终者，面黑，齿长而垢，腹胀闭，上下不通而终矣。太阴终者，腹胀闭，不得息，善噫，善呕，呕则逆，逆则面赤，不逆则上下不通，不通则面黑，皮毛焦而终矣。厥阴终者，中热，嗌干，善尿，心烦，甚则舌卷，卵上缩而终矣。"

【语译】《素问·诊要经终论》上说，六经的临终现象，太阳是目睛仰视，不能转动，脊背反张，四肢抽搐，面色㿠白，绝汗随出，见到绝汗出便死了；少阳是耳聋，四肢百节松弛无力，两目直视，目系强直，不能自转，一天半内可以死亡，在死亡前面色先青变白；阳明是口眼牵动，惊惕妄言，面色黄，在头颈手足阳明经脉所过地方多呈紧张状态，再见到麻木不仁便死；少阴是面色黧黑，齿长垢秽，腹胀便闭，上下不通而死；太阴是腹胀便闭，呼吸困难，噫气呕吐，呕则气逆而赤，气不逆的则上下不通，面黑、皮毛憔悴而死；厥阴是内热咽干，小便频数，烦心，最后舌卷、睾丸上缩而死。

【名词浅释】《诊要经终论》：《素问》的篇名，叙述诊脉的重要和六经的败绝，合为一篇。

戴眼：目上视而不转。

瘛疭：肢屈叫瘛，肢伸叫疭，瘛疭即抽搐。

目睘：惊视的样子。

【体会】本节是指六经的绝症，根本败坏，机能停止，故死。

以上五节都属预后不良症，但从现在来看，并不是完全束手无策的，特别在中西医合作下各尽所长，有许多类似病便得到转危为安，这当然是跟着历史发展而医学也得到了进一步的成就。然而不是说古代认为不治的，在今天完全可以解决，因此我们还要把前人所指出的深入地研究，并且我们有信心来创造社会主义的民族性的新医学，终有一天会把这些缺陷填平，更好地保障人民健康。

【应用】必须熟记。